NEUROPSICOLOGIA NA INFÂNCIA E NA ADOLESCÊNCIA:
Casos clínicos em psicopatologias

Durante o processo de edição desta obra, foram tomados todos os cuidados para assegurar a publicação de informações técnicas, precisas e atualizadas conforme lei, normas e regras de órgãos de classe aplicáveis à matéria, incluindo códigos de ética, bem como sobre práticas geralmente aceitas pela comunidade acadêmica e/ ou técnica, segundo a experiência do autor da obra, pesquisa científica e dados existentes até a data da publicação. As linhas de pesquisa ou de argumentação do autor, assim como suas opiniões, não são necessariamente as da Editora, de modo que esta não pode ser responsabilizada por quaisquer erros ou omissões desta obra que sirvam de apoio à prática profissional do leitor.

Do mesmo modo, foram empregados todos os esforços para garantir a proteção dos direitos de autor envolvidos na obra, inclusive quanto às obras de terceiros e imagens e ilustrações aqui reproduzidas. Caso algum autor se sinta prejudicado, favor entrar em contato com a Editora.

Finalmente, cabe orientar o leitor que a citação de passagens da obra com o objetivo de debate ou exemplificação ou ainda a reprodução de pequenos trechos da obra para uso privado, sem intuito comercial e desde que não prejudique a normal exploração da obra, são, por um lado, permitidas pela Lei de Direitos Autorais, art. 46, incisos II e III. Por outro, a mesma Lei de Direitos Autorais, no art. 29, incisos I, VI e VII, proíbe a reprodução parcial ou integral desta obra, sem prévia autorização, para uso coletivo, bem como o compartilhamento indiscriminado de cópias não autorizadas, inclusive em grupos de grande audiência em redes sociais e aplicativos de mensagens instantâneas. Essa prática prejudica a normal exploração da obra pelo seu autor, ameaçando a edição técnica e universitária de livros científicos e didáticos e a produção de novas obras de qualquer autor.

Editora Manole

NEUROPSICOLOGIA NA INFÂNCIA E NA ADOLESCÊNCIA:
Casos clínicos em psicopatologias

Carolina Rabello Padovani
Francisco Baptista Assumpção Júnior

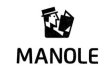

Copyright © Editora Manole Ltda., 2021 por meio de contrato com os autores.

Produção editorial: Soares Gestão Editorial
Projeto gráfico e Diagramação: Estúdio Castellani
Capa: Ricardo Yoshiaki Nitta Rodrigues
Imagem de capa: www.istock.com

CIP-BRASIL. CATALOGAÇÃO NA PUBLICAÇÃO
SINDICATO NACIONAL DOS EDITORES DE LIVROS, RJ

P138n

Padovani, Carolina Rabello
  Neuropsicologia na infância e na adolescência : casos clínicos em psicopatologias/ Carolina Rabello Padovani, Francisco Baptista Assumpção Júnior. – 1. ed. – Barueri [SP] : Manole, 2021.
  280 p. ; 23 cm.

  Inclui bibliografia e índice
  ISBN 9786555761726

  1. Neuropsicologia. 2. Neuropsicologia pediátrica. 3. Neuropsicologia clínica. 4. Psicopatologia. 5. Testes psicológicos. 6. Doenças do neurodesenvolvimento. I. Assumpção Júnior, Francisco Baptista. II. Título.

| 21-72452 | CDD: 618.928 |
| | CDU: 616.89-053.2 |

Camila Donis Hartmann – Bibliotecária – CRB-7/6472

Todos os direitos reservados.
Nenhuma parte deste livro poderá ser reproduzida, por qualquer processo, sem a permissão expressa dos editores. É proibida a reprodução por fotocópia.

A Editora Manole é filiada à ABDR – Associação Brasileira de Direitos Reprográficos

Edição – 2021

Editora Manole Ltda.
Alameda América, 876 – Tamboré
Santana de Parnaíba
06543-315 – SP – Brasil
Tel. (11) 4196-6000
www.manole.com.br | https://atendimento.manole.com.br/

Impresso no Brasil
Printed in Brazil

Autores

Carolina Rabello Padovani
Psicóloga pelo Instituto de Psicologia da Universidade de São Paulo (IPUSP).
Especialista em Neuropsicologia pelo Centro de Estudos Psico-cirúrgicos do Hospital das Clínicas da Faculdade de Medicina da Universidade de São Paulo (CEPSIC-HCFMUSP).
Pós-doutorado em Ciências pelo Instituto de Psicologia da Universidade de São Paulo (IPUSP).
Mestrado e Doutorado em Ciências pelo Instituto de Psicologia da Universidade de São Paulo (IPUSP).

Francisco Baptista Assumpção Júnior
Professor livre-docente pela Faculdade de Medicina da Universidade de São Paulo (FMUSP).
Professor associado do Instituto de Psicologia da Universidade de São Paulo (IPUSP).
Membro da Academia Paulista de Medicina (cadeira 103) e da Academia Paulista de Psicologia (cadeira 17).

Sumário

Apresentação xi

PARTE I
Aspectos teóricos: neuropsicologia e doença mental

1 **O que é neuropsicologia e psicopatologia?** 2

Neuropsicologia 2

Psicopatologia 3

2 **Inter-relações entre psicopatologia e neuropsicologia clínica** 10

O estudo do comportamento humano 12

A avaliação neuropsicológica na psicopatologia 13

3 **Diagnóstico na infância e na adolescência** 15

4 **Exame psíquico e entrevista clínica** 23

Atitude do paciente 24

Consciência 25

Atenção 27

Memória 28

Sensopercepção 28

Pensamento 29

Inteligência 30

Linguagem 31

Orientação no tempo e no espaço 31

Afetividade e humor 31

Vontade e pragmatismo . . . . 32 viii Neuropsicologia na infância e na adolescência: casos clínicos em psicopatologias

PARTE II
Aspectos teóricos e práticos da avaliação neuropsicológica

5 Avaliação neuropsicológica e instrumentos da avaliação neuropsicológica.. 38

Avaliação neuropsicológica.. 38

Instrumentos da avaliação neuropsicológica 39

Testes psicológicos.. 39

Os testes psicológicos ou testes de habilidades 39

Testes de personalidade 40

As técnicas projetivas.. 41

Testes computadorizados 42

6 Estatística aplicada à psicometria e à neuropsicologia........... 44

As possibilidades de variáveis 45

Métodos de correlação 45

Resultados da mensuração: percentil.............................. 45

A curva normal 46

Fidedignidade e validade.. 46

7 Domínios cognitivos e aspectos do domínio afetivo-emocional .. 47

Funções mentais e controle emocional 48

Dimensões do comportamento..................................... 50

A percepção 50

A emoção 50

Os sentimentos 51

Inteligência ou eficiência intelectual............................... 51

Processos atencionais.. 53

Funções executivas... 54

Funções de visuopercepção 55

Linguagem... 56

Memória 56

Habilidades acadêmicas 59

Domínio afetivo-emocional.. 59

8 Raciocínio clínico em neuropsicologia 62

Escolha de instrumentos.. 64

Principais conceitos 65

Sumário   ix

PARTE III
Casos clínicos

A Transtornos do neurodesenvolvimento

9   Deficiência intelectual 70

CASO CLÍNICO 73

Considerações 82

10   Transtornos do espectro autista 84

CASO CLÍNICO 1 86

CASO CLÍNICO 2 96

Considerações 106

11   Transtornos específicos da aprendizagem 109

CASO CLÍNICO 110

Considerações 123

12   Transtorno de déficit de atenção/hiperatividade 127

CASO CLÍNICO 1 128

CASO CLÍNICO 2 141

Considerações 149

13   Transtornos motores 151

CASO CLÍNICO 153

Considerações 166

B Outros quadros em psicopatologia da infância e da adolescência

**14   Transtornos disruptivos, do controle de impulsos e da conduta
(transtorno de oposição desafiante e transtorno da conduta)** 170

Transtorno de oposição desafiante 170

Transtorno da conduta 171

CASO CLÍNICO 1 | Transtorno de oposição desafiante 172

CASO CLÍNICO 2 | Transtorno da conduta 181

Considerações 190

x   Neuropsicologia na infância e na adolescência: casos clínicos em psicopatologias

15   Transtornos de ansiedade 192

CASO CLÍNICO 193

Considerações 204

16   Transtorno obsessivo-compulsivo e transtornos relacionados 206

CASO CLÍNICO 208

Considerações 217

17   Transtornos depressivos 219

CASO CLÍNICO 221

Considerações 232

18   Esquizofrenia 234

CASO CLÍNICO 239

Considerações 247

Considerações finais 249

Referências bibliográficas 252

Índice remissivo 260

Apresentação

"*Eu não sei como conseguir conhecimento... onde eu encontraria as questões? Para fazer questões, você precisa de conhecimento. Você pode fazer questões quando tem compreensão, mas minha cabeça está vazia*". Isso é o que disse um dos sujeitos da pesquisa de Luria, nos dados coletados entre 1931 e 1932 durante a reestruturação mais profunda da antiga União Soviética, e que está descrita em seu livro *Desenvolvimento cognitivo: seus fundamentos culturais e sociais.*

O capítulo em questão chama-se "Imaginação". Luria aponta a dificuldade nas investigações deste tema diante da carência de procedimentos para a obtenção de análises mais objetivas, bem como de modelos definidos para processos de generalização, dedução e raciocínio. Ele e os demais colaboradores optaram pelo que chamaram de "o reverso de uma abordagem com questionários" e deixaram seus sujeitos livres para fazerem três perguntas ao experimentador (Luria, 2017). Os sujeitos do primeiro grupo eram camponeses analfabetos que tiveram considerável dificuldade na tarefa, afirmando que não sabiam o que perguntar, e pediam aos entrevistados para fornecer as perguntas para que pudessem responder. Luria observou, assim, uma acentuada dificuldade em se libertar da experiência imediata e em formular questões que pudessem ir além dela (Luria, 2017).

Até que ponto não funcionamos todos assim? Se essa extrapolação é verdadeira, ou com algum grau razoável de veracidade, como avançaríamos no estudo do comportamento humano, da psicopatologia e da neuropsicologia sem alguma experiência prática? Uma vez debruçados na clínica, por que caminhamos na popularização dos questionários, das escalas que meramente listam sintomas? Seria a limitação de procedimentos a fraca concordância teórica entre os setores envolvidos, ou seriam os modelos de homem e de mundo que nos turvam as vistas, como sempre fizeram? Nossos problemas são meramente técnicos ou puramente teóricos?

Não trazemos respostas. Inclusive em ciência o conhecimento é sempre transitório. Como escreveu Damásio, "nossos esforços são modestos e provisórios" e "precisamos ser receptivos ao confrontar o que ainda não sabemos" (Damásio, 2018). Trazemos uma forma de pensar mediante a estruturação de um raciocínio clínico no diálogo entre a psiquiatria e a psicologia.

Reiteramos que é *um jeito de pensar*, e não a descrição de um procedimento definitivo. Estaremos, por certo, sujeitos a diversas críticas: "por mais que a pessoa careça de imaginação em todas as outras circunstâncias, sua imaginação é infinitamente fértil quando se trata de proteger seu ponto de vista original daqueles que desejam convencê-la do contrário. Ela age instantaneamente, na velocidade da luz. 'Tudo bem, mas...'" (Dalrymple, 2016).

Desde a década de 1990, com o avanço das neurociências, em raríssimas ocasiões nos círculos acadêmicos se discutirá o papel do cérebro no comportamento humano. Em larga medida, a neurociência tornou-se a "candidata com mais chances de ocupar a função de resposta putativa, mas ao mesmo tempo ilusória, a todas as questões mais profundas da Humanidade" (Dalrymple, 2016).

"Como todos sabem – ou ao menos deveriam saber –, a tentativa de implementar a virtude absoluta resulta numa maldade imensa" (Dalrymple, 2016). Temos de nos dar conta do fenômeno que Minogue (1981) descreveu como "tribalismo acadêmico", que "ocorre quando uma forte personalidade intelectual se estabelece numa universidade como acadêmico de alto nível e reúne em torno de si homens que não assumem a postura acadêmica de professores, mas a natureza religiosa de discípulos".

Na clínica da criança, tudo isso vem à tona exponencialmente, como já disse Krynski (1977), durante o Congresso Brasileiro de Psiquiatria Infantil. "A psiquiatria deixou de ser ciência médica para ser objeto de misticismos [...] Todo mundo começou a entender de crianças e a ditar normas como cuidar dos filhos (dos outros)".

Esperamos escapar no que nos for possível desse "profissionalismo míope" e de formações "desmedidamente especializadas". "Queremos, por conseguinte, pensar e incitar a pensar assumindo como nossa a busca de um futuro que dependerá, certamente, do que façamos hoje", emprestando as palavras de Kalina e Kovadloff (1983).

Por isso defendemos um exame neuropsicológico que abranja todas as áreas, cognitiva e emocional, lembrando sempre que o "paciente examinado teve um ambiente próprio e possui emoções individuais que devem ser consideradas, resultando daí uma análise global" (Lefèvre, 1989). Infelizmente, o panorama atual da avaliação neuropsicológica prioriza o uso de escalas (*checklists* de sintomas), supervalorizando não mais do que resultados quantitativos.

A avaliação neuropsicológica é a exposição nítida de uma ciência heterogênea, que salta aos olhos na sua própria nomenclatura híbrida. Apesar das obscuridades inerentes à sua definição e que convergem a certo elitismo na psicologia, pretendemos a honestidade de dizer que não é o melhor procedimento para o diagnóstico, mas, dentre as opções, é o que temos. E é o que temos não pela exclusividade; é o que temos de recurso que tem sido mais usado e mais estudado nas últimas décadas.

Na área infantil, especificamente, indicamos a necessidade de um raciocínio clínico implicado na observação da criança, com seu equipamento genético, seu processo de maturação, inserida em seu ambiente e imersa em seus processos mentais, tornando-a "um ser único e irreprodutível" (Ajuriaguerra, 1977). A criança precisa, assim, ser vista em suas particularidades.

A neuropsicologia, ao fazer uso de modelos da clínica do adulto, perde a criança. O furor por diagnósticos a que temos assistido igualmente perde a criança normal, ou, por assim dizer, *não psicopatológica*. A bem da verdade, deixou-se de saber o que é uma criança normal, e todos parecem muito ocupados para perderem tempo falando sobre isso. Estamos cheios de definições e carentes de limites.

Não é à toa que hoje cada sintoma tem embasado diferentes diagnósticos, realizados de maneira rasa e simplista como receitas de bolo. "É importante conhecer as CIDs e DSMs sabendo o valor e limite que têm" e não perder de vista que, "como as continuações dos filmes no cinema, mostram-se cada um pior do que o outro" (Bastos, 2000). Aparentemente um dia cada um de nós terá seu próprio código em um desses manuais.

Repetimos que não deixaremos respostas, tampouco receitas. Um último aviso é válido: talvez contribuamos mais para a angústia que acompanha alcançar alguma noção da extensão de nossa ignorância.

A partir de avaliações neuropsicológicas de diferentes crianças, comentamos o raciocínio clínico subjacente aos resultados obtidos, como forma de aproximar a teoria da prática. Os casos que temos aqui fizeram parte de um trabalho de pós-doutoramento, e alguns dados foram revisados a fim dar maior privacidade àqueles que participaram.

Esperamos que este livro, em que tomamos como foco a neuropsicologia na infância e na adolescência, com casos clínicos em psicopatologias, possa ser útil enquanto ainda podemos dizer que existe uma "psicopatologia infantil". Destarte, a julgar pela atual reedição da adultização das crianças, não se sabe por quanto tempo se seguirá trabalhando com o conceito de "infância". Aproveitemos, pois.

Parte I

Aspectos teóricos: neuropsicologia e doença mental

1

O que é neuropsicologia e psicopatologia?

NEUROPSICOLOGIA

Sistematicamente, a neuropsicologia tem sido definida como o ramo das neurociências que estuda as relações entre cérebro e comportamento e cuja prática engloba o uso de uma variedade de *ferramentas* (dizemos isso de maneira ampla) para quantificar e qualificar o desempenho de diferentes funções mentais. Destarte, transmitem-se com essa definição tanto a sua condição multidisciplinar quanto a imprecisão de suas divisas.

Como costuma acontecer nesses casos, a delimitação do que se estuda passa a ser muito mais facilmente elucidada pela descrição de sua prática e dos assuntos que abrange. Para Lefèvre (1989), "consciência, atenção, orientação, retenção e memória, inteligência e emoção, linguagem e praxia – cobrindo o território limítrofe entre a Neurologia e a Psicologia" – reúnem-se para materializar o que se convencionou chamar de neuropsicologia.

No berço onde se criou, esteve envolvida no estudo de pacientes que tiveram seu tecido cerebral danificado, correlacionando mudanças comportamentais a sequelas de injúrias no sistema nervoso central. Tal cenário implicou a necessidade de instrumentos que pudessem avaliar a extensão dessas alterações, configurando a avaliação neuropsicológica como ciência aplicada comprometida com o exame da expressão comportamental de diferentes disfunções cerebrais (Lezak *et al.*, 2012).

Modernamente, a neuropsicologia em sua vertente clínica tem se debruçado na identificação de quadros psicopatológicos mediante o exame de funções cognitivas e emocionais. Cambaleia, em verdade, dado o seu caráter híbrido e a sua construção histórica, tanto quanto a psiquiatria, com a qual compartilha um longo caminho de muitas dificuldades de construção de um corpo teórico sólido que a elas permite usufruir de territórios distintos das demais ciências consolidadas.

Em "Aspectos teóricos e práticos da avaliação neuropsicológica", segunda parte deste livro, traremos mais informações com relação à prática da neuropsicologia. Aspectos históricos do desenvolvimento da neuropsicologia serão abordados em "Inter-relações entre psicopatologia e neuropsicologia clínica".

PSICOPATOLOGIA

Desde o início dos tempos, a abordagem dos fenômenos mentais foi de fundamental importância, embora em um primeiro momento, para tal, fossem utilizadas concepções mágicas que a consideravam manifestações devidas a causas empíricas exteriores ou influências malévolas humanas ou sobrenaturais.

É somente a partir do mundo grego que se estabelecem concepções médico-filosóficas que permitem que a doença seja abordada como ruptura do equilíbrio interno concebido conforme uma visão cósmica, ligado a causas complexas. Pode-se dizer que se estabelece aí um pensamento que pode ser considerado pré-científico, com a ideia hipocrática de que "a vida é curta, a arte é longa, a ocasião fugaz, a experiência engana, o julgamento é difícil" (Hipócrates).

Entretanto, o termo "psicopatologia" data do século XIX, com Emminghaus em 1878 considerando-a sinônimo de Psiquiatria Clínica. Theodule Ribot, já no início do século XX, vai considerá-la uma psicologia patológica oposta a uma psicologia experimental.

Freud, em 1901, estabelece uma concepção de homem normal a partir do que observava enquanto patológico, descrevendo um processo de adoecimento em suas relações dinâmicas, tópicas e econômicas. Posteriormente, Karl Jaspers vai considerá-la um ramo da psicologia responsável pelo estudo dos fenômenos patológicos em oposição a uma psicologia social normal, animal ou geral.

Estabelece-se, assim, como "o estudo do homem mentalmente doente", visando:

A. Estudar os fenômenos mórbidos mentais.
B. Estudar os sintomas psíquicos.
C. Estudar as doenças e anormalidades mentais.

A partir desse estudo, busca-se o estabelecimento de conceitos e leis sobre as manifestações mórbidas mentais ou mesmo estudar as condições e leis a que estão submetidos os fenômenos psíquicos patológicos ou anormais. Tem, assim, uma importância capital, uma vez que é a partir dela que se estabelece:

A. Maior consideração pelo doente mental, uma vez que somente a partir do seu estudo é que se passa a valorizá-lo como um ser humano em sofrimento, passível de cuidado.

B. A visão da reação psíquica como um todo, uma vez que, dentro da visão hipocrática, a doença mental é similar a qualquer outra, com a característica principal de ocorrer em um lugar específico, o cérebro, ou como uma manifestação cerebral de quadros sistêmicos.

C. A visão de importância da constituição nas doenças gerais, uma vez que seriam as características pessoais de cada indivíduo que modelariam a patoplastia dos quadros mentais.

D. A possibilidade de avanço da terapêutica farmacológica, uma vez que somente a partir da caracterização de cada quadro nosológico é que foram possíveis a sistematização e a especificidade das drogas, o que possibilitou avanços enormes na abordagem terapêutica.

E. Melhor conhecimento das possibilidades psicoterápicas, também a partir da melhor caracterização da sintomatologia e dos quadros nosológicos, o que permitiu uma tentativa de compreensão melhor das doenças mentais e, consequentemente, sua abordagem.

F. A possibilidade de uma concepção psicossomática da doença, uma vez que permitiu que se visualizasse a conexão corpo-mente com o cérebro, sendo parte fundamental desse sistema.

G. A melhoria do relacionamento médico-paciente, uma vez que tira os quadros mentais do âmbito da moral e dos esquemas valorativos, postando-os juntamente com as demais patologias médicas passíveis de cuidados e tratamentos cientificamente embasados e humanamente estabelecidos.

Para o seu exercício, exige-se do profissional uma postura que lhe permita compreender o indivíduo avaliado, em uma situação global em que o próprio observador está implicado, diferentemente do que ocorre em uma avaliação em laboratório.

O objetivo, portanto, da avaliação e do pensamento psicopatológico envolve a compreensão e o conhecimento do indivíduo avaliado para que, posteriormente, se estabeleçam os processos terapêuticos, de profilaxia e de readaptação. Assim, ela é a encarregada da elaboração teórica dos quadros mentais para que, posteriormente, de maneira lógica e consequente, se estabeleçam os projetos terapêuticos necessários e comprovados.

Para fins didáticos, podemos dividi-la em **psicopatologia geral**, responsável pelo estudo dos distúrbios psíquicos e que engloba a semiologia como arte e ciência do diagnóstico, juntamente com a semiotécnica como arte de examinar. Dessa forma, consideramos que examinar o indivíduo que se encontra pedindo auxílio é de fundamental importância, e, para tanto, dependemos da experiência profissional (base do conhecimento heurístico), da intuição e da empatia. Isso porque, a exemplo do mito de Quiron, somente aquele que é capaz de perceber a dor é capaz de curá-la.

Engloba, ainda, a propedêutica como reunião dos sintomas para que se estruture um diagnóstico. Esta depende da observação para verificar a sintomatologia e uma eventual patogenia.

Além desses aspectos, são fundamentais a nosocronia, que estuda instalação, curso e término dos quadros mentais, permitindo sua caracterização em agudos, subagudos e crônicos, informações de fundamental interesse desde os tempos hipocráticos; a etiopatogenia, que estuda eventuais causas e teorias, sempre considerando que, em relação às doenças mentais, esses aspectos correspondem, na maioria das vezes, a constructos teóricos; a nosologia como reunião dos quadros mórbidos com todas as suas características, bem como a nosografia como mera descrição das doenças mentais. Vale lembrar, ainda, a antixenia como o estudo dos meios de defesa contra os fatores morbigênicos (precipitantes, mantenedores, protetores) (Assumpção Jr., 2017).

É a conjunção de todos esses aspectos, presentes na avaliação psicopatológica, que permitirá o estabelecimento da terapêutica.

Paralelamente à psicopatologia geral, temos uma **psicopatologia especial**, que estuda, de forma particular, cada doença e anormalidade, seja a partir do estudo particular das causas (por exemplo, quando consideramos o *Treponema pallidum* fator etiológico da sífilis e que, em sua manifestação terciária, acomete o sistema nervoso central, podendo ocasionar sintomatologia psiquiátrica característica), seja a partir do estudo dos sintomas sob a ação do vetor (todos os sintomas da paralisia geral progressiva [PGP] são decorrentes da ação do *Treponema* no cérebro com as consequentes alterações sintomatológicas), considerando os fatores patogênicos (inerentes à própria doença, como o quadro delirante) e os patoplásticos (o tipo e o conteúdo das ideias delirantes).

Ela vai se embasar, assim, na concepção de normalidade considerando que norma ou regra significam, a princípio, endireitar. Assim, normalizar é impor uma limitação a algo, cuja variedade e disparidade se apresentam como hostis em relação às exigências (Canguilhem, 1966). Normal é, portanto, aquilo que está em conformidade com a norma; aquilo que está em conformidade com o hábito, o costume, a média aproximada ou matemática, podendo ainda ser usado como equilíbrio físico ou psíquico (Abbagnano, 1970).

Habitualmente, a ideia de normal é dada pela frequência do caráter especificado, com uma distribuição observada em uma curva gaussiana com valores se distribuindo ao redor de um valor médio hipotético (Abbagnano, 1970). Dessa forma, a maioria das avaliações considerará uma padronização de respostas de acordo com a média, dentro dessa distribuição, possibilitando graus de desvio acima e abaixo da média (Anastasi, 1973).

A partir dessas ideias, caracterizar-se-á **transtorno mental** como perda ou anormalidade de estrutura ou função levando a uma incapacidade enquanto restrição ou falta de capacidade de desempenhar uma atividade da maneira ou dentro do limite considerado normal para o ser humano. Ambas acarretam um prejuízo caracterizado pela desvantagem para o indivíduo que o impede ou limita no desempenho de um papel que é normal (WHO, 1993). Corresponde, portanto, a uma síndrome ou padrão comportamental ou psicológico clinicamente importante, que ocorre em um indivíduo e que está associado a sofrimento, incapacitação, risco significativamente aumentado ou perda importante da liberdade, excluindo-se respostas previsíveis e culturalmente ligadas a um determinado evento (APA, 2014). Desse modo, temos de considerar que, para falarmos em transtorno mental, devemos falar em prejuízo adaptativo, e não só em associação sintomatológica.

Dadas as dificuldades metodológicas existentes para o estudo dos transtornos mentais, diferentes modelos psicopatológicos foram criados no decorrer do tempo, a partir de concepções teóricas diversas e que possibilitam abordagens diferentes e, muitas vezes, complementares dos mesmos fenômenos. Temos assim:

- **Sistema de Kraepelin**: privilegia uma abordagem nosológica que sistematiza a descrição das doenças, classificando-as e buscando características comuns com valor para o prognóstico. É a partir dele que se descrevem e caracterizam as psicoses orgânicas, psicoses endógenas, desvios de personalidade e estados reativos. Dessa forma, é um sistema natural semelhante ao de Lineu, que tem a PGP como paradigma de doença mental e que procura pensar sintomas (agrupando-os), patogenia e eventual etiologia.

- **Sistema de Wernicke:** pouco presente em nossos dias, tenta se valer de bases biológicas, anatômicas ou fisiológicas, tendo o arco reflexo como unidade funcional com aspectos de sensibilidade por aumento, diminuição ou mau funcionamento. Considera que os sintomas psiquiátricos deveriam ser investigados como distúrbios puramente neurológicos, construindo uma teoria mecanicista e estritamente anatômica.

Tanto a escola de Kraepelin como a de Wernicke representam o conhecimento clássico das doenças mentais sendo embasadas no modelo positivista de ciência, no qual a dedução controla a analogia com análise comparativa dos dados e os conceitos se estabelecem por meio de deduções e induções. São metodologicamente mais rigorosas, embora seu maior problema seja o enquadre epistemológico dos fenômenos, perdendo suas características existenciais e individuais do indivíduo.

- **Sistema de Freud:** corresponde a uma teoria com abordagem dualista de corpo-mente, partindo de conceitos teóricos fundamentais como inconsciente, instinto, complexo de Édipo e estrutura da psiquê. Forneceu a possibilidade da avaliação mais individualizada, embora perdesse as características mais rígidas em seus modelos de pesquisa.
- **Psicobiologia:** tenta compreender o doente enquanto homem, um ser único e individual que não pode ser dividido nem classificado. Interpreta a doença como reação psicobiológica que envolve aspectos físicos, mentais, tensões e hábitos, buscando uma visão de unidade mente-corpo.
- **Sistema fenomenológico-existencial:** tenta abandonar a separação sujeito-objeto, estabelecendo noções como *ser, estar-no-mundo, coexistir.* É um sistema com predomínio da consciência e que se vale de mecanismos compreensivos, embasados no modelo fenomenológico. Valoriza a liberdade e o conceito de projeto existencial, valendo-se do estudo de categorias como espaço e tempo, dando à psiquiatria a visão de uma "ciência do homem".

Os três últimos modelos se valerão mais do conhecimento por analogia dominante, com o predomínio da analogia e a indução e a dedução intervindo secundariamente. As analogias se estabelecem ao longo da escuta com o mecanismo indutivo servindo para generalizar os conceitos obtidos. Apresentam, assim, menor rigor inicial com ênfase nas motivações afetivo--instintuais, apoiando-se em informações de difícil acesso. São, assim, mais sujeitas a erros, embora se apliquem melhor ao mundo de relações sensíveis concernentes ao indivíduo e seu meio dependendo muito da sensibilidade e intuição do observador (Assumpção Jr., 2019).

Nesse conhecimento por analogia, os dados funcionais e o modelo teórico derivado são vistos com a apreciação da vivência do próprio fenômeno, numa perspectiva filosófica que auxilia a decompor a percepção, se interroga e define categorias (tempo, espaço, causalidade, continuidade etc.) que constituem o universo pessoal. Procura-se fazer, assim, aquilo que se denominou o "estudo do homem em e com seu mundo".

Dessa maneira, como refere Scadding (1996), ao pensarmos a psicopatologia, podemos visualizar duas vertentes: uma embasada no realismo, com uma crença na real existência de pressupostos universais, estabelecendo a dicotomia realismo-idealismo, que Popper prefere chamar de "essencialismo" e que considera as doenças, enquanto entidades independentes, e a outra baseada no nominalismo que referirá universais, nome dado a uma classe de objetos ou eventos. Assim, as doenças não teriam uma existência real, mas caracterizariam uma classe de eventos que afetam o homem.

Todas essas considerações, naquilo que se refere aos fenômenos relativos aos transtornos mentais e, consequentemente, à psicopatologia, levam-nos a pensar que:

1. Todo fenômeno pode ser visto de maneira diversa a partir de cada uma das matrizes, sendo que uma forma de avaliar um fenômeno não invalida outra, simplesmente permite o seu conhecimento a partir de ângulos e aspectos diversos. Assim,
2. Toda propriedade de um fenômeno é mais característica quanto mais é verificada por meio de diferentes matrizes de conhecimento, ou seja, quanto mais as mesmas características são visíveis, independentemente dos modelos teóricos que utilizamos, mais elas, realmente, fazem parte daquele fenômeno, o que nos leva ao fato de que

3. Todo fenômeno verificado por diferentes abordagens apresenta maior quantidade de informações a respeito. Assim sendo, não merecem crédito as causalidades únicas, primárias e verdadeiras. Causalidades lineares existem apenas como abstrações, simplificando a realidade para facilitar o entendimento de alguns mecanismos, aspectos ou detalhes.

Da mesma forma, "as visões francamente psicologizantes e sociais, das quais a antipsiquiatria e seus derivados representam o extremo do pensamento, ao considerar a doença mental como a expressão saudável de uma sociedade conturbada, embora chame a atenção para as possíveis implicações sociais e familiares das doenças mentais, também é reducionista, de forma simétrica, criando uma epistemologia patológica que transforma o homem em meros significados e relações ao esquecer seu corpo físico" (Gameiro, 1992).

2

Inter-relações entre psicopatologia e neuropsicologia clínica

O foco das neurociências é o estudo do cérebro, que passou a ser permanentemente associado às mais variadas dimensões do comportamento desde a década de 1990.

Os rituais de mumificação fornecem algumas evidências de que os egípcios possuíam conhecimentos acerca de relações entre o cérebro e o comportamento. No processo de mumificação, o cérebro era o primeiro a ser retirado, dado que é o primeiro a se decompor após a morte. Uma vez retirado, abria-se o abdômen e retiravam-se todos os demais órgãos, exceto o coração, que era considerado o centro da inteligência e a força de vida. Na antiguidade clássica, Hipócrates relatou o caso de um indivíduo com uma lesão de um lado do crânio, provocando a paralisia contralateral do corpo. No decorrer da Idade Média, uma operação cirúrgica, representada no quadro do pintor holandês Hieronymus Bosch, passou a ser realizada entre 1475 e 1480 – *extração da pedra da loucura*. A operação consistia na extirpação de uma pedra que, supostamente, causava a loucura do homem. Acreditava-se, por consequência, que os loucos eram aqueles que tinham uma pedra na cabeça.

Apesar das evidências no Antigo Egito, dos registros na antiguidade clássica acerca de especulações dessa natureza e, ainda, dos procedimentos cirúrgicos na Idade Média, o estudo sistematizado das relações cérebro-comportamento iniciou-se apenas à frente, no século XIX, com os estudos anatomoclínicos de Paul Broca (Ramos e Hamdan, 2016).

Por meio de um exame *post-mortem* no cérebro de um paciente idoso que havia anos apresentava perda da fala e paralisia de um dos lados do corpo, Paul Broca (1824-1880) encontrou uma região de tecido danificado (lesão) em parte do lobo frontal esquerdo. Ele promoveu, dessa forma, subsídios importantes para destrinchar o impasse gerado por Franz Gall (1758-1828), o primeiro a propor que o cérebro não era uma massa uniforme e que várias faculdades mentais poderiam ser localizadas em partes diferentes dele, sendo categórico ao afirmar que a fala estava localizada nos lobos frontais, embora não proporcionasse evidências claras (Springer e Deutsch, 2008). Atualmente, os achados de Broca tendem a ser considerados o marco de início da neuropsicologia e demonstram a clara adesão desse ramo da ciência ao estudo de lesões cerebrais na compreensão de alterações comportamentais.

É preciso destacar que as tentativas de relacionar doença mental ao cérebro não são exclusivas da neuropsicologia. Inclusive, a neuropsicologia primeiro se desenvolveu pelo estudo de pacientes lesionados, na interface entre neurologia e psicologia. Enquanto isso, a psiquiatria também se desenvolvia, amadurecendo a ideia de doença mental.

Um bom exemplo é a identificação da inflamação das membranas aracnoides, realizada por Antoine Laurent Jessé Bayle (1799-1858) em 1822, promovendo a primeira descrição compreensiva da paralisia geral progressiva (PGP) associada à infecção sifilítica. Assim, tem-se a primeira descrição de uma doença mental como patologia cerebral. Bayle inaugurou, dessa maneira, o método anatomoclínico na descrição de uma entidade mórbida em psiquiatria, de acordo com o modelo médico. Vale destacar que apenas em 1913 o japonês Noguchi mostrou o agente causal da PGP, o *Treponema pallidum*. Este é um exemplo claro de que a existência de uma doença mental não está necessariamente associada à identificação de sua causa; essa identificação é uma questão de técnica.

Entre 1840 e 1860, uma corrente da psiquiatria alemã vinculou-se fortemente à neuroanatomia e à neuropatologia. Na ocasião, foram então fundados os hospitais para doenças nervosas. Além disso, a psiquiatria e a neurologia passaram a ser estudadas na mesma disciplina, formando-se os primeiros neuropsiquiatras alemães. Conforme Wang, Louzã Neto e Elkis (2007), "os pesquisadores acumulam dados clínicos, neuroanatômicos, fisiológicos, histológicos e neurocirúrgicos para demonstrar a localização cerebral de funções sensoriais e motoras".

O dogma passou a ser que todas as doenças psíquicas seriam disfunções do cérebro e que as doenças somáticas (não envolvendo necessariamente o cérebro) estariam associadas à loucura. Todas, em última instância, seriam um defeito do corpo, e, portanto, a insanidade era vista como sintoma de uma patologia cerebral. Um dos expoentes foi Wilhelm Griesinger (1817-1868), que pensava que a causa das doenças mentais deveria ser procurada no sistema nervoso central, mesmo que nem sempre fosse possível provar sua existência (como falamos anteriormente, isso se refere à questão do avanço das técnicas). Duas correntes floresceram na psiquiatria alemã: a patologia cerebral e a nosologia clínica. Da patologia cerebral um dos expoentes foi Karl Westphal (1833-1890), anatomista que teve como discípulo Carl Wernicke (1848-1905). Wernicke tornou-se um nome muito conhecido na neuropsicologia por seus estudos com afasias de compreensão. O paciente de Broca, conhecido por "Tan", não conseguia se expressar adequadamente; o paciente de Wernicke parecia não compreender. Com isso destacamos o quanto as alterações na fala foram especialmente estudadas desde o início, inclusive por serem facilmente identificáveis.

Antes do trabalho de Broca, sugeria-se que o cérebro era uma massa uniforme, que suas metades se constituíam como imagens espelhadas uma da outra aproximadamente iguais em tamanho e peso. Franz Gall, anatomista alemão, foi o primeiro a propor que o cérebro não era uma massa uniforme. Propôs, também, que as faculdades mentais poderiam ser localizadas em partes diferentes do cérebro e tinha a ideia de que o formato do crânio refletia o tecido cerebral subjacente. Tais considerações deram origem ao localizacionismo (ideia que, digamos de passagem, nunca foi abandonada completamente).

Diferentes visões de homem e de mundo permeiam o desenvolvimento do conhecimento científico. Na Idade Média, o retrocesso às concepções mágico-religiosas atingiu todos os corpos teóricos. Nesse momento, abandonou-se a ideia de doença mental como decorrente de causa natural (pensamento inaugurado por Hipócrates). Assim, até o século XVIII, a "demonologia" e a Inquisição tiveram mais força.

Com uma mudança na visão, aboliu-se o caráter demoníaco das práticas alienistas da época medieval. Destacou-se a noção de doença mental (considerada a primeira revolução psiquiátrica), com a fundação dos hospitais psiquiátricos e das casas de saúde. Assim, desenvolveu-se o método psicopatológico e surgiram as classificações de doenças mentais. Temos, então, a ascensão do humanismo.

O ESTUDO DO COMPORTAMENTO HUMANO

O estudo sistematizado do comportamento humano nasceu com a psicologia comportamental. Quando o primeiro laboratório dedicado à pesquisa

Capítulo 2 ■ Inter-relações entre psicopatologia e neuropsicologia clínica 13

psicológica foi criado por Wilhelm Wundt (1832-1920) em 1879, na Alemanha, o interesse era encontrar leis gerais que teoricamente guiavam o comportamento humano. Em outras palavras, o intento era descobrir o que governava as relações entre o mundo físico e o psicológico por meio do desenvolvimento de aparatos e procedimentos padronizados, primeiramente no campo da sensação e da percepção (Urbina, 2007).

Francis Galton (1822-1911), primo e grande admirador de Darwin, criou em Londres seu laboratório antropométrico. Trouxe importantes contribuições, como a ideia de "regressão à média" e "correlação". Inclusive, em seu artigo de 1865, "Hereditary talent and character", Galton considerava que as qualidades mentais estavam sobre controle, ou seja, poderiam ser modificadas e, por mais que aceitássemos o conceito de hereditariedade, desconhecíamos as leis que a governavam mesmo nas características físicas.

De certa forma, o início do século XX tinha todos os elementos necessários para o surgimento da testagem psicológica moderna: os testes laboratoriais e as ferramentas geradas pelos primeiros psicólogos experimentais, os instrumentos de mensuração e técnicas estatísticas desenvolvidas por Galton e a acumulação de achados significativos nas ciências da psicologia, psiquiatria e neurologia (Urbina, 2007), bem como maneiras de ver o homem e o mundo que embasariam o desenvolvimento das pesquisas que buscaram diferenciar o "normal" do "anormal" nas áreas intelectual, comportamental e emocional.

Essa diferenciação passou a ser o grande problema da psicologia clínica. A psicopatologia foi durante muito tempo uma área cheia de superstições e concepções equivocadas (Urbina, 2007). Emil Kraepelin (1856-1926), em 1890, foi o primeiro a buscar aplicar o método científico, dedicando-se a classificar os transtornos mentais em termos de causas, sintomas e cursos, enquanto nos Estados Unidos Raymond Cattell (1905-1998) continuou os trabalhos de Galton e criou os "testes mentais".

A AVALIAÇÃO NEUROPSICOLÓGICA NA PSICOPATOLOGIA

Historicamente, a avaliação neuropsicológica recebeu contribuições de dois domínios da psicologia: a mensuração mental dos psicólogos educacionais (como Binet e Spearman) e o estudo das funções cognitivas dos psicólogos experimentais (Lezak *et al.*, 2012).

Em termos gerais, no contexto clínico, a avaliação neuropsicológica configura-se como o procedimento que parte das informações obtidas mediante entrevistas e exame psíquico do paciente, que irão orientar a escolha dos instrumentos de avaliação (testes psicológicos, escalas de rastreio, escalas de desenvolvimento, observações comportamentais) e que, após análise e interpretação, culminarão em um laudo neuropsicológico.

As descobertas com o estudo do cérebro e o estudo do comportamento humano forneceram os elementos necessários para a estruturação da avaliação neuropsicológica da maneira como ela se popularizou. De fato, na clínica, sua extensão deveu-se muito à sua capacidade como recurso de auxílio no diagnóstico e na estruturação de intervenções terapêuticas. A avaliação neuropsicológica não precisa levar todo o crédito; descrições acerca de prejuízos cognitivos encontram-se invariavelmente presentes nos quadros psicopatológicos.

A própria natureza do que convencionamos abarcar sob a insígnia de "psicopatologia" pressupõe que alterações no funcionamento normal (no qual se debruça a discriminação entre saúde e doença) são parte essencial para a configuração de um quadro (diagnóstico) a partir de suas *peças* (sintomas e sinais). Tais alterações de impacto sobremaneira adaptativo (que dificultam ao indivíduo estar no mundo de maneira evolutivamente eficaz) podem ser entendidas como a interface, o resultado da interação entre prejuízos cognitivos e a experiência desses prejuízos, sejam eles observados externamente no ambiente social, sejam eles internalizados na própria percepção que o indivíduo tem de si mesmo e do mundo.

A clínica da infância ainda hoje é contaminada pelos modelos da clínica dos adultos. Falta pesar que "[...] o cérebro da criança está em evolução", que "[...] haverá mais dificuldades na análise das suas funções, pois são modos de expressão clínica menos específicos" (Lefèvre, 1989). Os sintomas na criança são sempre muito pouco específicos.

Apesar de hoje falarmos em uma "neuropsicologia clínica infantil", a própria delimitação do que é infância e de sua importância são fenômenos recentes na história do conhecimento científico.

Diagnóstico na infância e na adolescência

Podemos dizer que um diagnóstico corresponde à tentativa de compreensão do homem que se encontra no mundo, em meio a outros homens, sendo somente a partir desse mundo que pode ser compreendido, sempre em mutação constante. Procura-se então o conhecimento de si e dos fenômenos, das suas condições e das suas potencialidades (Jaspers, 1973).

O termo, de origem grega, significa *reconhecimento*, devendo-se considerar que, em Medicina, diagnosticar é reconhecer uma patologia em um indivíduo enfermo com um propósito clínico, de comunicação, de investigação ou outro (Miranda-Sá, 1992).

Em **psiquiatria**, a questão é mais complexa, principalmente porque algumas visões teóricas, ao considerarem o indivíduo humano como "único e inclassificável", levantam objeções à formulação de um diagnóstico, justificando que ele "reforça o poder médico" e o "controle social".

Entretanto, existe imensa diferença entre a formulação diagnóstica e seu uso, que pode ser reduzido ou ampliado, com diferentes consequências. Assim, embora qualquer tipo de classificação possa ser mal utilizado, elas são indispensáveis, na medida em que possibilitam desde a troca de informações entre indivíduos diferentes até a sistematização do pensamento técnico visando aos seus objetivos vinculados, principalmente, à instituição de um projeto terapêutico. Isso porque a hipótese diagnóstica é um operador eficaz que atualiza no espírito do clínico uma série de sinais diferenciados e um conjunto de modelos psicopatológicos próprios que lhe permitam perceber, fundamentado numa lógica, o resultado de sua investigação.

A **doença mental**, para Zarifian (1994), é uma doença do "pensar", uma vez que os comportamentos anômalos são somente a exteriorização de um erro de julgamento. Dessa forma, diferentes operações mentais são envolvidas, de maneira diversa, naquilo que acabamos de chamar, de maneira simplista, de "pensar".

Contudo, mesmo pensando dessa maneira simplista ao considerarmos a doença mental, não podemos excluir o fato de que ela compromete o processamento de informações do indivíduo acometido, capacidade de fundamental importância na espécie humana, uma vez que é responsável por sua adaptabilidade e subsistência. Assim, "doenças do pensar" são de extrema importância quando pensamos nossa espécie, uma vez que comprometem, de maneira marcante, a sobrevivência desse indivíduo em qualquer ambiente que não seja um ambiente protegido e de suporte.

A consciência enquanto função neuropsicológica está, portanto, profundamente envolvida, da mesma forma que outras atividades psíquicas ligadas ao conhecimento, como o raciocínio e o julgamento. Dessa maneira, como refere Zarifian (1986), ao se fazer um diagnóstico, devem-se definir *para quem?* e *por quê?* ele é realizado. Isso porque, muitas vezes, torna-se perigoso generalizá-lo de maneira indiscriminada, não se considerando o contexto no qual é estabelecido, seus objetivos e a situação na qual o paciente se encontra. Embora essa seja a responsabilidade de se fazer um diagnóstico, não exclui a sua necessidade e a sua importância.

Exatamente por isso "não merecem crédito as causalidades únicas, primárias e verdadeiras. As causalidades lineares existem apenas como abstrações, simplificando a Realidade para facilitar o entendimento de alguns mecanismos, aspectos ou detalhes" (Albuquerque, 1991).

Da mesma forma, "as visões francamente psicologizantes e sociais, das quais a Antipsiquiatria e seus derivados representam o extremo do pensamento, ao considerar a doença mental como a expressão saudável de uma sociedade conturbada, embora chame a atenção para as possíveis implicações sociais e familiares das doenças mentais, também é reducionista, de forma simétrica, criando uma epistemologia patológica que transforma o homem em meros significados e relações ao esquecer seu corpo físico" (Gameiro, 1992).

Um diagnóstico é, portanto, algo extremamente complexo, que deve ser realizado de maneira cuidadosa para que projetos terapêuticos sejam elaborados da forma mais efetiva possível. Dessa forma, para a sua realização, temos de considerar que a nosografia repousa sobre critérios de diferenciação de categorias definidas por agrupamento ou por exclusão e que, de maneira lógica, constituem-se entidades distintas entre si e diferentes da normalidade.

Pensando sua realização, podemos nos valer de critérios individuais, por meio dos quais o profissional busca todos os elementos obtidos mediante

Capítulo 3 ▪ Diagnóstico na infância e na adolescência **17**

anamnese e exames para chegar a uma solução, modelo esse limitado e que leva muitas vezes a conclusões pobres e pouco efetivas. Pode-se ainda buscar um critério compreensivo visando à visualização da situação atual do paciente, bem como as respostas e repercussões futuras consequentes ao quadro que nele incide. Esse modelo, de difícil aplicação em psiquiatria infantil, apresenta o risco de a equipe, dita **multidisciplinar**, funcionar como "linha de montagem", na qual cada profissional contribui com uma peça do "quebra-cabeças diagnóstico", perdendo-se a dimensão humanística e compreensiva do diagnóstico. Da mesma forma, pode contribuir para que se estabeleçam jogos dentro dessa mesma equipe em função de esquemas de saber e de poder. Nada disso, entretanto, contribui para o bem-estar e a melhor abordagem terapêutica do paciente.

Em psiquiatria infantil, a questão diagnóstica é ainda mais complexa, considerando que visa ao reconhecimento da patologia, quando incide em um organismo em pleno crescimento e evolução. Não é meramente a ocorrência da mesma doença em diferentes momentos evolutivos, mas as alterações que um organismo em evolução sofre (de maneira muito característica) quando afetado por um quadro mórbido.

Leme Lopes (1954), em seu trabalho sobre diagnósticos, diz que "**diagnóstico unidimensional é diagnóstico unidirecional**", referindo que partir somente do sintoma, do sinal, do dado clínico para alcançar a doença e o doente torna difícil a compreensão do paciente em sua totalidade. Chega a afirmar que esse tipo de diagnóstico é impossível em psiquiatria e que "o caminho para a melhoria do diagnóstico psiquiátrico é a sistematização de um diagnóstico pluridimensional", concluindo, ao dizer que a sua proposta engloba as dimensões sindrômica, da personalidade pré-mórbida e da constelação etiológica, utilizadas não como medidas estáticas, mas "como linhas de força em ação, interacionando-se e conformando a totalidade da estruturação da desordem mental". Seu diagnóstico seria, portanto, a síntese dessas três dimensões.

Quando nos lembramos da ideia de diagnósticos multiaxiais, presentes no DSM IV-TR (APA, 2002) e na CID-10 (WHO, 1993), nos aproximamos desse modelo. Entretanto, cabe-nos ainda lembrar que em psiquiatria o diagnóstico, em um primeiro momento, é sindrômico, ou seja, "constituído a partir da associação de sinais e sintomas que evoluem em conjunto, provocado por mecanismos vários e dependente de causas diversas" (Cheniaux, 2015). É assim um diagnóstico genérico e amplo, e sua realização é embasada em um exame psíquico. Entretanto, temos de considerá-lo enquanto um primeiro passo.

Um diagnóstico nosológico corresponde ao diagnóstico da doença propriamente dita como constructo teórico, sendo que não corresponde, obrigatoriamente, a um diagnóstico etiológico, embora leve em consideração todos os dados obtidos, bem como os aspectos vinculados a início, curso e prognóstico.

Esse diagnóstico pode ser categorial, no qual as categorias são qualitativamente diferentes entre si, ou dimensional, no qual se pensa um *continuum* entre saúde e doença nas diferentes categorias. Cabe lembrar que muitos dos modelos diagnósticos trazidos pelo DSM-5 (APA, 2014) são dimensionais e que nenhum dos dois modelos pode ser considerado recente, uma vez que encontram suas bases nos modelos teóricos do final do século XIX e início do século XX.

Um sistema diagnóstico corresponde, portanto, a um sistema classificatório das doenças psiquiátricas de um ponto de vista específico, seja ele clínico, epidemiológico, biológico ou terapêutico (Zarifian, 1986). Dessa maneira, quando fazemos um diagnóstico, temos de saber de qual ponto de vista ele é estruturado, uma vez que seus objetivos e métodos são diversos.

Conforme falamos anteriormente, a visão atual do DSM-5 (APA, 2014) e da CID-10 (WHO, 1992) apresenta ideias similares, em que pese o fato de que o aspecto sindrômico seja supervalorizado, desconsiderando-se a ideia de personalidade pré-mórbida. Isso porque, embora se valorizem aspectos de personalidade, principalmente naquilo que se refere a aspectos de desenvolvimento cognitivo, dão-se pouca consideração e importância a questões que eram mais bem definidas em estudos do início do século XX com Krestchmer, Sheldon e o próprio Kraepelin.

Pelas dificuldades inerentes ao estabelecimento do diagnóstico etiológico em psiquiatria, em que pese todo o esforço da psiquiatria biológica nos últimos anos, transformou-se essa questão em problemas médicos associados, abandonando aspectos referentes a uma relação linear causal.

Finalmente, os aspectos familiares e de desempenho social do paciente em nítida abordagem pragmática, eivada dos vieses decorrentes de uma metodologia positivista, perfeitamente adequada às ciências naturais, porém deixando falhas gritantes e grosseiras na abordagem de fenômenos oriundos das ciências humanas, são avaliados quase exclusivamente como decorrentes de funcionalidade quando deveríamos pensar também em fatores protetores, perpetuadores e desencadeantes.

Da mesma maneira, árvores decisórias dicotômicas, que permitem chegar a uma única solução diante de um quadro sintomatológico não unívoco, produzem pensamentos diagnósticos unidirecionais e muito limitados. Mesmo assim, possuem importância significativa, na medida em que permitem o estabelecimento de grupos homogêneos de pacientes, dado de importância não somente nos protocolos de pesquisa, mas, principalmente, na informatização dos registros hospitalares. Entretanto, mesmo considerando sua importância para essas finalidades, não podemos deixar de criticá-los enquanto utilidade para um diagnóstico clínico que se propõe multidimensional (Zarifian, 1986). Dessa forma, para uma construção mental complexa como um diagnóstico clínico, embora algoritmos possam ser úteis, eles não são a raiz do pensamento clínico.

Para Almeida Filho (1989), o diagnóstico psiquiátrico possui características próprias, como:

A. É um processo mental dedutivo, que produz conclusões sobre casos particulares a partir de regras gerais.
B. É realizado em casos individuais, "considerados em sua singularidade, integrados em seguida a uma casuística. A seleção desses casos se faz em busca de uma certa homogeneidade que pode ser voltada para a entidade mórbida, em meio à infinita diversidade de atitudes particulares a cada caso, pela aplicação de critérios de conveniência".
C. A necessidade de integralização de conhecimentos sobre cada caso determina maior necessidade de detalhamento, resultando em critérios subjetivos.
D. Os dados semiológicos em psiquiatria toleram atribuições simbólicas com diversos graus de imprecisão, ambiguidade e incoerência, o que possibilita a estruturação de hipóteses diagnósticas muitas vezes descabidas.

Por tudo isso que falamos, temos de considerar que, em psiquiatria infantil, a questão diagnóstica é um problema de importância uma vez que decorre de processos de pensamento dependentes das características do profissional que o elabora, considerando sua capacidade e experiência.

Para o seu estabelecimento, demanda-se uma organização mental complexa, que se inicia na juventude do profissional, aglomerando-se um maior volume de dados na medida de seu envelhecimento, com informações cada vez mais diversas e abstratas. O conhecimento interliga-se então em uma rede complexa, sem limites de informações, que podem ser armazenadas na memória permanente. Dessa maneira, a formação de um especialista é longa, sendo impossível de ser realizada a partir de cursos rápidos, livros decorados ou outras "facilidades" propostas pela pós-modernidade e que servem somente para mascarar uma posterior má prática da especialidade.

Assim, considerando a questão diagnóstica, temos que, a partir de um *input* sensorial, fornecido, principalmente, por meio da conduta observável do paciente, fornecemos um *output*, representado pelo nosso diagnóstico médico-psiquiátrico.

O problema referente a como formulamos esse diagnóstico é que nos parece de maior importância, uma vez que a colheita realizada unicamente de forma simplista e mecânica, tal como é proposta muitas vezes por modelos mecanicistas de entrevistas, nos fornece exatamente aquilo que, há mais de cinquenta anos, Leme Lopes (1954) já criticava como diagnóstico unidirecional, com pequena utilidade em psiquiatria, pois, para podermos resolver problemas difíceis, e o diagnóstico psiquiátrico na infância é um deles, necessita-se construir uma estrutura de controle que, embora não dê a garantia de melhor resposta, dá a de uma boa resposta.

Assim sendo, as possibilidades diagnósticas do ponto de vista etiológico são o ponto básico de um exame. Entretanto, por questões próprias da nosografia psiquiátrica, algumas entidades mórbidas de etiologia não conhecida se estabelecem a partir de um "constructo" meramente teórico, porém coerente e indispensável ao pensamento. Consequentemente, para chegarmos a um diagnóstico, estabelece-se um procedimento sistemático.

Dentro do campo médico, o profissional inicia a sua formação com uma série de matérias básicas, com as quais constrói os primeiros modelos de domínio, armazenados em ilhas teóricas, isoladas de tal maneira que cada um dos subdomínios em questão constitui redes de representação (Harmon e King, 1988). Em outras áreas, como a neuropsicologia, que aqui abordamos, esses módulos básicos de domínio referem-se também a subdomínios específicos que darão sentido aos resultados obtidos a partir de processos padronizados e mecânicos de avaliação que correspondem a regras de procedimentos definidas dentro de um contexto prático, associadas a diferentes ilhas ou modelos de representações desses conhecimentos.

Quando o profissional termina seus cursos de formação, deve ter desenvolvido uma rede estruturada de conhecimentos sobre o domínio "neuropsicologia", com a associação dos principais quadros psicopatológicos interligados a uma rede causal. Isso deve se repetir quando pensamos o domínio "psicopatologia infantil", bastante específico, com áreas de conhecimento muitas vezes desvinculadas entre si.

Ao iniciar sua vida profissional, com maior atividade prática, os modelos de representação de conhecimento são refinados por meio da comparação de diferentes casos, da observação repetida e das analogias realizadas. Desenvolvem-se caminhos para, a partir das informações obtidas (o *input*), chegar-se às inter-relações das diferentes redes de conhecimento, redes constantemente remodeladas a partir de novas experiências e novas aquisições teóricas.

É por isso que o conhecimento meramente acadêmico não produz bons clínicos que dependem daquilo que Hipócrates chamava de "aprendizado à beira do leito", pois não bastam somente a leitura ou produção de livros ou *papers*, uma vez que o conhecimento heurístico (indispensável para o clínico) passa distante dessas atividades. Essa foi a razão de este livro ter sido estruturado a partir de casos clínicos específicos, pois, para um clínico, os procedimentos diagnósticos se tornam tão automáticos que o especialista, ao ser questionado sobre como chegou a determinado diagnóstico, muitas vezes tem dificuldade em esclarecer passo a passo, restringindo-se muitas vezes a se lembrar de casos similares, anteriormente examinados e de pouca valia ao médico iniciante, uma vez que se vale do raciocínio meramente analógico. Assim, podemos dizer que é o grau de especialização que, quanto maior, mais permite a associação e a recuperação de informações (Leão, 1988) e, consequentemente, a realização de um bom diagnóstico clínico.

Isso define que o processo diagnóstico em psicopatologia infantil não se constitui em um processo conciso e automatizado de história e pensamento clínico, que anula as diferenças individuais e de personalidade, bem como as experiências vividas (MacFarlane, 1985). Quando o realizamos dessa forma, nos restringimos a um diagnóstico puramente sindrômico, muito pobre, que não nos permite estabelecer projetos terapêuticos adequados, a menos que sejamos extremamente simplistas e mecanicistas. Infelizmente é isso que temos observado no decorrer dos últimos anos, uma vez que o pensamento psicopatológico e clínico vem sendo relegado a segundo plano, com consequências importantes na má prática médica da especialidade.

Na Medicina, o modelo mecanicista reina até meados do século XVII, permitindo em nossos dias a construção de modelos teóricos como a reflexologia e o behaviorismo, no qual se pode tentar equiparar a natureza a uma máquina que funciona, ficando o homem, enquanto *ser*, reativo e passivo

(Werner, 1997). Nesse aspecto, a postura do psiquiatra se torna meramente a de um técnico encarregado de verificar o que "funciona mal" para que seja corrigido. Sem os cuidados necessários, o neuropsicólogo servirá exatamente para verificar como determinadas "peças" dessa máquina complexa funcionam mal, o que, a nosso ver, é uma postura incompatível com alguém que pretende cuidar de crianças e adolescentes.

Este trabalho tem, portanto, a pretensão de apresentar casos psicopatológicos na infância e na adolescência, avaliados neuropsicologicamente, mas com uma visão psicopatológica ampla que permite a tentativa de compreender o indivíduo enquanto totalidade para que ele possa ser abordado terapeuticamente de forma efetiva e eficaz.

4

Exame psíquico e entrevista clínica

O primeiro contato com a criança dá-se a partir da anamnese e do exame psíquico, cabendo lembrar que a anamnese, na criança, consiste em entrevistas com cuidadores (pais ou mães) e com a própria criança, caracterizando-se anamneses objetivas e subjetivas. Assim, pensar que se examina a criança somente a partir das informações fornecidas pelas mães constitui-se em um grande erro. O exame se processa dentro das características clássicas de abordagem médica (Assumpção Jr., 2017):

1. **Queixa e duração**: quais os sintomas psiquiátricos reconhecidos ou não e desde quando estes estão presentes. O isolamento do motivo da procura pelo profissional, bem como o tempo em que essa sintomatologia já se encontra estabelecida, é de fundamental importância para caracterizar não somente o dado objetivo, mas também o cuidado que mereceu, uma vez que a criança é um ser heterônomo que depende do seu ambiente para que seja cuidada.
2. **História da doença atual**: o início e a evolução dos sintomas observados permitem que se verifique o curso do quadro em questão, se agudo, subagudo ou crônico, bem como se são quadros que aparecem alterando o curso de desenvolvimento da criança ou não.
3. **Antecedentes familiares**: permitem que se caracterizem quadros similares que tenham ocorrido em outros membros da família e que levem ao direcionamento do pensamento diagnóstico para doenças genéticas.
4. **Antecedentes mórbidos**: possibilitam que o pensamento diagnóstico busque relações causais com doenças sistêmicas, acidentes, traumatismos cranioencefálicos, quadros infecciosos e outros.
5. **Conduta expressa**: a criança é mais facilmente observada a partir de suas condutas, posto que a linguagem vai ganhando importância com o seu

crescimento e desenvolvimento. Observar alimentação, sono, controle esfincteriano, sociabilidade, sexualidade, higiene e manipulações corporais, linguagem e atividades domésticas possibilita que se tenha uma fotografia do funcionamento da criança e das alterações eventuais que possam ocorrer em seu desempenho.

6. **Exame psíquico:** é o ponto capital da exploração do paciente. Corresponde a uma análise que não é estática, levando em consideração os sintomas apresentados no momento no qual se realiza a avaliação, dentro de um ponto de vista desenvolvimentista. Para tanto, ao examinar uma criança, deve-se conhecer o desenvolvimento infantil, para o qual sugerimos a leitura de textos específicos.

Dessa maneira, o exame psíquico leva em consideração toda a subjetividade, permitindo que se adentre em seu mundo, de modo a conhecê-lo e compreendê-lo. Muito mais do que a mera descrição de funções, corresponde a penetrar no mundo desse indivíduo para que, paralelamente à sua descrição, possamos ter sua compreensão.

Passando para o exame psíquico, este é explorado – não somente por meio do diálogo, mas também através do grafismo e do brinquedo. Iniciando o exame da criança, observamos o que se segue lembrando, entretanto, que é indispensável um maior conhecimento das funções psíquicas, bem como de suas eventuais alterações, para o qual recomendamos a leitura de livro específico de psicopatologia especial ou de semiologia psiquiátrica.

ATITUDE DO PACIENTE

I. **Fisionomia:** pode mostrar-se habitualmente rígida, alegre, triste, com medo. É a partir de sua expressão que podemos começar a perceber sua relação com o mundo circunjacente.

II. **Cuidados e vestimenta:** revelam os cuidados que o ambiente lhe proporciona, bem como a atenção que lhe dedica.

III. **Reação ao exame:** mostra a sua relação com o mundo, que pode ser indiferente, agressiva, hostil, retraída, temerosa...

CONSCIÊNCIA

Correspondendo à "organização da experiência sensível atual" (Ey, 1969) ou ao "todo momentâneo da vida psíquica" (Jaspers, 1973), com características de luminosidade ou claridade de consciência, profundidade de campo que permite a apreensão da imagem em seu campo de vivência e a sequência temporal dos eventos percebidos. Habitualmente, em sua prática cotidiana, o psicólogo não recebe indivíduos que apresentam alterações de consciência, uma vez que estas se restringem, quase exclusivamente, àqueles quadros que denominamos de síndromes mentais orgânicas agudas e que demandam atendimento emergencial e, frequentemente, em ambiente hospitalar.

O termo deriva do latim *cum scientia* (grego *syneidesis*), correspondendo ao conhecimento da própria culpa e ao conceito de consciência moral em seu sentido ético (Ey, 1969). Considerando o conceito referido anteriormente, temos:

A. "Organização", haja vista a atividade ser um sistema no qual a ordem temporoespacial integra as três instâncias que a compõem (presença no mundo das representações do espaço vivido, organização temporal do sentido do presente e desejo).

B. "Organização da experiência sensível", pois se constitui na forma perceptiva ou representativa da vivência atual, sendo o vivido um acontecimento que recebe qualidades tanto da situação exterior como da interior.

C. "Organização da experiência sensível atual", pois ela é uma espécie de diafragma que, das suas experiências e sentimentos vividos, faz um momento de tempo, o presente.

D. Enquanto características a serem observadas, temos:

- Luminosidade: "claridade" nas experiências psíquicas, correspondente à intensidade com que os processos psíquicos se manifestam.
- Profundidade de campo: comparável à extensão do "campo psíquico" ou à amplitude do cenário onde se produzem os fenômenos.
- Sequência das imagens ou sucessão ordenada na vida psíquica.

Ainda dentro da exploração da consciência por meio do exame psíquico, observaremos a **consciência do eu** como capacidade de sabermos que somos nós mesmos, em oposição ao exterior, em atividade contínua, nos constituindo por meio de todas as nossas vivências e condutas. Jaspers (1973) dá a esse conceito de consciência quatro características formais:

- **Atividade**: o agir, sentir, perceber, falar, atuar e experimentar a si mesmo e ao outro, no desempenho de sua atividade.
- **Unidade**: "somos um naquele momento", o que corresponde ao "ser-si-mesmo".
- **Identidade**: "somos a mesma antes, agora e depois, apesar de todas as alterações sofridas por nós mesmos e pelo mundo".
- **Consciência de eu em oposição ao não eu**: relacionada ao próprio controle da realidade.

A **consciência de realidade**, uma vez que o existir pressupõe estar aberto às experiências, analisa-as e compreende-as. À medida que estas se acumulam, constituem-se em uma capacidade de "percebermos o real", a qual permite verificar se a nova experiência é única à pessoa ou é passível de ser compartilhada. As experiências insólitas são checadas com experiências anteriores, sendo o controle realizado pela repetição com o foco da atenção sobre a impressão sensorial. Após, compara-se com a bagagem mnêmica e comprova-se socialmente, avaliando-a em relação a como vivemos e atuamos, além do puro conhecimento lógico.

A consciência de eu e a consciência de realidade, concomitantemente com a estruturação do tempo, permitem que se constitua com o crescimento gradual da criança:

- Mundo biológico (*umwelt*), ambiental, natural, que inclui as necessidades, os impulsos e instintos básicos, constituindo-se na esfera mais importante na criança, quanto menor for a sua idade, atenuando-se essa prioridade em função do próprio desenvolvimento cognitivo; representa *a priori* a finitude e a limitação do local onde o ser humano, em particular, a criança, é lançado.
- Mundo dos seres (*mitwelt*), das inter-relações que se tornam cada vez mais complexas à medida que a criança cresce. Inicia-se no primeiro ano de vida, com o período de socialização elementar e a formação da díade mãe-filho, seguida pela socialização familiar (2-3 anos) e da socialização comunal (após os 4 anos). As relações tornam-se cada vez mais complexas, criando-se sistemas nos quais a relação de cada indivíduo determina seu significado no grupo.

- Mundo próprio (*eigenwelt*), das relações do indivíduo consigo mesmo, pressupondo a autoconsciência e a autorrelação. Não se constitui somente como experiência interior e subjetiva, mas dá ao real a perspectiva própria. É determinado mais claramente a partir da aquisição de operações formais de pensamento, com a elaboração do projeto existencial e do significado atribuído às coisas e às pessoas em função dele.

Essas três instâncias se inter-relacionam, representando aspectos diferentes da mesma realidade do "ser-no-mundo".

A **consciência do tempo** como característica da espécie humana, uma vez que o ser humano tece, em sua consciência, uma rede temporal onde se imbricam o passado e o futuro na constituição do presente. Ele incorpora ao agora o já vivido, organiza-o e lhe dá um projeto futuro, transcendendo o próprio momento, modelando o seu existir.

ATENÇÃO

Corresponde ao direcionamento, ativo ou passivo, da consciência para uma determinada experiência (Harris, 1995), caracterizando-se como espontânea ou voluntária. Podemos dizer que corresponde à "orientação de nossa atividade psíquica para algo que se experimenta, permitindo assim a apreensão do evento e sua vivência" (tida aqui como a experiência interiorizada), ou o "direcionamento, ativo ou passivo, da consciência para uma experiência" (Sims *apud* Harris, 1995).

A atenção espontânea encontra-se à mercê dos estímulos que rodeiam, embora exista certa qualidade de estímulos que a atraiam com maior facilidade, em função de sua maior intensidade, repetição, desaparecimento, novidade, variedade e raridade, ou quando fatos ou eventos a atraem sem uma consciência deliberada ou um esforço intencional (Harris, 1995).

A atenção voluntária é governada ativamente pelo indivíduo que a dirige, de acordo com seus interesses ou sua necessidade para algo, ou quando um esforço é realizado na tentativa de focar um evento, interno ou externo, com consciência deliberada desse esforço (Harris, 1995). Quando permanece dirigida de maneira persistente para algo, podemos denominá-la de concentração.

MEMÓRIA

Atividade psíquica de fixação, conservação e evocação, em nível consciente, das percepções já experimentadas pelo indivíduo, sob a forma de imagens representativas ou mnêmicas, caracterizando memória de fixação, memória de trabalho e memória de evocação com, no RM, diminuição de memória de trabalho e de longo prazo (muitas vezes), embora algumas raras vezes observemos aumento da memória permanente ("débeis de salão").

A **memória** tem papel tão considerável a ponto de Pascal dizer que "ela é necessária a todas as operações do espírito" (Rayot, s/d). Atividade psíquica da fixação, conservação e reprodução (ou evocação), em nível consciente, das percepções já experimentadas pelo indivíduo sob a forma de imagens representativas ou mnêmicas (Nobre de Melo, 1971); função através da qual se possibilita que a vivência fique retida e conservada no psiquismo, podendo ser posteriormente recuperada.

Na memória de fixação, ocorre a captação do material por meio dos mecanismos sensoperceptivos, fixando-os. É condicionada por fatores afetivos como interesse e motivação, bem como pela atenção e pela concentração.

A memória de conservação depende dos mesmos fatores citados para a fixação e caracteriza a capacidade de mantermos os fatos anteriormente apreendidos, estocados.

A memória permanente, por sua vez, refere-se a grande número de símbolos armazenados a partir de um complexo sistema de indexação, no qual os símbolos se associam entre si ou em aglomerados ("pencas") que se organizam em uma rede complexa (Harmon e King, 1988).

SENSOPERCEPÇÃO

Corresponde ao processo que engloba impressão, sensação e percepção e que obedece às leis que caracterizam que "o todo é mais que a mera soma das partes"; "a tendência à estruturação"; "a tendência à generalização"; "a tendência à pregnância", com constância e evolução a formas diferenciadas, evolução de pré-formas a formas pregnantes diferenciadas. Com seu desenvolvimento, a percepção atualiza formas pregnantes diferenciadas mais determinadas pelos objetos do que por condicionamentos perceptivos *a priori.* Assim, ao dizermos que "o todo é mais que a mera soma das partes", caracterizamos que o conjunto percebido é maior que a soma dos elementos que o compõem.

Quando falamos em tendência à estruturação, queremos dizer que elementos perceptivos têm a tendência espontânea de se organizarem como formas, e, ao falarmos em tendência à generalização perceptiva, estamos nos referindo a que, quando percebemos uma forma, percebemos quase simultaneamente um significado. Da mesma forma, quando falamos em tendência à pregnância, estamos nos reportando à facilidade com que um objeto é percebido como figura em relação a um fundo e, considerando o princípio de constância, temos que as figuras tendem a ser percebidas como simétricas e completas, ainda que não o sejam.

Considerando sua organização, temos de pensar que o processo perceptivo envolve:

- **Impressão**: modificação especial, originada no estímulo externo do órgão atingido. Em estímulo visual, a impressão corresponde à estimulação dos cones e bastonetes da retina. Em estímulo auditivo, são envolvidas as células de Golgi; em sensações cutâneas, os corpúsculos de Krause, Pacini etc.
- **Sensação**: projeção da impressão sobre estruturas cerebrais onde será elaborada. Corresponde à recepção do estímulo visual ao nível do lobo occipital.
- **Percepção**: identificação, discriminação e reconhecimento da sensação. Reconhecimento do estímulo visual, dentro de um contexto espacial, temporal e situacional. É a vivência para a qual estamos dirigidos a um objeto ao qual somos contrapostos e do qual pensamos algo. Construção psíquica onde se fundem conteúdos da experiência sensível e representativos correlatos, dotada de vivacidade, extensão, realidade e significação.

PENSAMENTO

Um processo simbólico de integração conceitual e significativo de percepções, evocações e afetos constituídos sob a energização dos estímulos timoafetivos e marcados pelo caráter de intencionalidade. Corresponde, portanto, a uma linguagem interiorizada, ou "sem sons", na qual um grupo de símbolos se combina produzindo uma ideia, que ao combinar-se com outras produz pensamentos que encadeiam sistemas lógicos. Assim, não é mera associação, uma vez que é impulsionado por uma força diretriz, que seleciona e orienta os conteúdos ideativos, reunindo-os ao redor de um tema e constituindo um sistema, com uma finalidade qualquer.

Envolve a compreensão ou apercepção como entendimento do real significado conceitual daquilo que é percebido, correspondendo ao momento em que se processa o *insight* (Ah! Eureca!). Assim, o compreender algo consiste na transformação desse algo em um sistema simbólico que, após sua identificação, comparação e processamento, pode ser transformado em outro sistema que, eventualmente, pode ser utilizado enquanto ato volitivo.

Envolve, ainda, a ideação enquanto capacidade de elaboração de conceitos e ideias, por meio da articulação em sistemas dos dados perceptivos, compreensivos e representativos. A ideia é uma elaboração intelectual, não obrigatoriamente redutível ao vivido; prescinde de toda e qualquer particularização no campo da realidade objetiva; fixação como elaboração e associação – impressões realizadas pela consciência e associadas a experiências que permitem a constituição de conceitos que, dependendo do momento evolutivo do indivíduo, serão estruturados em nível concreto ou abstrato; imaginação como a possibilidade de conceber e forjar imagens, com a falsa presença de um objeto real, ausente da percepção. Refere-se a objetos internos ou externos, abstratos ou concretos, reais ou irreais, modificando-se com o passar do tempo e permitindo ao homem a possibilidade de projetar-se através do tempo e constituir o seu projeto existencial.

As associações podem ser de representações ou de ideias, com o estabelecimento de relações significativas entre dados conhecidos mediatos ou imediatos. Implicam a utilização da memória de evocação, a esfera afetiva sendo de grande importância na determinação do processo. São então realizadas por similitude, podendo ser primárias (os elementos estariam diretamente relacionados, como quando eu vejo uma cor e penso em outras) ou gerais, quando os elementos estão subjetivamente relacionados (como quando eu sinto um odor e penso num lugar onde estive e que associo a esse odor).

INTELIGÊNCIA

Pode ser vista, de maneira geral, enquanto a "capacidade de realizar atividades caracterizadas por serem 1) difíceis, 2) complexas, 3) abstratas, 4) econômicas, 5) adaptáveis a um certo objetivo, 6) de valor social e 7) carentes de modelos e para mantê-las nas circunstâncias que requeiram concentração de energia e resistência às forças afetivas" (Stoddar, 1943 *apud* Assumpção Jr., 2017).

LINGUAGEM

Corresponde a um conjunto de signos como sendo o aspecto principal da comunicação inter-humana, dependendo de fatores genéticos, qualidade do meio social e fatores físicos. Pode ainda ser considerada como um conjunto de signos e, dentro de uma compreensão psiquiátrica, possui um intenso valor, vista como expressão de pensamento e juízo, por meio principalmente de estilo e sintaxe, compreendendo essencialmente a comunicação inter-humana.

Assim, a comunicação é um processo de transmissão e recepção da informação, com a mente humana contendo algumas estruturas gerais inatas para a língua; é impossível que uma criança viesse a aprender uma língua somente a partir dos princípios da aprendizagem. Não seria, entretanto, uma língua ou uma gramática inatas, mas sim uma teoria inata de gramática que o cérebro possuiria.

ORIENTAÇÃO NO TEMPO E NO ESPAÇO

Naquilo que se refere à percepção de realidade e à percepção de tempo físico (cronológico) como seriação de acontecimentos, ajuntamento de intervalos e vivido (temporalidade) com desorientação temporoespacial.

AFETIVIDADE E HUMOR

Enquanto "nossa atitude subjetiva, frente à realidade externa e interna, mediante a qual aceitamos ou rejeitamos alguma coisa, amamos ou odiamos, tememos ou almejamos etc." (Bleuler *apud* Assumpção Jr., 2017).

O humor corresponde a sentimentos anímicos mais prolongados, de origem reativa, sem repercussões somáticas ou com discretas manifestações. Cada indivíduo possui um estado de humor básico ou fundamental, que é o traço dominante de sua conduta e que pode se alterar em virtude de acontecimentos marcantes.

Um dos componentes fundamentais do estado de ânimo básico é o sentimento geral de maior ou menor vitalidade que se encontra ligado a múltiplas sensações subliminares, procedentes de diferentes órgãos ou setores do corpo.

VONTADE E PRAGMATISMO

Enquanto atividade consciente, deliberada, após conflito entre tendências, submetida à crítica de propósitos e, após isso, partindo para a ação. O ato voluntário engloba, portanto:

A. **Motivos**: objetivo da ação, o "porquê".
B. **Impulsos**: tendências à ação, ligadas à esfera instintiva.
C. **Tendências**: inclinações individuais, baseadas na afetividade.
D. **Instintos**: estímulos interiores, que visam a determinado fim, sempre necessidade vital.
E. **Vontade**: capacidade de exercer, ou não, alguma ação.
F. **Sugestibilidade**: predisposição psíquica às influências, sem intervenção do juízo crítico.

Dessa forma, podemos dizer que vontade corresponde a atividade consciente, deliberada após conflito entre as tendências (fazer ou não fazer), submetida à crítica dos propósitos, partindo para a ação. É assim a faculdade de livremente praticar ou deixar de praticar algum ato, desejo, intenção etc. Encontra-se sob o domínio da inteligência e da afetividade. As fases do processo volitivo envolvem, então:

- **Intenção ou propósito**: esboçam-se as inclinações ou tendências à ação. Surge o interesse, despertando atenção para o objeto desejado.
- **Deliberação**: após o despertar do interesse e da atenção, são ponderados os prós e contras da ação. Depende de processo de análise e processamento dos diferentes dados obtidos.
- **Decisão**: é o limiar da ação.
- **Execução**: são acionados os órgãos de execução de movimentos. O objetivo é alcançado.

Com esse primeiro passo descritivo, terminamos um exame psíquico objetivo, e, aí, cabe ao examinador se ele se aterá aos

- Fenômenos psicofisiológicos elementares, passíveis de observação objetiva direta, de comprovação experimental e de análise quantitativa, passíveis de explicações causais e, assim, caracterizando uma vertente da psicologia e da psiquiatria dentro de uma abordagem empírico-positivista, englobando-a dentro das ciências naturais.

Ou aos

- Fenômenos psicológicos, propriamente ditos, que constituem casos típicos e individuais, inacessíveis aos processos explicativo-causais, mas abordáveis através de métodos compreensivos e empáticos, caracterizando aquilo que Husserl chama de ciências eidéticas e incluindo a psicologia e a psiquiatria no rol das ciências humanas.

Se você permanecer somente nos primeiros (fenômenos psicofisiológicos), verá o paciente somente enquanto estruturas neurológicas, perdendo assim a compreensão daquele ser enquanto tal; porém, se permanecer somente com o segundo, trabalhará somente com significados abstratos que são, muitas vezes, afetados por características e alterações psicofisiológicas. Assim, a arte do exame psíquico é a de juntar ambos os fenômenos para compreender aquele ser que se apresenta e que atribui significados a seus objetos da consciência. A compreensão corresponde à procura desses significados, para que se conheça a essência do fenômeno. Assim, o comportamento específico de determinada criança representa algo para ela, considerando seu ambiente e sua história.

A partir de todas essas considerações, podemos dizer que o exame psíquico, tal como descrito até o momento, corresponde àquilo que em fenomenologia se caracteriza como "redução histórica", na qual se descarta a validade de todas as opiniões e teorias de cunho filosófico, cultural ou religioso, para que as coisas se manifestem e sejam captadas pela consciência. Ela corresponde ao "não fazer uso" dessas condições.

Entretanto, ele não termina aí, havendo um segundo passo, denominado de redução fenomenológica (Dartigues, 1992), que vai considerar que a teoria de conhecimento está livre de pressupostos, pois, além da colocação entre parênteses das posições existenciais de conhecimentos, faz-se necessária a extensão também ao domínio do subjetivo, rompendo a atitude natural com a qual vivemos o cotidiano.

Tal atitude não corresponde à simples atitude de dúvida, mas sim à de duvidar, colocando nossas convicções "fora de jogo", bloqueando todos os juízos de existência no tempo-espaço. Essa redução vai caracterizar a diferenciação fundamental entre o "ser como vivência" (subjetivo) e o "ser como coisa" (os "critérios"), estabelecendo-se uma lei fundamental pela qual "a existência de algo não é nunca uma existência requerida como necessária, mas sim contingente. Ao contrário, a percepção imanente garante dar significado às coisas".

Dessa forma, a criança é inserida em seu mundo (real e imaginário), que se deve captar para que com isso se tente alcançar a "essência do fenômeno observado". Assim, não é o que "eu já sei", previamente enquanto "especialista".

Finalmente, processa-se a "redução eidética", na qual se percebe o ser como correlato da consciência; abandona-se o caráter individual, fixando-se nas relações essenciais para a ocorrência do fenômeno e constituindo-se nos suportes intuitivos para a apreensão deles.

O fenômeno é então variado, imaginária e arbitrariamente, sem que se saia dos limites da sua essência. Isso significa que essa criança se manifesta sempre daquela forma, independentemente das possibilidades? Isso diferencia o manifestar-se intrinsecamente psicopatológico decorrente de alterações em seu mundo biológico que o faz perceber e vivenciar de maneira própria o mundo das inter-relações dos aspectos do próprio ambiente, que fazem com que o indivíduo avaliado tenha se construído ou reaja de maneira característica.

Para tal, pensando fenomenologicamente, ou se percorre o caminho imaginativo, no qual me imagino como e no outro, vendo a partir daí o mundo, ou se faz a partir do encontro cooperativo, no qual o material encontrado é explorado através da abertura dada pelo outro em função de sua cooperação, cabendo a ampliação do âmbito dos fenômenos no viver as trocas com os outros.

Cabe lembrar que para isso se sai de uma postura sem opiniões preestabelecidas (a descrição) e se chega a uma posição prévia a todas as posições teóricas possíveis, estabelecida pela própria intuição (como essa criança particular vivencia seu mundo). Em termos mais práticos, podemos dizer que esse pensar fenomenológico questiona o que é percebido, descrevendo -o enquanto tal, ou seja, descreve a percepção no sentido da pura atividade doadora de sentido (noemática). Para tal, temos:

Capítulo 4 ■ Exame psíquico e entrevista clínica **35**

- **Fase 1 – observação:** observar e ouvir, concentrando-se para obter uma visão ampla da situação. A finalidade do distanciamento é medir o próprio comportamento enquanto interferência no contexto de vida das pessoas.
- **Fase 2 – observação com alguma participação:** o examinador começa a interagir com a criança, a família e outras pessoas que lidam com ela.
- **Fase 3 – participação com alguma observação:** participação mais ativa com atividade conjunta com a criança para obter o sentimento, a sensação da experiência vivida.
- **Fase 4 – observação reflexiva de impacto:** reflete-se sobre o vivido, compreendendo o que se passou entre o observador e a criança envolvida e entendendo a situação.

Isso significa que o examinador não é um policial que faz inquérito ou interrogatório, mas que interage e se relaciona com a criança para poder penetrar em seu mundo e compartilhar com ela suas experiências, acolhendo-a e compreendendo-a. Assim, inicialmente, preciso conseguir gostar dela, pois cuidar do outro é um verdadeiro ato de amor, considerando que a criança é um ser-no-mundo em processo de construção, cujas funções biológicas têm um significado simbólico, resultante do seu imaginário, na construção de seu corpo. Ela é um ser-no-mundo do grupo familiar, demandando cuidados para concretizar sua existência corporal biológica e simbólica. Dessa forma, uma família saudável constitui laços afetivos expressos, manifesta sentimentos e dúvidas, divide conhecimentos, crenças e valores, aceita a individualidade e enfrenta crises, funcionando como uma equipe que permite a individualidade.

A doença da criança é um fator desorganizador que provoca uma ruptura significativa e obriga o redimensionamento como ser-no-mundo, gerando ansiedade e desorganização na percepção, compreensão e emoção da criança, as quais se intensificam. Dependendo da forma e da gravidade da manifestação, constituem-se como fator de retroalimentação.

Na construção do ser da criança, a estruturação do eu ocorre através das aquisições cognitivas e afetivas, dividida em três fases:

- 1ª – conquista do eu corporal: período impulsivo-emocional, sensitivo-motor e projetivo.
- 2ª – tomada de consciência de si mesma, apropriação do eu psíquico: percebe-se como personalidade diferenciada, e sua autonomia é afirmada.

- 3ª (A) – é a conquista do eu e ocorre com o ingresso na puberdade e adolescência.
- 3ª (B) – na relação com o outro, revelam os conteúdos vivenciais, as percepções de mundo, imaginação, fantasias e irrealidade. Ao interagir com a criança, percebe-se seu mundo interno, retratando, consciente ou inconscientemente, os traços de sua etapa evolutiva.

Dessa forma, o ser-aí da criança revela o sentido de sua vida por meio da sensibilidade, subjetividade e historicidade na relação e na comunicação com o mundo e com o outro. Ouvir seu silêncio e o som de seu discurso é ingressar no mundo dos seus significados, captar as suas verdades, entender sua historicidade e as dimensões existenciais do seu ser-no-mundo. Nesse envolvimento, ela é, e o é de maneira particular, relacionando-se com os outros e, assim, manifestando suas características próprias e irreproduzíveis.

Um exame psíquico tem, antes de tudo, essa finalidade.

Parte II

Aspectos teóricos e práticos da avaliação neuropsicológica

5

Avaliação neuropsicológica e instrumentos da avaliação neuropsicológica

AVALIAÇÃO NEUROPSICOLÓGICA

Diferentes tipos de instrumentos podem compor uma avaliação neuropsicológica. Propriamente com relação aos testes, é importante ter em mente que nem todos são criados da mesma maneira e variam em termos de "qualidade" (Slick, 2006). Nesse sentido, a configuração de "baterias de avaliação", ou seja, uma associação de diferentes instrumentos, tem sido a prática comum entre neuropsicólogos.

Os testes são procedimentos sistemáticos, ferramentas para a obtenção de amostras de comportamento, cujas respostas são avaliadas tendo por base sua correção ou qualidade (Urbina, 2007). Há outros instrumentos em que as respostas não são avaliadas como certas ou erradas, e o avaliando não recebe escores de aprovação ou reprovação (Urbina, 2007). Na neuropsicologia, podemos incluir mais um tipo de ferramenta que se embasa em paradigmas experimentais, os quais abordaremos mais adiante.

Em resumo, teríamos quatro tipos de ferramentas presentes em uma avaliação neuropsicológica:

1. Os testes psicológicos ou testes de habilidades,
2. Os testes de personalidade (ou do domínio afetivo-emocional, como será apresentado aqui),
3. Os testes computacionais e, por fim,
4. Os paradigmas experimentais (que são observações de comportamento durante a execução de uma tarefa).

Essas ferramentas serão associadas à entrevista, ao exame clínico e às informações adicionais. Falaremos sobre elas nas seções a seguir.

INSTRUMENTOS DA AVALIAÇÃO NEUROPSICOLÓGICA

Testes psicológicos

De maneira geral, um dos primeiros problemas a estimular o surgimento dos testes psicológicos foram os quadros de rebaixamento intelectual. Desenvolvidos a fim de possibilitarem a medição de diferenças entre indivíduos e entre as reações de um mesmo indivíduo em diferentes situações, os testes psicológicos, tais quais os conhecemos, têm sua gênese nos problemas surgidos na educação e, quando posteriormente voltados ao uso clínico, nos problemas de exame dos desajustados (Anastasi, 1977).

Os testes psicológicos ou testes de habilidades

Por mais que sejam amplamente criticados, os testes psicológicos existem por sua utilidade. Configuram-se, em termos de seu uso mais comum, como ferramentas "na tomada de decisões que envolvem pessoas" (Urbina, 2007).

Os testes psicológicos são usados para avaliar indivíduos em momentos específicos da vida, fornecendo amostras do comportamento relevantes para o funcionamento cognitivo ou afetivo por meio de procedimento sistemático e segundo determinados padrões (Urbina, 2007). O restante são inferências.

Os testes psicológicos são ditos *padronizados* em virtude da uniformidade de procedimentos (administração, avaliação e interpretação) e do uso de padrões para a avaliação dos resultados (amostra normativa). Os instrumentos tendem a ser classificados conforme o tipo de resposta que fornecem.

Os testes psicológicos, estritamente falando, são aqueles cujas respostas são avaliadas tendo por base sua correção (certo ou errado) ou qualidade (podem existir escalas gradativas de pontuação segundo a qualidade da resposta). Nesse sentido, podem ser chamados de "testes de habilidades", segundo Urbina (2007), embora também seja possível encontrá-los com o nome de "testes psicométricos", uma vez que permitem "medir" determinadas amostras de comportamentos por convertê-las em números (Pasquali, 2001).

A ampliação do uso e do conhecimento da testagem psicológica fez com que muitos de seus termos caíssem no senso comum, gerando confusões e distorções. Em psicometria, o termo "escala" refere-se a um grupo de itens que diz respeito a uma única variável, e esses itens são dispostos em ordem de dificuldade e intensidade. O processo de chegada ao sequenciamento dos itens é denominado escalonamento (*scaling*) (Urbina, 2007).

O termo "bateria" refere-se a um grupo de vários testes ou subtestes aplicados de uma única vez a uma única pessoa. O termo também pode ser aplicado a qualquer grupo de testes individuais selecionados especificamente por um psicólogo, para o uso de determinado cliente, na tentativa de responder à questão específica que gerou seu encaminhamento, geralmente de natureza diagnóstica (Urbina, 2007).

Cada teste conta com processos de desenvolvimento específicos associados a diferentes referenciais teóricos, avaliando de maneiras distintas aspectos do comportamento mediante propriedades psicométricas variáveis, tanto quanto à sua *fidedignidade* (consistência e precisão) quanto à sua *validade* (grau de evidências acumuladas de que o instrumento mede o que pretendem medir).

Testes de personalidade

Ferramentas para a obtenção de informações a respeito das motivações, preferências, atitudes, interesses, opiniões, constituição emocional e reações características de uma pessoa a outras pessoas, situações ou estímulos, geralmente são agrupadas sob a rubrica de "testes de personalidade" (Urbina, 2007).

São instrumentos cujas respostas não são avaliadas como certas ou erradas. Assim, os sujeitos não recebem um escore de aprovação ou reprovação. Encontram-se aqui os inventários, questionários, levantamentos, listas de verificação, esquemas e as conhecidas técnicas projetivas (Urbina, 2007).

Os testes construídos para a avaliação de aspectos não intelectuais do comportamento estiveram lastreados pelo interesse em proporcionar medidas de características como ajustamento emocional, relações sociais, motivação, interesses e atitudes, tendo Kraepelin em 1892 como seu precursor (Anastasi, 1977).

O protótipo dos questionários de personalidade, ou inventários de autodescrição, foi a *Folha de Dados Pessoais*, criada por Woodworth durante a Primeira Guerra Mundial, como recurso grosseiro de discriminação de neuroses graves que impactariam sob o serviço militar. Outra forma de medir a personalidade veio por meio da aplicação de testes situacionais ou de realização, nos quais o objetivo era geralmente disfarçado em tarefas que imitavam situações da vida diária, a fim de avaliar comportamentos sociais e emocionais relativamente complexos e sutis (Anastasi, 1977).

As técnicas projetivas

Uma terceira forma de estudo da personalidade surgiu com as técnicas projetivas, que caíram no gosto dos clínicos de maneira extraordinária e foram pluralizadas em uma série de tarefas relativamente "não estruturadas", cuja ampla possibilidade de respostas seria resultado da projeção de características individuais (Anastasi, 1977).

Bem menos desenvolvidos que os testes de inteligência e aptidão, todos os testes de personalidade comportam sérios problemas quanto à prática e à teoria, tanto quanto às suas limitações e vantagens (Anastasi, 1977).

Uma outra diferença importante nas técnicas projetivas é que elas requerem uma experiência do aplicador para além das normas de aplicação e correção. São, por assim dizer, técnicas mais complexas e mais dependentes de quem aplica e corrige quando comparadas às mais estruturadas como aquelas em formato de questionários. Inclusive, a grande maioria das técnicas projetivas, quando avaliada como instrumento psicométrico, apresenta um resultado fraco (Anastasi, 1977).

As técnicas projetivas partem do princípio de que sejam capazes de expressar, por meio das operações mentais utilizadas nas provas, as modalidades do funcionamento psíquico, bem como as articulações de cada sujeito em sua especificidade, demarcando, assim, as condutas psíquicas por elas mobilizadas (Chabert, 2004).

Cada técnica projetiva, verbal ou gráfica, é capaz de fornecer contribuições. Todavia, não devem ser esquecidas as limitações de cada instrumento. Um ponto comum das provas projetivas está em seu material concreto e ambíguo, como mediador do campo relacional entre o sujeito e o psicólogo. Apesar de a maioria valer-se de um modelo psicanalítico em seu domínio prático, não possuem um modelo teórico específico (Chabert, 2004). Alguns instrumentos, inclusive, são analisados sob uma perspectiva fenomenológica.

Apesar da excessiva controvérsia acerca da validade das técnicas projetivas, fundamentalmente porque costumam se valer de interpretações qualitativas tanto ou mais do que escores numéricos, as técnicas projetivas são parte significativa do repertório de muitos clínicos (Urbina, 2007).

Testes computadorizados

Os testes neuropsicológicos computadorizados referem-se a qualquer instrumento que utilize um computador, *tablet*, dispositivo de mão ou outra interface digital em vez de um examinador humano na administração, pontuação ou interpretação de funções cerebrais (Bauer *et al.*, 2012).

Os testes computadorizados têm se tornado populares, e um número cada vez maior de instrumentos tem sido especialmente desenvolvido para a administração computadorizada (Strauss, Sherman e Spreen, 2006), especialmente nas três últimas décadas (Smith *et al.*, 2013).

Ainda há divergências se uma testagem computadorizada equivalha a uma testagem tradicional (Noyes e Garland, 2008). De fato, um estudo que comparou a bateria CANTAB (Cambridge Neuropsychological Test Automated Battery) com uma avaliação neuropsicológica tradicional mostrou correlação modesta entre os subtestes do CANTAB e os subtestes tradicionais, sendo ainda menos consistentes as correlações quando controladas por idade e escolarização (Smith *et al.*, 2013).

No geral, uma das vantagens no uso dos testes computadorizados é a redução da possibilidade de erros na administração, bem como das variáveis que podem afetar o desempenho do avaliando (dada a limitada interação entre avaliador e avaliando). Ademais, encontram-se a relativa uniformidade na apresentação dos materiais de teste e a precisão com que o tempo das respostas pode ser controlado e elas serem registradas e avaliadas (Urbina, 2007). Outro ponto é que um treinamento extensivo não é necessariamente requerido. Bauer *et al.* (2012) listaram uma série de outras vantagens potenciais na testagem computadorizada, como a capacidade de testar um maior número de indivíduos mais rapidamente, diminuição do tempo de avaliação com protocolos adaptados, redução dos custos relacionados à administração e correção dos testes e facilidade de administração em diferentes línguas.

Há, todavia, desvantagens. Os testes com administração computadorizada não absolutamente promovem resultados idênticos ou similares ao mesmo teste administrado por um examinador humano, e alguns testes não são passíveis de automatização (Strauss, Sherman e Spreen, 2006). Um trabalho mostrou que a ansiedade relacionada a computadores afeta o desempenho: quanto maior a ansiedade, maior o número de erros (Browndyke *et al.*, 2002). Além disso, a familiaridade com computadores parece influenciar o desempenho em baterias computadorizadas para avaliações neurocognitivas. Um estudo com 130 jovens adultos verificou que pessoas que frequentemente usam computadores tendem a ter melhores performances em alguns testes computadorizados que requereram velocidade de rastreamento visual e memória de trabalho em relação a pessoas com pouco uso (Iverson *et al.*, 2009).

Observação

Nos casos clínicos aqui apresentados, não trabalharemos com testes computadorizados.

6

Estatística aplicada à psicometria e à neuropsicologia

Como dito anteriormente, a avaliação neuropsicológica foi influenciada por dois domínios da psicologia, o educacional e o experimental (Lezak *et al.*, 2012). Esses domínios contribuíram para a neuropsicologia no sentido de dar uma perspectiva normativa ao entendimento da natureza e variedade de habilidades mentais (Lezak *et al.*, 2012); por isso, é importante atentar-se para a estatística envolvida na psicometria.

Primeiro se define, no sentido etimológico, que psicometria significa toda medida que se faz em psicologia (Pasquali, 2001). Já estatística é a área que fornece informações sobre fatores que podemos medir, chamados de *variáveis* (Dancey e Reidy, 2006).

Assim, algumas noções de estatística são necessárias quando um teste é aplicado. Isso permite melhorar a compreensão da natureza do instrumento, além de clarificar seus limites e possibilidades, ou seja, entender quais dados é realmente capaz de fornecer.

Há, basicamente, dois tipos de estatística: a estatística descritiva e a estatística inferencial. A primeira refere-se à descrição da amostra, sendo que amostra é simplesmente uma seleção de elementos de uma população (Dancey e Reidy, 2006). Buscam-se, então, *parâmetros* a respeito dessa população. A forma mais comum de estatística descritiva são as medidas de tendência central: média, mediana e moda.

A média é calculada por meio da soma de todos os valores da amostra e, então, pela divisão pelo número total de valores. A mediana é definida como o valor que está no meio da amostra, isto é, que apresenta o mesmo número de valores acima e abaixo dela. A mediana é calculada com a ordenação de todos os valores e a tomada do valor que está no meio. Por fim, a moda refere-se ao valor mais repetido.

No entanto, a descrição não define a inferência, ou seja, os dados brutos são pouco úteis e precisam ser "trabalhados" para a sua posterior análise.

Capítulo 6 ■ Estatística aplicada à psicometria e à neuropsicologia **45**

Outro ponto diz respeito ao "erro amostral", que se refere ao grau com que a estatística amostral difere do parâmetro (média) populacional (Dancey e Reidy, 2006).

AS POSSIBILIDADES DE VARIÁVEIS

As variáveis podem assumir valores ou categorias diferentes. São chamadas *contínuas* quando podem assumir qualquer valor em um dado intervalo (por exemplo, temperatura). Podem ser *discretas* quando podem assumir valores discretos dentro de um determinado intervalo (por exemplo, número de sintomas de uma doença). Por fim, as variáveis podem ser *categóricas*, quando os valores assumidos são categorias (por exemplo, gênero).

Há, obviamente, outros tipos de variáveis, como as de confusão, que são fatores que o pesquisador não levou em consideração, mas que podem ter influenciado. Mais importante do que medir variáveis é estabelecer correlações entre elas, ou seja, verificar como cada variável se altera em relação a uma variável de interesse. Uma regra nos delineamentos correlacionais é que não se pode inferir causação a partir de uma correlação (Dancey e Reidy, 2006).

MÉTODOS DE CORRELAÇÃO

As correlações podem ser positivas, negativas ou nulas (ausência de relacionamento linear). O sinal aponta apenas a direção da correlação. É importante ressaltar que uma correlação alta não implica causação. Correlações altas permitem apenas fazer predições.

RESULTADOS DA MENSURAÇÃO: PERCENTIL

O percentil é um escore usado para expressar normas intragrupo, sendo um dos métodos para transmitir resultados de testes mais frequentemente encontrados em avaliações. Um escore de percentil aponta a posição relativa de um sujeito em relação a um grupo de referência, como a amostra de padronização, representando a percentagem de indivíduos que obtiveram escore igual ou inferior a um determinado escore bruto obtido pelo sujeito testado (Urbina, 2007).

A CURVA NORMAL

A curva normal é um modelo de distribuição ideal, portanto teórica. Não existe, mas muitas vezes a distribuição real se aproxima de uma distribuição normal, como a variação de altura das pessoas. A curva normal é útil para estimar parâmetros populacionais e para testar hipóteses a respeito de diferenças. Há duas noções inter-relacionadas: a *distribuição de amostragem* (distribuições hipotéticas; referem-se à premissa de que um número infinito de amostras pode ser derivado de uma população) e o *erro-padrão* (desvio-padrão da distribuição de amostragem).

FIDEDIGNIDADE E VALIDADE

Como já dito, os testes possuem propriedades psicométricas variáveis, tanto quanto à sua *fidedignidade* (consistência e precisão) como quanto à sua *validade* (grau de evidências acumuladas de que o instrumento mede o que pretendem medir).

Fidedignidade sugere confiabilidade. É a qualidade que pertence aos escores, e não ao teste.

A validade não é exatamente se o teste "mede o que se propõe a medir". A validade é o quanto podem ser feitas inferências precisas, ou seja, refere-se à relevância e à representatividade.

Domínios cognitivos e aspectos do domínio afetivo-emocional

Há muitos livros a respeito das funções cognitivas examinadas em uma avaliação neuropsicológica. É válido destacar que a divisão das funções cognitivas, ou domínios cognitivos, varia conforme o autor, inclusive com relação à sua disposição hierárquica. Vejamos alguns pontos.

Na década de 1960, o furor da metáfora computacional deu à mente a identidade de *software* (processador) e ao cérebro de *hardware* (programador). Não se pode perder de vista que essa é uma tendência reducionista, baseada em um dualismo herdeiro do positivismo. Comparar de forma literal a biologia com a computação pode nos fazer perder muito da riqueza dos processos cerebrais. À guisa de exemplo, podemos tomar a questão da consciência; ela "é um fenômeno biológico natural que não se enquadra apropriadamente em nenhuma das categorias tradicionais do mental e do físico" (Searle, 1998).

No entanto, a metáfora da mente como um computador vingou e segue em largo uso. Com nova roupagem, sob a insígnia de "neuropsicologia cognitiva", os esforços continuaram direcionados à busca por compreender o funcionamento normal ou disfuncional do cérebro, porém sob os ditames do *modelo de processamento de informações* que estampou diferentes diagramas concebidos nesse contexto.

Assim, as quatro grandes classes convencionais de funções cognitivas passaram a ter seus análogos em operações computacionais de entrada (*input*), armazenamento (*storage*), processamento (*processing*) e saída (*output*), sendo que processamento se referia ao armazenamento, à combinação e à relação entre informações em várias vias (Lezak *et al.*, 2012).

Há um aparente prestígio em destacar a mente e o cérebro como se tivessem funcionamento semelhante a um computador, por isso a metáfora computacional continua balizando uma série de conceitos em neuropsicologia e em outros ramos da psicologia, em especial a cognitiva. É por essa razão que as quatro classes de funções cognitivas seguem assim discriminadas:

1. **Funções receptivas**: envolviam habilidades de selecionar, adquirir, classificar e integrar informações.
2. **Memória e aprendizado**: referentes ao armazenamento de informações e resgate (recuperação).
3. **Pensamento/raciocínio**: organização mental e reorganização da informação.
4. **Funções expressivas**: a forma como cada informação é comunicada ou atua sobre.

Cada classe funcional engloba muitas atividades, inclusive as mais discretas, como reconhecimento de cor ou memória imediata auditiva de palavras, e atuam integradamente. A distinção parece fácil do ponto de vista conceitual, mas as diferentes facetas da atividade cerebral são muito difíceis de serem separadas, uma vez que funcionam de forma interdependente (Lezak *et al.*, 2012).

Há diferentes versões da teoria computacional da mente. A mais frequentemente defendida, que Searle (1998) chama de "Inteligência Artificial Forte" (e com a que menos concorda), concebe a mente como a mera manipulação de símbolos formais, processadas segundo regras de programas, e, assim, nega por consequência a neurobiologia específica do cérebro, que tem a propriedade de "causar" estados subjetivos de ciência ou sensibilidade.

Outra forma de separar as funções cognitivas é classificá-las pelo tipo de material que é processado, resultando nas categorias de funções "verbais" e "não verbais". As funções verbais seriam as informações simbólicas/verbais, e as não verbais seriam as informações que não podem ser comunicadas por meio de palavras ou símbolos (Lezak *et al.*, 2012).

Optamos pela apresentação das funções mentais de maneira mais próxima à que fazemos em um exame psíquico. Na verdade, acreditamos que os conhecimentos possam (e devam) ser interligados. Podemos falar em inteligência e processamento de informações abstratas, bem como falar em personalidade e processamento de informações emocionais. As variações de modalidades teóricas apenas mostram a complexidade do fenômeno.

FUNÇÕES MENTAIS E CONTROLE EMOCIONAL

As funções mentais não são diretamente observáveis (Sivan e Benton, 1999 *apud* Lezak *et al.*, 2012). Por enquanto os exames de neuroimagem são

Capítulo 7 ▪ Domínios cognitivos e aspectos do domínio afetivo-emocional 49

capazes de mostrar, com relativa precisão e por meio de diferentes técnicas, apenas aspectos basicamente anatômicos e metabólicos. É evidente que cada vez se torna mais possível inferir alguns comportamentos a partir da visualização das imagens produzidas por esses métodos, mas continuam não nos permitindo uma observação direta das funções mentais.

Dessa maneira, as funções mentais seguem sendo inferidas a partir do comportamento, o que não é uma tarefa simples, pois todos os comportamentos são determinados por múltiplos componentes.

O ponto principal aqui é, pois, entender que uma avaliação neuropsicológica examina o desempenho de funções mentais que são inferidas a partir de comportamentos tornados observáveis em uma situação simulada. O fato de todos os comportamentos serem multifatorialmente determinados implica dizer que nenhum teste ou instrumento será capaz de avaliar uma função mental de maneira isolada. Essa impossibilidade decorre da própria característica do sistema nervoso: ele é um sistema, todas as suas partes são integradas e mantêm uma relação dinâmica.

Mesmo uma tarefa simples, como ligar números em ordem crescente, não deve ser encarada como uma tarefa puramente atencional. Nela estão envolvidas não só a capacidade de foco, mas a de coordenação do ato motor, a habilidade de resgate do aprendizado da sequência numeral e de automonitoramento da própria ação. E vale mais um item: o controle emocional. Todos nós sabemos, de forma até intuitiva, que a ansiedade em uma situação de avaliação pode afetar significativamente o desempenho.

Outro exemplo é que a alteração de uma função pode afetar vários comportamentos, em um efeito cascata (Lezak *et al.*, 2012). No entanto, quando se aborda a questão de o comportamento ser determinado por múltiplos componentes, costumeiramente deixa-se de lado um componente essencial, que são os *sentimentos*. Provavelmente esse é um viés derivado da construção do campo teórico da neuropsicologia ao longo do tempo, que inicialmente bebeu das fontes da psicologia experimental e da nascente testagem psicológica que estava francamente direcionada à separação de grupos por aptidões.

A psicologia experimental que começou nos laboratórios de Wundt empenhou-se em objetivar ao máximo os comportamentos humanos em termos das respostas que eram fornecidas em circunstâncias padronizadas. A partir da análise de sensações e percepções, tentava-se descobrir leis gerais, com pouco ou nenhum interesse por diferenças individuais (Urbina, 2007). Além disso, a maior parte das primeiras provas de testagem psicológica tinha por objetivo avaliar aptidões específicas e verificar habilidades de raciocínio. O lado que se deteve na avaliação das emoções e dos sentimentos (usando esses conceitos aqui de maneira ampla), ainda que timidamente no início, era destinado ao diagnóstico de alterações de personalidade no campo da psicopatologia.

Ainda hoje são raras as avaliações neuropsicológicas que avaliam tanto as funções mentais quanto (na falta de um termo mais apropriado) a parte emocional. O grande problema é que o fundamento das informações cerebrais é a emoção. E ela será conhecida pela mente consciente na forma de sentimentos.

É importante, antes de analisarmos as funções mentais propriamente ditas, destacar aspectos fundamentais e anteriores a elas, como as percepções, emoções e sentimentos. Toda percepção gera sentimentos, os quais funcionam como marcadores, pois a representação do mundo externo ao corpo só pode entrar no cérebro por intermédio do corpo, o que nos leva a destacar que, para entender o comportamento humano, a emoção tem de ser inserida no estudo, e sua importância deve ser reconhecida (Damásio, 2011).

DIMENSÕES DO COMPORTAMENTO

A percepção

As mensagens (conscientes ou não) provenientes dos receptores podem determinar respostas e pertencem a três domínios (Assumpção Jr., 2008): exteroceptivo, proprioceptivo e interoceptivo.

O exteroceptivo fornece impressões de contato por meio da visão, da audição, do olfato, da pele e da mucosa das cavidades. O proprioceptivo informa sobre as tensões musculares e orientação espacial. Por fim, o interoceptivo: receptores de superfície digestiva, urinária, genital e muscular.

A emoção

A emoção refere-se a todos os mecanismos envolvidos na regulação da vida (não só raiva, medo, nojo, tristeza); são ações acompanhadas por ideias

Capítulo 7 ■ Domínios cognitivos e aspectos do domínio afetivo-emocional   51

e certos modos de pensar. As emoções são programas de ações complexos e em grande medida automatizados, concebidos pela evolução. Essas ações são complementadas por um programa cognitivo que inclui certas ideias e modos de cognição; ações executadas no corpo, desde expressões faciais e posturas até mudanças nas vísceras e no meio interno (Damásio, 2011). Buck, em 1987 (*apud* Assumpção Jr., 2008), descreve três estágios da emoção:

- **Emoção I**: primeiro e mais primitivo processo, a meta é o corpo; regula o meio corporal interno, envolvendo mecanismos de homeostase e de adaptação do organismo às mudanças externas visando à manutenção de condições mais ou menos homogêneas. Reações de ataque-defesa-fuga e outros.

- **Emoção II**: refere-se a um sistema de códigos com características pré-linguísticas que é acionado, fazendo com que se percebam, de modo não consciente, os estados emocionais envolvidos no estímulo.

- **Emoção III**: vinculada aos mecanismos cognitivos, permite que sejam identificadas as emoções antes que cheguem a pontos incontroláveis, permitindo-se que soluções possam ser encontradas, de maneira adaptada, de acordo com a situação do organismo em questão.

Os sentimentos

Os sentimentos emocionais são as percepções compostas daquilo que ocorre no corpo e na mente quando uma emoção está em curso (Damásio, 2011). Certos estilos de processamento mental são imediatamente implementados assim que ocorre uma emoção. Por exemplo, a tristeza desacelera o raciocínio e pode nos levar a ficar ruminando a situação que a desencadeou. A alegria pode acelerar o raciocínio e reduzir a atenção para eventos não relacionados.

INTELIGÊNCIA OU EFICIÊNCIA INTELECTUAL

A aferição da inteligência, expressa na obtenção do valor do QI (quociente de inteligência), costuma ser o primeiro dado apresentado em uma avaliação neuropsicológica. Tradicionalmente, muitos testes de inteligência são validados como medidas preditoras de rendimento escolar, fazendo com que tais testes sejam usados como recursos de seleção preliminar, seguidos por testes de aptidões específicas, além do seu uso comum no diagnóstico da deficiência intelectual (Anastasi, 1977).

As investigações iniciais atribuíam à atividade cerebral uma única função, tratando a inteligência como sua variável unitária, e alguns neuropsicólogos procuraram encontrar um correlato neural da "inteligência geral" (Lezak *et al.*, 2012). Esse constructo comumente referido como "g" de Spearman (1927) é considerado um fator geral da inteligência que contribui para todas as atividades cognitivas, refletindo uma tendência individual geral de performance mais ou menos boa em testes cognitivos (Lezak *et al.*, 2012), como uma visão panorâmica do funcionamento cerebral global.

Uma das críticas levantadas refere-se à natureza das baterias de avaliação da inteligência. As habilidades mentais medidas por esses testes incluem diversas funções cognitivas distintas, isso sem contar funções como atenção e velocidade de processamento (Gläscher *et al.*, 2009). Ademais, há estudos que mostram que o escore de QI não teve relação com o tamanho da lesão cerebral (Hebb, 1942; Maher, 1963), e, ainda, quando uma discreta lesão cerebral produz déficits envolvendo uma ampla gama de funções cognitivas, essas funções podem ser afetadas de diferentes formas (Lezak *et al.*, 2012).

Outra crítica é que muitos fatores podem afetar as avaliações de inteligência, como a socialização e culturas diferentes, limites educacionais, distúrbios emocionais, doenças físicas ou incapacidades, entre outras (Lezak *et al.*, 2012).

O fator "g" de Spearman não é capaz de explicar a teoria das inteligências múltiplas (Gardner, 1983) e falha em incorporar habilidades emocionais e inteligência social (Salovey e Mayer, 1990). Outro ponto é a consideração do papel dos lobos frontais no intelecto humano (Lezak *et al.*, 2012). A complexidade da organização cerebral e de suas funções torna o conceito unitário de inteligência irrelevante e potencialmente perigoso à avaliação neuropsicológica (Lezak *et al.*, 2012).

O termo "QI" é demarcado pelo mito de que a inteligência é algo unitário, fixo e predeterminado (Reschly, 1981). É composto pela performance em diferentes tipos de itens administrados, em crescente grau de dificuldade, na maioria das baterias utilizadas para esse fim. Um dos problemas é que escores de QI podem mascarar déficits específicos, uma vez que correspondem ao apanhado de escores em diferentes itens. Tem-se, assim, a performance média, que pode fazer com que o clínico perca informações.

O termo não é mais usado como um QI-razão (que deriva de "coeficiente de inteligência"), que se refere à razão entre a idade mental e a idade cronológica, multiplicada por 100. Atualmente o termo é usado para um escore conhecido como QI de desvio. As versões recentes das escalas Wechsler de avaliação da inteligência trabalham com o QI de desvio, que é obtido pela soma dos escores em que o testando obtém vários subtestes na escala. Em seguida, essa soma é localizada na tabela normativa apropriada (amostra de padronização dos testes). Inclusive alguns instrumentos mais recentes estão abandonando o uso da palavra "inteligência" para designar o constructo avaliado por seus testes (Urbina, 2007).

PROCESSOS ATENCIONAIS

A atenção refere-se a um conjunto de processos que permitem controlar a atividade nervosa relacionada a eventos externos e/ou internos, de modo a selecionar aspectos que receberão processamento prioritário. É, portanto, essencial para o processo de aprendizagem que leva a modificações no seu funcionamento.

Com o registro de ocorrências (memória, em sentido amplo), o sistema nervoso central passa a gerar previsões (probabilísticas) sobre o ambiente, passando a agir de maneira antecipada e a selecionar as informações que serão processadas.

O processo de seleção atencional depende da história prévia do sistema selecionador, envolvendo suas memórias e, portanto, o significado pessoal e emocional dos estímulos. Assim, as funções atencionais são a capacidade ou processo de como o organismo se torna receptivo a estímulos e como pode começar o processamento de entrada ou assistir à excitação (se interna ou externa) (Lezak *et al.*, 2012). Refere-se a uma capacidade limitada; variáveis entre indivíduos, idades e condições. Pode ser reflexa/automática ou voluntária; seletiva/concentrada; sustentada/de vigilância; dividida ou alternada.

FUNÇÕES EXECUTIVAS

Em 1848, Phineas Gage mudou o cenário para os lóbulos frontais, considerados até então estruturas silentes (sem função) e não relacionadas ao comportamento humano. Operário em Vermont, aos 25 anos Gage trabalhava na construção de uma estrada de ferro, e, enquanto dinamitavam um rochedo, uma explosão acidental projetou contra o seu crânio uma barra de ferro de um metro e meio de comprimento em alta velocidade.

A barra entrou pela bochecha esquerda, destruindo seu olho e saindo pelo topo do crânio. O médico John Harlow o socorreu, e Gage não apenas sobreviveu à lesão (morreu em 1860) como conseguiu recuperar-se fisicamente muito bem. No entanto, Gage havia mudado: tornara-se um jovem de mau gênio, grosseiro e desrespeitoso, incapaz de aceitar conselhos. Gage abandonou planos e passou a agir sem pensar nas consequências, tornando-se indigno de confiança (Harlow, 1848).

As mudanças comportamentais foram tão drásticas que *Gage havia deixado de ser Gage*. Seu caso representou uma das primeiras evidências de que lesões nos lóbulos frontais podem alterar a personalidade, as emoções e a interação social e virou o propulsor para pesquisas sobre a localização das funções cerebrais pelos mais de 150 anos seguintes (Ratiu *et al.*, 2004).

Atualmente, considera-se que as funções executivas se refiram a um amplo conjunto de processos cognitivos que, de forma integrada, permitem ao indivíduo direcionar comportamentos a metas, avaliar a eficiência e a adequação de seus comportamentos, bem como abandonar estratégias ineficazes em prol de outras mais eficientes e, assim, ser capaz de resolver problemas, sejam eles imediatos, de médio e/ou de longo prazo (Malloy-Diniz *et al.*, 2013).

Segundo Lezak (1982), o "desempenho executivo", por assim dizer, diz respeito à capacidade de planejar, organizar e efetuar ações e comportamentos de valor adaptativo, contemplando a flexibilidade cognitiva e a aquisição de hábitos e habilidades. Dessa maneira, avaliar o desempenho executivo representa parte essencial da investigação cognitiva de indivíduos normais e de pacientes com alterações neurocomportamentais de causas diversas (Souza *et al.*, 2001).

Os sintomas disexecutivos são responsáveis por um importante comprometimento funcional sócio-ocupacional, gerando problemas significativos de adaptação social, organização das atividades de vida diárias e controle emocional (Malloy-Diniz *et al.*, 2013).

A maior parte dos quadros psicopatológicos cursa com alterações do funcionamento executivo. Como exemplo, podemos citar os achados neuropsicológicos durante o estado depressivo – que apontam para a redução das habilidades atentiva e mnêmica, lentidão de pensamento e falhas em tomada de decisões (Rozenthal, Laks e Engelhardt, 2004) – e a inflexibilidade, perseveração, dificuldades no relacionamento interpessoal descritos no autismo (Duncan, 1986).

FUNÇÕES DE VISUOPERCEPÇÃO

Envolvem uma série de habilidades relacionadas à percepção adequada de estímulos (precisão), ao processamento visual (lógica), à capacidade de analisar e integrar os estímulos mentalmente. Além disso, envolvem a capacidade de *gestalt* (compreensão de figura-fundo), a aptidão em transformar a imagem mental em ato motor (esquemas mentais associados à construção gráfica ou motora), a competência em discriminação de formas e estímulos (auditivos, táteis) e a análise de proporcionalidade dos estímulos. Segundo Miotto (2007), os principais processos cognitivos associados à identificação e ao reconhecimento de objetos incluem os:

- **Processos visuais primários**: associados à acuidade visual, discriminação de formas, cor, movimentos e posição. Tais funções se relacionam às áreas cerebrais de projeções primárias tanto no hemisfério esquerdo quanto no direito.
- **Processos aperceptivos**: integram os processos visuais primários em estruturas perceptivas coerentes, possibilitando perceber a forma de um objeto. Áreas visuais associativas, como o córtex parietal e o têmporo-occipital no hemisfério direito, estão particularmente ligadas a essas funções.
- **Processos associativos**: são responsáveis pela análise semântica do objeto ou reconhecimento do seu significado. Estão vinculados às regiões têmporo-occipitais no hemisfério esquerdo.

As habilidades de praxia e visuoconstrução referem-se às habilidades que permitem executar ações voltadas a um fim no plano concreto, por meio da atividade motora. Essas ações dependem de algumas condições: percepção visual, raciocínio espacial, habilidade para formular planos ou metas, comportamento motor e capacidade de monitorar o próprio desempenho (Zuccolo, Rzekak e Góis, 2010).

LINGUAGEM

No contexto de uma avaliação neuropsicológica, o exame da linguagem implica a investigação de seus componentes cognitivos e linguísticos. O domínio cognitivo refere-se, basicamente, à maneira como são processados os estímulos do ambiente (*inputs* sensoriais) e sua associação a conhecimentos prévios. O domínio linguístico contempla os aspectos fonológicos, sintáticos, semânticos, pragmáticos, bem como o conteúdo lexical e discursivo.

MEMÓRIA

A memória é uma das mais complexas e fascinantes funções neuropsicológicas, tanto pela capacidade do nosso cérebro de aprender informações complexas quanto de reproduzi-las mais tarde, com considerável fidelidade e sob diferentes perspectivas (Damásio, 2011). Mas nossa memória é mais do que isso.

Multifacetada, a memória ainda parece lucrar vigor frente a eventos emocionalmente marcantes, com alguns efeitos colaterais por vezes incômodos que podem ser bem descritos, seja pelos confrangidos pela saudade, como Florentino Ariza, personagem de Gabriel Garcia Márquez, seja por aqueles acometidos pela síndrome do estresse pós-traumático (Damásio, 2011).

Poderíamos argumentar que a necessidade de termos a nossa mente tal como ela é, uma armazenadora de memórias, menospreza o fato de que não nos limitamos a reagir a estímulos externos. Nem todo o conhecimento que adquirimos ao longo dos anos nos campos da matemática e da computação foi ainda capaz de produzir um sistema de processamento de dados que requeira experiências subjetivas para o seu funcionamento. Na verdade, nenhum desses sistemas já produzidos sente dor, prazer, raiva ou amor, e a maior parte de nossas decisões conscientes não se respalda em verdades aritméticas (Harari, 2017).

A magnitude da memória é que ela parece estar em todo o canto, mesmo quando não está. Desnuda, ainda, a arbitrária separação nos exames neuropsicológicos entre aspectos cognitivos e afetivos. O paciente pode vir a queixar-se de sua ausência e revelar seu sofrimento. Se não nota seu alheamento, o julgamento dos outros em seu entorno é irascível. Não existe aprendizado sem memória, e até a personalidade coincide de se alterar com sua falta.

Esquecer, portanto, soa como algo tão mais danoso a nós, humanos, do que aquilo de que incessantemente nos lembramos com pesar. Parece válido considerar, sem exagero, que nossa existência e essência obstinadamente prescindissem da onipresença de nossa memória.

Segue como um problema atual para as neurociências como realmente os processos vinculados à memória ocorrem. Hoje sabemos que as sinapses aprendem, que há algumas moléculas e mecanismos de expressão gênica envolvidos no aprendizado, que há partes específicas do cérebro relacionadas a diferentes tipos de informação (Damásio, 2011). Apesar de estarmos aumentando nosso conhecimento, somos frequentemente desafiados pela riqueza desse fenômeno.

Durante muito tempo, ao longo da evolução, os cérebros funcionaram segundo algoritmos (disposições) que orientavam determinada forma de reagir conforme a situação, como fórmulas que definem um modo de ação. Um algoritmo é um método, um conjunto estruturado de passos que pode ser usado na realização de cálculos, resolução de problemas e tomada de decisões (Harari, 2017).

A possibilidade da espécie humana de ir além dessas respostas formularizadas, correlacionando diferentes informações, tornou as reações a variados objetos e situações mais precisas e menos genéricas. Além disso, os algoritmos que nos controlam funcionam mediante sensações, emoções e pensamentos (Harari, 2017).

A verdade é que nosso cérebro, que segue sob o mesmo modelo anatômico de 100 mil atrás, não descartou por completo o funcionamento anterior por algoritmos. Houve uma mescla: "a natureza manteve os dois sistemas em funcionamento [...] juntando-os, levou-os a trabalhar em sinergia. Como resultado dessa combinação, o cérebro tornou-se mais rico. Esse é o tipo de cérebro que o ser humano recebe ao nascer" (Damásio, 2011).

Dessa maneira, ficamos com o mecanismo de disposições em partes, como núcleos que controlam o sistema endócrino, os movimentos involuntários, os arcos reflexos, os mecanismos de recompensa e punição, o desencadeamento e a execução de emoções. É assim que se mantiveram os mecanismos básicos de gestão da vida.

Por outro lado, passamos a aprender sobre o mundo, a recordar o que aprendemos e a manipular *ativamente* as informações, a ponto de administrar o complexo mundo à nossa volta e de termos os suportes para o raciocínio abstrato e o planejamento futuro.

Novas estruturas cerebrais outorgaram-nos a capacidade de solucionar problemas em sua ausência a partir de operações mentais, com maior eficácia do ponto de vista adaptativo (Assumpção Jr., 2008). Ganhamos mais flexibilidade e passamos a competir melhor contra a seleção natural.

Algoritmos mais rápidos de processamento de informações permitiram-nos velocidade na avaliação das probabilidades, mas a recordação de experiências anteriores possibilitou selecionar as probabilidades, por assim dizer, *mais prováveis*. Rejeitamos o que deu errado, ganhamos esperança quando algo deu certo: preparamo-nos para o futuro antes mesmo que ele chegue.

Nem é preciso muita imaginação para reconhecer que a mais simples das alterações nesse complexo sistema de processamento de informações acarreta atitudes arriscadas no sentido biológico do termo. Não se lembrar que determinada região é habitada por leões pode tornar-se, no mínimo, uma experiência desagradável. Não reconhecer seu inimigo aumentam suas chances de ser enganado ou roubado, uma inconveniência à sobrevivência quando se trata de comida.

Ao não memorizar, ou seja, ao não aprender com os erros e os acertos, não produzimos mudanças de comportamento. A evolução prescinde da mudança, e a natureza, concordemos ou não, é *amoral*: ou muda ou morre.

É certo que nossa espécie criou diferentes redes externas de suporte para alavancar nossa capacidade de memória. Há aproximadamente 5 mil anos, os sumérios inventaram a escrita, dando por fim uma das limitações do cérebro humano no tocante ao estoque de informações; afinal, não dá para se lembrar de tudo, ainda mais com o crescimento dos grupos e o aumento da complexidade das relações entre seus membros. Hoje delegamos parte considerável de nosso funcionamento mnésico (e das nossas relações interpessoais) a aparelhos eletrônicos como *smartphones*.

Nas últimas décadas, encontramos maneiras de controlar a fome, as pestes e a guerra (Harari, 2017), embora não de extingui-las por completo. Pela primeira vez na história, podemos esperar viver 60 anos ou mais, uma divulgação não bem recebida por nossa capacidade de evocação de memórias que, com o passar do tempo, parece perder intensidade e eficácia.

Caso nos detenhamos sobre as crianças, observaremos que cada vez mais são submetidas a avaliações especializadas em virtude de dificuldades de aprendizado, traduzidas muitas vezes, de forma simplória, como dificuldades de memorização.

Corremos atrás de compreender os processos da memória. Queremos envelhecer melhor, queremos alunos melhores. Mas, infelizmente, "sair em busca de uma coisa não é o mesmo que obtê-la" (Harari, 2017). A boa notícia é que estudar esses diferentes contextos (da criança ao idoso) é o que de fato pode nos proporcionar uma ideia mais fidedigna de como funciona a nossa memória.

HABILIDADES ACADÊMICAS

Conforme o DSM-5 (APA, 2014), são consideradas como habilidades acadêmicas básicas a leitura exata e fluente de palavras isoladas, a compreensão da leitura, a expressão escrita e a ortografia, cálculos aritméticos e raciocínio matemático (solução de problemas matemáticos).

As habilidades acadêmicas, diferentemente de marcos do desenvolvimento que emergem com a maturação cerebral, precisam ser ensinadas e aprendidas de forma explícita. Falaremos mais sobre elas em "Transtornos específicos da aprendizagem".

DOMÍNIO AFETIVO-EMOCIONAL

A apreciação da personalidade segue dissidente nas neurociências, sendo correntemente extraviada das avaliações neuropsicológicas, inequivocamente inclinadas a dar exclusividade à análise das funções corticais superiores.

As produções brasileiras mais recentes no âmbito da neuropsicologia sequer citam a personalidade como área de estudo e de exame, obviamente um dos reflexos das mudanças nas visões de homem e de mundo que têm sido operadas no pensamento e na formação dos neuropsicólogos atuais.

A guinada do estudo de pacientes lesionados para o exame da elucidação de perfis de funcionamento cognitivo em diferentes quadros psicopatológicos conduziu a neuropsicologia à sua vertente clínica em um período crítico da Saúde Mental: a época dos primeiros lampejos de diagnósticos puramente sintomatológicos, intuições terapêuticas e medicalizações desmedidas.

A minimização da psicopatologia encorpa os manuais diagnósticos, nutridos por tantos "transtornos" que em breve cada um de nós poderá ter um código para chamar de seu, como bem profetizou Bastos (2000), com uma dose notável de humor fúnebre[1]. A mais recente versão do *Manual Diagnóstico e Estatístico de Transtornos Mentais* (DSM[2]), em sua quinta edição, aboliu o sistema multiaxial de diagnóstico[3].

As mudanças estenderam-se para além do Eixo II[4] derrocado: chegaram à anuência do diagnóstico de transtornos da personalidade na clínica da infância. Os modelos da *clínica do adulto* são transportados novamente para a *clínica da criança* e, de aparentemente superados, voltam customizados em uma clínica de adultos miniaturizados. Estamos, por fim, a poucos passos de legitimar a deportação do estudo da criança em privilégio da doença.

Os neuropsicólogos, normalmente muito afeitos a modismos, pelo apadrinhamento do prefixo "neuro", terminam por transformar a área da neuropsicologia na estrita *aplicação de testes para exame de funções cognitivas*: o indivíduo agora é descrito e definido por sua atenção, inteligência, memória e funcionamento executivo para, então, receber de volta todos os seus sintomas convertidos em ostentosos transtornos com seus correspondentes códigos diagnósticos.

Outro ponto digno de destaque é que aspectos vinculados à questão da personalidade desembocam, em boa parte das ocasiões, em discussões acerca da coexistência, em um mesmo indivíduo, de duas ou mais condições clínicas distintas. Muitas pesquisas e observações clínicas logram debates sobre

---

[1] Não está sendo sugerida a supressão dos manuais diagnósticos.

[2] Sigla para *Diagnostic and Statistical Manual of Mental Disorders.*

[3] Segundo o manual, "o sistema multiaxial do DSM-IV não era necessário para realizar um diagnóstico de transtorno mental" (APA, 2014).

[4] Em sua penúltima edição, o DSM contemplava cinco eixos diagnósticos, cujo objetivo era eliminar eventuais linearidades e excluir fatores diversos passíveis de interferir em determinado transtorno e indivíduo (Assumpção Jr., 2009). Os eixos eram distribuídos da seguinte forma: **Eixo I** – transtornos clínicos; **Eixo II** – transtornos de personalidade e retardo mental (onde entravam também as descrições de funcionamento cognitivo); **Eixo III** – condições médicas gerais; **Eixo IV** – problemas psicossociais e ambientais; **Eixo V** – avaliação global de funcionamento.

a precisão diagnóstica de nossos sistemas classificatórios atuais: elencar comorbidades é tarefa labiríntica tanto diante de *aspectos clínicos sobrepostos* (como um mesmo sintoma presente em diferentes condições) como de *aspectos fisiopatológicos semelhantes* (como uma mesma circuitaria cerebral), que confundem principalmente o clínico intrépido.

Perguntas sobre qual *quadro* é mais importante ou aquele que pode ser considerado primário permitem lastrear inquéritos mais precisos e conduzir esquemas terapêuticos mais eficazes, uma vez que a coexistência de transtornos impacta sobre a resposta ao tratamento e redesenha prognósticos, sendo essa uma das razões que concedem maior importância ao aprimoramento das avaliações neuropsicológicas no campo da psicopatologia.

Esse aprimoramento requer sobremaneira a avaliação de aspectos vinculados ao domínio afetivo-emocional.

8

Raciocínio clínico em neuropsicologia

Há quem separe a clínica da pesquisa como se o raciocínio implícito fosse completamente diferente. Gostaríamos de começar este capítulo por um trecho de Luria acerca de trabalhos experimentais como um balizador para as nossas posteriores considerações:

> "Em trabalhos experimentais um pesquisador normalmente começa por escolher um problema específico. Em seguida ele constrói uma hipótese e seleciona métodos para testar a sua hipótese. O pesquisador organiza questões no intuito de facilmente focalizar sua atenção naqueles fatos que irão provar ou refutar sua hipótese. O mesmo poderá ignorar todos os dados que não vão contribuir para sua análise do problema e que não vão provar a sua hipótese. Em contraste, no trabalho clínico, o ponto de partida não é um problema claramente definido, mas uma série de problemas e de recursos desconhecidos, ou seja, o próprio paciente. O investigador clínico começa fazendo observações cuidadosas do paciente no esforço de descobrir fatos cruciais. No começo, ele não pode ignorar nada. Até os dados que, em princípio, pareçam insignificantes podem se tornar essenciais. Em algum ponto os contornos vagos dos fatores que parecem importantes começam a aparecer, e o investigador forma uma hipótese experimental sobre o problema. Mas ainda é cedo para o mesmo falar definitivamente se os fatos que ele selecionou são importantes para o problema ou irrelevantes. Somente quando o investigador achar um número suficiente de sintomas compatíveis que juntos formam uma 'síndrome' ele tem o direito de acreditar que sua hipótese sobre o paciente pode ser provada ou rejeitada." (Luria A. *The making of mind*, p. 132)

Começar pelo problema, em termos clínicos, no interior de uma avaliação neuropsicológica pode ter vários aspectos. Podemos refletir sobre a queixa, ou seja, a razão pela qual a criança é levada à avaliação neuropsicológica.

Podemos igualmente refletir sobre os achados na primeira entrevista e dados obtidos no exame psíquico, para orientar quais instrumentos poderão ser selecionados a partir dos "problemas específicos" postos sob suspeita e passíveis de análise.

Delimitados os problemas, definem-se os métodos. A metodologia é o caminho, portanto é essencial. Ela permite que o clínico (ou o pesquisador, na citação de Luria) teste suas hipóteses, e testar significa que tais hipóteses podem ser tanto comprovadas quanto refutadas. Nem um clínico (nem um pesquisador) devem trabalhar no sentido de apenas provar uma ideia e simplesmente descartar informações incompatíveis com essa ideia. Essa seria a lógica do advogado, como escreve Mlodinow (2013), citando o psicólogo Jonathan Haidt: "os advogados partem de uma conclusão acerca da qual querem convencer os outros, e depois buscam evidências que a apoiem, ao mesmo tempo que tentam desacreditar as evidências em desacordo". Ao clínico competiria seguir a forma dos cientistas de chegar à verdade: "os cientistas reúnem evidências, buscam regularidade, formam teorias que expliquem suas observações e *as verificam* [grifo nosso]" (Mlodinow, 2013).

Destacamos o final desta frase, "*as verificam*", porque é exatamente isso que se pretende com uma avaliação neuropsicológica: verificar. Todo cuidado é pouco, uma vez que "o cérebro é um bom cientista, mas é um advogado absolutamente *brilhante*" (Mlodinow, 2013).

Luria indica que o pesquisador irá indicar dados que estejam de fato associados ao que se inclina em pesquisar, isto é, dados que interferem em determinado fenômeno. No trabalho clínico, como escreve o autor, isso é bem mais difícil. A dificuldade começa pela delimitação do problema, que falamos anteriormente. Colocamos como se fosse simples uma situação que, na verdade, é complexa.

A complexidade passa por distinguir o que é um problema clínico do que não é. As queixas podem variar, inclusive porque uma família pode ter desejos que não são compatíveis com os desejos da criança ou até mesmo inalcançáveis para esta. A família pode ser cega a problemas que são anteriores à criança, não sendo capaz de observar que os adultos são os modelos que a criança copia, e, para ela funcionar diferente, o entorno também precisa mudar.

Fazemos tais considerações com a intenção de clarear uma questão que vemos passar muito despercebida: nem tudo é psicopatológico. Isso deve estar presente na mente do clínico. Seus esforços devem estar direcionados para coletar informações de maneira criteriosa, cuidadosa e sistemática. A princípio nada pode ser ignorado, e a observação deve ser sistêmica.

Principalmente quando falamos de avaliação neuropsicológica infantil, é preciso reconhecer que a criança não é um ser com a autonomia de um adulto; ela precisa de suporte, é inserida em meios importantes à sua formação (como a família e a escola) e é afetada por eles. Como a família também se organiza é tão significante quanto a forma como a criança se organiza. Como a escola lida com a criança é tão importante quanto a maneira como a criança (e a sua família) lida com a escola.

Observamos as informações, e o investigador (ou seja, o clínico) começa a formular hipóteses. Escolhe os instrumentos, aplica, verifica os resultados e a atitude do examinando, compara dados, cruza resultados. "Somente quando o investigador achar um número suficiente de sintomas compatíveis que juntos formam uma 'síndrome' ele tem o direito de acreditar que sua hipótese sobre o paciente pode ser provada ou rejeitada" (Luria, 1986).

ESCOLHA DE INSTRUMENTOS

O exame das funções cognitivas sinaliza importantes preditores do comportamento em termos do estado atual (*forças* e *fraquezas*[1] do funcionamento cognitivo) e prognóstico (provável evolução), possibilitando a estruturação de um plano terapêutico individualizado.

Examinadores têm divergido quanto à hierarquia de funções a serem avaliadas, tanto em relação a quais funções quanto ao posicionamento na bateria de testagem, ou seja, a sequência de testes a serem aplicados. Certamente o escopo da avaliação – sua finalidade e a quem se destina – conduz a determinados parâmetros para a sua estruturação, norteando-a.

Ao contrário do que possa parecer, a utilização a esmo de baterias relativamente fixas e extensas, na prática, costuma comprometer a análise dos

---

[1] Esses termos são muito utilizados, mas é preciso cuidado, pois podem carregar (mesmo que disfarçadamente) conceitos muito complicados do que é um ser humano e quais são as expectativas com relação a esse indivíduo. Pessoas variam entre si, dentro de uma faixa de normalidade (conceito estatístico), podendo apresentar melhores rendimentos em determinadas tarefas.

dados obtidos, pois os escores apenas fornecem indicativos de respostas às perguntas que de fato *foram* feitas. Assim, as perguntas do clínico precedem a obtenção dos escores na avaliação e orientam a seleção de instrumentos. Direcionadas pelo *raciocínio clínico*, as perguntas são fundamentais ao processo de avaliação neuropsicológica.

PRINCIPAIS CONCEITOS

Modularidade: parte do princípio de processos cognitivos em módulos semi-independentes. Embora não possa ser diretamente comprovada nem refutada, essa ideia é uma das principais suposições em neurociências. A partir dela se justifica o uso de diferentes instrumentos para exame de uma "mesma função", uma vez que os testes não são puros e mesclam componentes para a sua execução. Outro ponto é que esse princípio supõe que as falhas podem ser, de certa forma, localizadas, setorizadas. Por exemplo, posso ter um indivíduo com baixo escore em um teste atencional quando este é associado ao componente motor; ao correlacionar com outros instrumentos, identifico que todas as tarefas que recrutaram o componente motor estiveram rebaixadas e infiro que a dificuldade é motora, e não atencional.

Conceitos estatísticos de média, desvio-padrão e escore z: já abordamos a definição desses conceitos aqui. Neste momento, vale colocar que é preciso cuidado na análise dos resultados quantitativos. A média da amostra de padronização é um número virtual, que não necessariamente aparece na população. O desvio-padrão mostra a variação em torno da média, considerando, por exemplo, normal uma faixa que contém a média, tanto uma pontuação menor quanto uma maior. O escore z é um recurso para classificação do desempenho em relação à amostra, como o percentil fornece um *ranking*, a posição do sujeito no grupo de padronização.

Pontos brutos e ponderados: os pontos brutos servem apenas para encontramos os pontos ponderados, que refletem a posição do sujeito na amostra de padronização. Pontos ponderados não fazem diagnóstico. A análise será feita mediante a correlação entre desempenhos em tarefas diferentes.

Ponto de corte: em clínica, um modelo de "ponto de corte" é ruim. Costuma ser utilizado em pesquisas para garantir certa homogeneidade de amostras de estudo. No contexto clínico, pode ser utilizado como um balizador, mas não como fator determinante para um diagnóstico.

Testes padronizados e com parecer favorável: são sempre preferíveis em uma avaliação neuropsicológica. São recursos importantes para ver como o paciente se insere na amostra de padronização, tendo em vista seu meio sociocultural.

Paradigmas experimentais: podem ser utilizados, mas sem perder de vista o risco de análise enviesada. O clínico é um ser humano e totalmente suscetível a fazer inferências equivocadas.

Limitações dos testes: não se podem perder de vista os alcances e as limitações dos instrumentos dos quais dispomos para uma avaliação neuropsicológica. Mesmo os padronizados e com parecer favorável precisam ser analisados com parcimônia.

Parte III

Casos clínicos

A **Transtornos do neurodesenvolvimento** 69

B **Outros quadros em psicopatologia da infância e da adolescência** 169

A

Transtornos do neurodesenvolvimento

9 Deficiência intelectual 70

10 Transtornos do espectro autista 84

11 Transtornos específicos da aprendizagem 109

12 Transtorno de déficit de atenção/hiperatividade ... 127

13 Transtornos motores 151

9

Deficiência intelectual

Antes de qualquer coisa, ao longo deste livro trabalhamos com os termos "deficiência intelectual" e "retardo mental" como sinônimos. O primeiro termo está presente no DSM-5 e será utilizado na Classificação Internacional das Doenças (CID)-11 (ainda não em vigor até a finalização deste livro, devendo passar a ser utilizada somente em 2022). O segundo termo está presente na CID-10.

Inserida entre os "transtornos do neurodesenvolvimento" no DSM-5 (APA, 2014), a deficiência intelectual (ou transtorno do desenvolvimento intelectual) refere-se a um quadro de início no período do desenvolvimento, marcado por déficits nas capacidades mentais genéricas (raciocínio, habilidade de solucionar problemas, planejamento, pensamento abstrato, aprendizagem acadêmica, aprendizado pela experiência, juízo) que resultam em prejuízo no funcionamento adaptativo. Tal prejuízo implica que o indivíduo não consegue atingir padrões de independência pessoal e social em um ou mais aspectos da vida diária. Possui especificadores de gravidade (leve, moderada, grave e profunda) definidos pelo nível de comprometimento adaptativo (e não pelo escore de QI).

A deficiência intelectual possui basicamente três critérios diagnósticos: déficits em funções intelectuais, que devem ser confirmados tanto pela avaliação clínica quanto por testes de inteligência padronizados e aplicados individualmente; déficits em funções adaptativas, que limitam a independência do indivíduo e requerem apoio; e os déficits intelectuais e adaptativos, que devem ter início no período de desenvolvimento.

A questão central do diagnóstico da deficiência intelectual é que o seu quadro requer diferentes níveis de suporte para o desenvolvimento de habilidades de autocuidado, de relacionamento e ocupação, além da promoção de aquisições de outras atividades importantes da vida diária (Pratt e

Greydanus, 2007), uma vez que o indivíduo intelectualmente deficiente é incapaz de competir, em termos de igualdade, com os companheiros normais, dentro de seu grupo social (Assumpção Jr., 2008).

Como mencionamos logo de início para evitar mal-entendidos, apesar de o DSM-5 utilizar o termo "deficiência intelectual" (APA, 2014), para a CID-10 ainda prevalece o termo "retardo mental" (WHO, 1992). A terminologia para os transtornos referidos sob a insígnia de "retardo mental" foi modificada oficialmente nove vezes no último século (King, 2008). Harris (2006) compilou as descrições do padrão de déficits apresentados para o termo "deficiência intelectual", fornecendo, assim, uma proposta mais integrativa (King, 2008) e que passou a ser adotada na mais recente versão do manual americano.

A deficiência intelectual é considerada um dos transtornos neuropsiquiátricos mais comuns em crianças e adolescentes (Vasconcelos, 2004). Sua prevalência no mundo é estimada entre 1% e 3% (Harris, 2006), e há poucos estudos sobre sua incidência (Maulik et al., 2011). Alguns trabalhos, como o de Heikura et al. (2003) e o de Katusic et al. (1996), relatam uma incidência de 9,1 a 12,6 por 1.000 habitantes. No entanto, é importante ressaltar que, primeiro, a maior parte dos estudos publicados se refere a estimativas a partir de pesquisas conduzidas nos Estados Unidos ou em outros países desenvolvidos; segundo, em países desenvolvidos, a prevalência da deficiência intelectual chega a ser quase duas vezes maior (Maulik et al., 2011).

As doenças genéticas são as causas mais comuns da deficiência intelectual (síndrome do X-Frágil, síndrome de Down, certos quadros infecciosos), seguidas por problemas durante a gestação ou no nascimento (síndrome de *cri-du-chat,* síndrome de Prader-Willi, síndrome do alcoolismo fetal), defeitos que afetam o cérebro ao nascimento ou após (hidrocefalia, atrofia cortical) e problemas durante a infância e a adolescência (infecções como meningite; injúrias, doenças ou anormalidades no cérebro), conforme levantamento na literatura (Pratt e Greydanus, 2007).

Casos de desnutrição, privação sociocultural e atendimento precário à saúde são fatores frequentemente associados à deficiência intelectual em países subdesenvolvidos ou em desenvolvimento (Einfeld, Ellis e Emerson, 2011). Especificamente com relação aos déficits nas funções intelectuais, o manual americano destaca que precisam ser confirmados tanto pela avaliação clínica quanto por testes de inteligência padronizados e aplicados de forma individualizada. Inclusive, especificar a gravidade requer considerar o funcionamento adaptativo, ou seja, a gravidade é dada a partir do nível de apoio necessário.

O funcionamento intelectual costuma ser mensurado por testes de inteligência, assim o manual considera indivíduos intelectualmente deficientes aqueles com escores de QI inferiores a 75, pois indivíduos com QI um pouco acima de 70 (ponto de corte para a CID-10) podem ter problemas de comportamento adaptativo tão graves que podem ser comparáveis com pessoas com escore de QI menor (APA, 2014). Nesse sentido, o julgamento do clínico é fundamental.

Outra questão importante é o diagnóstico reservado a crianças com idade inferior a cinco anos de idade. Nessa situação, aplica-se o termo "atraso global do desenvolvimento". Esse diagnóstico direciona-se aos indivíduos que não são capazes de participar de avaliações sistemáticas do funcionamento intelectual, mas que não atendem os marcos do desenvolvimento esperados em várias áreas do funcionamento intelectual.

O DSM-5 sugere que sejam feitos perfis cognitivos de cada indivíduo por meio de testes neuropsicológicos, considerando-os mais úteis para a compreensão das capacidades intelectuais do que simplesmente o escore de QI, facilitando o planejamento do suporte acadêmico e profissional (APA, 2014).

É pouco frequente a avaliação da parte emocional e igualmente difícil identificar transtornos mentais nessa população, embora transtornos psiquiátricos sejam tão comuns em retardo mental quanto na população geral (Myers e Pueschel, 1991). Sabe-se que os transtornos mentais mais frequentes na deficiência intelectual são: transtornos de ansiedade (incluindo o transtorno do estresse pós-traumático), psicose, depressão, transtorno da personalidade e abuso de substância (AAMR, 2006).

Indivíduos intelectualmente deficientes possuem linguagem expressiva limitada, que tende a variar conforme a gravidade da deficiência, dificultando o exame e a avaliação de doenças psiquiátricas e dos aspectos de seu domínio afetivo-emocional.

CASO CLÍNICO

Identificação: sexo feminino, 8 anos, cursando o 1º ano do ensino fundamental, destra.

Queixa: dificuldade em acompanhar atividades escolares e dificuldade de interação social com seus pares.

Gestação e parto: nasceu pré-termo, parto cesáreo, permaneceu três meses em UTI neonatal.

Desenvolvimento neuropsicomotor: hipotonia; posterior atraso em alguns dos principais marcos (controle esfincteriano noturno ainda marcado por episódios de enurese).

Escolarização: inicialmente apresentou dificuldade de aceitação de limites; enfrentou dificuldade durante a alfabetização e refez o 1º ano.

Socialização: tem dificuldade de socialização, caracterizada por ingenuidade, credulidade e interesses não compartilháveis por seus pares (por serem considerados aquém da idade).

Conduta: pais descrevem dificuldade em controlar emoções, com explosões de raiva quando a criança é frustrada.

Acompanhamentos e diagnósticos anteriores: eletroencefalograma dentro dos limites da normalidade. Exame de processamento auditivo central (PAC), feito quando a paciente tinha seis anos, acusou alteração. Esteve em tratamento medicamentoso para transtorno de déficit de atenção (a medicação foi suspensa frente ao aumento da agitação e perda de apetite).

Sono: agitado.

Alimentação: sem queixas.

Antecedentes pessoais: prematuridade.

Antecedentes familiares: nada digno de nota.

Exames anteriores: não constam.

Medicamentos em uso: risperidona.

Exame clínico/psíquico

Na ocasião do exame psíquico, a paciente apresentava-se em bom estado geral, vestes compostas, fácies atípica, tendência à desatenção, colaborativa ao exame. Verificou-se inteligência rebaixada. Estabeleceu bom contato com a entrevistadora, sendo inclusive afetiva, embora pueril (imatura). Pragmatismo esteve aquém do esperado para a idade. A paciente não entendeu muitas perguntas feitas. Interagiu bem no geral e buscou interação. Sorriu diante de estímulos positivos. Observaram-se dificuldade de preensão do lápis e dificuldade gráfica, com presença de desenho perseverativo. Humor esteve estável. Linguagem, compreensão e memória estiveram aquém do esperado para a idade. Demonstrou ansiedade, com tendência à impulsividade. Crítica esteve rebaixada. Precisou de lembretes recorrentes de regras para atuação em jogos simples. Enfrentou dificuldade de estabilidade e coordenação para saltar com um pé só. Não se observaram distúrbios sensoperceptivos.

Alguns aspectos são válidos de serem destacados já de início. Temos uma criança de oito anos, com diagnóstico prévio de TDAH (inclusive com histórico de prescrição de medicação), sem ter realizado, até o presente momento, uma avalição psicológica formal. Observamos um histórico de prematuridade, com atraso do desenvolvimento neuropsicomotor e padrão de socialização aquém ao esperado para idade. No exame psíquico, verificamos que a criança não entendeu algumas perguntas que lhe foram dirigidas e, de maneira geral, teve dificuldade em todos os aspectos examinados, apontando para um padrão homogêneo de prejuízos.

Avaliação neuropsicológica

Número de sessões: cinco sessões de aproximadamente uma hora cada, uma de entrevista para coleta de dados de histórico e quatro de avaliação com a paciente.

Instrumentos: Escala Wechsler de Inteligência para Crianças, 4ª edição (WISC-IV), Teste das Figuras Complexas de Rey, Teste de Desempenho Escolar (TDE), Teste de Apercepção Temática (TAT), escala de desenvolvimento, testes específicos para avaliação das funções cognitivas a seguir descritas e observação do desempenho nas tarefas administradas.

Capítulo 9 ▪ Deficiência intelectual **75**

Nessa avaliação, optamos pelo exame de funções cognitivas básicas, avaliação do nível de desenvolvimento e análise dos aspectos emocionais (que de forma ampla cobrem habilidades de cognição social).

Resultados

Eficiência intelectual

Por meio da Escala Wechsler de Inteligência para Crianças, 4ª edição (WISC-IV), obteve-se quociente de inteligência na faixa deficitária, indicando inteligência bem abaixo do normal.

QUADRO 1	Eficiência intelectual aferida.	
Teste	**Classificação**	**Comentário**
WISC-IV	Deficitária	Nível de inteligência significativamente abaixo do normal.

Foi identificada inteligência significativamente rebaixada. Esse resultado é condizente com informações acerca da dificuldade com relação ao rendimento acadêmico. No mais, explica sumariamente dificuldade de crítica da paciente no exame psíquico.

Processos atencionais

No subteste Dígitos da WISC-IV, paciente esteve na faixa de classificação média inferior, alcançando em dígitos diretos 4 dígitos e 2 dígitos na versão indireta. Qualitativamente há indicativos de dificuldade com manipulação mental de informações (memória de trabalho), dada a discrepância entre a capacidade de estocagem de informação direta em relação à indireta.

No subteste Sequência Letra e Número (WISC-IV), sua classificação foi deficitária. Comparando com o desempenho no subteste Dígitos, pode-se verificar maior queda no rendimento nessa tarefa, em que pesa mais o envolvimento da memória de trabalho associada a conteúdo acadêmico (letras e números).

Em Códigos (WISC-IV), obteve performance na faixa limítrofe, indicando baixa capacidade de ação com agilidade (redução da velocidade de execução). Em Procurar Símbolos (WISC-IV), obteve desempenho médio inferior, com elevado número de erros.

No Trail Making Test, aplicado apenas a primeira fase (A), houve desempenho levemente rebaixado e cometeu dois erros. Qualitativamente, verificou-se significativa motora, na sustentação atencional e na organização para execução.

QUADRO 2	Desempenho dos processos atencionais.	
Teste	**Classificação**	**Comentário**
Dígitos (WISC-IV)	Média inferior	Dígitos diretos com *span* de 4 e dígitos indiretos com *span* de 2. Evidenciou dificuldade com manipulação mental de informações (memória de trabalho).
Sequência Letra e Número (WISC-IV)	Deficitária	Desempenho insatisfatório.
Código (WISC-IV)	Limítrofe	Desempenho rebaixado.
Procurar Símbolos (WISC-IV)	Média inferior	Cometeu nove erros por julgamento incorreto.
Trail Making Test – etapa A	Média inferior	Cometeu dois erros.

Observando os diferentes desempenhos, obteve-se, em termos gerais, rebaixamento dos processos de atenção. Esse rebaixamento foi marcado por dificuldade no manejo do componente motor, na manipulação mental de informações e por rebaixamento da velocidade de execução e da capacidade de automonitoramento (aumento do número de erros). É digno de nota que tal rendimento seja compatível com o nível intelectual aferido.

Funções executivas

Foram utilizados subtestes da escala WISC-IV e Stroop (versão Victoria). Verificou-se que a capacidade de categorização com raciocínio verbal (Semelhanças) e a capacidade de estabelecimento de relações (Raciocínio Matricial) entre elementos visuais (Raciocínio Visual) estiveram na faixa deficitária. Conforme o índice da WISC-IV, a velocidade de processamento esteve na faixa limítrofe.

Por fim, conforme desempenho no teste Stroop, a capacidade de inibir comportamentos preponentes, ou seja, de controle inibitório, esteve significativamente rebaixada, evidenciando dificuldade de organização e de automonitoramento.

QUADRO 3 Desempenho em funções executivas.

Teste	Classificação	Comentário
Semelhanças (WISC-IV)	Deficitária	Desempenho significativamente rebaixado.
Raciocínio Matricial (WISC-IV)	Deficitária	Desempenho significativamente rebaixado.
Índice Velocidade de Processamento (WISC-IV)	Limítrofe	Desempenho rebaixado.
Stroop (Erros)	Deficitária	Desempenho significativamente rebaixado.
Stroop (Tempo)	Deficitária	Desempenho significativamente rebaixado.

Seguindo com a avaliação, podemos observar cada vez mais nitidamente um padrão razoavelmente homogêneo de dificuldades. Assim, a criança tem dificuldades em diferentes áreas, inteligência, atenção, categorização, raciocínio, velocidade de processamento e controle inibitório.

Habilidades visuoperceptivas, visuoespaciais e visuoconstrutivas

Alguns subtestes da WISC-IV e o Teste das Figuras Complexas de Rey foram utilizados para o exame das habilidades visuoperceptivas, visuoespaciais e visuoconstrutivas. Encontrou-se na faixa deficitária a habilidade de criação de conceitos a partir de visuopercepção (Conceitos Figurativos).

A capacidade de visuoconstrução espacial sob pressão de tempo (Cubos) esteve na faixa limítrofe. Em atividade visuoconstrutiva gráfica (Figuras Complexas de Rey – etapa de cópia), a paciente apresentou, qualitativamente, dificuldade significativa de planejamento visuoespacial gráfico, efetuando distorções e omissões, o que comprometeu a cópia dos elementos e rebaixou seu escore. Segundo o índice da WISC-IV, a organização perceptual esteve na faixa deficitária. Observou-se, dessa maneira, maior dificuldade no comportamento motor.

QUADRO 4 — Desempenho em habilidades visuoperceptivas, visuoespaciais e visuoconstrutivas.

Teste	Classificação	Comentário
Conceitos Figurativos (WISC-IV)	Deficitária	Desempenho significativamente rebaixado.
Cubos (WISC-IV)	Limítrofe	Desempenho rebaixado.
Índice de Organização Perceptual (WISC-IV)	Deficitária	Desempenho significativamente rebaixado.
Figuras Complexas de Rey (cópia)	Deficitária	Dificuldade significativa de planejamento visuoespacial gráfico, efetuando distorções e omissões, o que comprometeu o andamento da cópia dos elementos.

Novamente encontramos dificuldades de tendência semelhante. A criança tem dificuldade com habilidades visuoperceptivas, visuoespaciais e visuoconstrutivas. Todas essas dificuldades impactam no aprendizado formal das habilidades acadêmicas (que veremos mais adiante).

Linguagem

Optou-se pelo uso de subtestes da WISC-IV e testes de fluência verbal (Animais e FAS). Apresentou amplitude do vocabulário (Vocabulário) levemente rebaixada. A compreensão de situações sociais (Compreensão) esteve na faixa limítrofe. A fluência verbal semântica (Animais) e a fluência verbal ortográfica (FAS) estiveram rebaixadas. O Índice de Compreensão Verbal da WISC-IV esteve na faixa deficitária.

QUADRO 5 — Desempenho em linguagem.

Teste	Classificação	Comentário
Vocabulário (WISC-IV)	Média inferior	Desempenho levemente rebaixado.
Compreensão (WISC-IV)	Limítrofe	Desempenho rebaixado.
Índice de Compreensão Verbal (WISC-IV)	Deficitária	Desempenho significativamente rebaixado.
Animais	Limítrofe	Desempenho rebaixado.
FAS	Limítrofe	Desempenho rebaixado.

Verificou-se, nas tarefas de fluência verbal, que a criança teve dificuldade na compreensão e no cumprimento das regras que, nessas tarefas, exigem manutenção *on-line* da informação mediante controle do sistema executivo. Ademais, enfrentou dificuldade de expressão e compreensão.

Memória

Contou-se com subtestes da WISC-IV, Teste das Figuras Complexas de Rey (etapa de memória) e o RAVLT.

A paciente apresentou desempenho levemente rebaixado em memorização verbal imediata (RAVLT), apesar de exibir curva de aprendizagem crescente. Na etapa de evocação após interferência, apresentou desempenho significativamente rebaixado. Na etapa de evocação tardia, esteve significativamente abaixo do esperado para a idade. Qualitativamente, houve perda de informações com o tempo. O reconhecimento por confrontação de material previamente exposto esteve levemente rebaixado.

A memória operacional, segundo índice da WISC-IV, esteve rebaixada. Em tarefa de resgate de informação visuoespacial gráfica (Figuras Complexas de Rey), emitiu desempenho significativamente rebaixado. Na avaliação da extensão do conhecimento adquirido e resgate dessas informações (Informação), a paciente esteve na faixa deficitária.

QUADRO 6	Desempenho dos processos mnésicos.	
Teste	**Classificação**	**Comentário**
Índice de Memória Operacional (WISC-IV)	Limítrofe	Desempenho rebaixado.
Informação (WISC-IV)	Deficitária	Desempenho significativamente rebaixado.
Figuras Complexas de Rey (memória)	Deficitária	Desempenho significativamente rebaixado.
Memória imediata (RAVLT)	Média inferior	Desempenho levemente rebaixado.
Memória após interferência (RAVLT)	Deficitária	Desempenho significativamente rebaixado.
Memória tardia (RAVLT)	Deficitária	Desempenho significativamente rebaixado.
Reconhecimento (RAVLT)	Média inferior	Desempenho levemente rebaixado.

O padrão encontrado nos processos mnésicos também prediz dificuldades de aprendizado. A criança tem dificuldade em reter informação nova e resgatá-la. Ademais, ao longo do tempo, perde informações. A memória operacional esteve rebaixada, o que pode impactar na compreensão de textos lidos e na resolução de problemas de matemática, por exemplo.

Habilidades acadêmicas

Mediante administração do Teste de Desempenho Escolar (TDE), encontrou-se rebaixamento em escrita e cálculo, segundo critérios de idade e escolaridade. No subteste Aritmética da WISC-IV, obteve desempenho significativamente rebaixado.

QUADRO 7 | **Desempenho em habilidades acadêmicas.**

Teste	Classificação	Comentário
Escrita (TDE)	Inferior	Desempenho rebaixado.
Aritmética (TDE)	Inferior	Desempenho rebaixado.
Leitura (TDE)	Média	Desempenho adequado.
Aritmética (WISC-IV)	Deficitária	Desempenho significativamente rebaixado.

É possível observar dificuldade em escrita e aritmética, embora a leitura em si não esteja prejudicada (faz conversão grafema-fonema adequada).

Escalas específicas

Em escala utilizada que visou ao exame do comportamento adaptativo, a paciente apresentou quociente de desenvolvimento total na faixa de classificação déficit grave e encontraram-se maiores dificuldades em autonomia e independência (atividades de vida diária).

QUADRO 8 | **Desempenho em escalas específicas.**

Teste	Classificação	Comentário
Comunicação (Vineland)	Déficit médio	Desempenho rebaixado.
Atividades de Vida Diária (Vineland)	Déficit profundo	Desempenho significativamente prejudicado.

continua

QUADRO 8	Desempenho em escalas específicas. (*Continuação*)	
Teste	Classificação	Comentário
Socialização (Vineland)	Déficit médio a moderado	Desempenho rebaixado a prejudicado.
Quociente de Desenvolvimento Total (Vineland)	Déficit grave	Desempenho prejudicado.

A criança apresenta dificuldades importantes de autonomia, seguidas por prejuízo na socialização e na comunicação.

Domínio afetivo-emocional

Diferentes instrumentos foram selecionados para a avaliação do domínio afetivo-emocional, no entanto apenas o Teste de Apercepção Temática (TAT) pôde ser aplicado. O teste Pirâmides Coloridas de Pfister (versão para crianças e adolescentes) teve sua aplicação interrompida diante da dificuldade da paciente com movimento de coordenação motora fina (movimento de pinça), afetando a disposição dos elementos, o que invalidaria a análise dos dados do ponto de vista da dinâmica emocional. Assim, priorizou-se instrumento verbal para o exame desse setor.

QUADRO 9	Domínio afetivo-emocional.
Teste	Informações fornecidas
TAT	Capacidade adequada de percepção e inferência de estados emocionais do outro (sugestivo de preservação de habilidade de metacognição – teoria da mente).
	Evidenciou pobre entendimento da complexidade das relações humanas, com tendência a observar mais extremos de emoção (mais claras) em detrimento de nuances (como ironias).
	Por vezes descreveu o que o observava, evidenciando apoio no concreto.

No TAT, a criança demonstrou capacidade adequada de percepção e inferência de estados emocionais do outro, embora limitada e aquém ao esperado pela idade. É digno de atenção que rebaixamento na esfera intelectual representa dificuldades de processamento de informações. Por isso a criança, mesmo querendo interagir, o faz de forma pouco adequada.

O instrumento apontou nesse sentido quando informa sobre pobre entendimento da complexidade das relações humanas, com tendência a observar mais extremos de emoção (mais claras) em detrimento de nuances (como ironias). Por vezes descreveu o que a observava, evidenciando apoio no concreto. Enfrentou dificuldade de expressão verbal e no desenvolvimento de histórias, criadas com poucos elementos e estabelecendo pareamentos com histórias conhecidas.

CONSIDERAÇÕES

A avaliação neuropsicológica encontrou dificuldades importantes nos rendimentos intelectual e acadêmico e no funcionamento adaptativo. Reforçamos que os escores em tarefas atencionais são compatíveis com a inteligência aferida.

Observou-se prejuízo do desenvolvimento das habilidades motoras e em atividades de vida diária. Assim, a criança requer suporte em tarefas do dia a dia e acompanhamento voltado para o desenvolvimento de sua autonomia.

Verificamos que o rebaixamento da eficiência intelectual acompanha dificuldade de entendimento da complexidade das relações humanas. A criança tende a analisar o mundo de maneira concreta. Suas dificuldades de expressão e compreensão verbal impactam também nesse âmbito.

Com os dados da avaliação, podemos direcionar o planejamento terapêutico e a orientação da família, em um primeiro momento, para em seguida partimos para a orientação escolar. Essa menina precisará de um currículo adaptado às suas dificuldades.

Uma das questões da deficiência intelectual é a sua multidimensionalidade. Não é apenas a inteligência que está afetada; as limitações intelectuais trarão problemas de adaptação, participação e interação nos grupos.

Pessoas com rebaixamento intelectual são consideradas de risco porque sentem dificuldade em evitar a vitimização, sendo suscetíveis de serem enganadas, abusadas e negligenciadas. Podem ter problemas de autoestima, dificuldade com a lei e de cuidarem de si mesmas.

> **NOTA** **Definição na CID-11**

Os transtornos do desenvolvimento intelectual formam um grupo de condições etiologicamente diversas originadas durante o período de desenvolvimento, caracterizadas por funcionamento intelectual e comportamento adaptativo significativamente abaixo da média, que são aproximadamente dois ou mais desvios-padrão abaixo da média (aproximadamente menos do que o percentil 2,3), com base em testes padronizados e administrados individualmente. Quando testes apropriadamente normatizados e padronizados não estão disponíveis, o diagnóstico de distúrbios do desenvolvimento intelectual requer confiança no julgamento clínico com base na avaliação apropriada de indicadores comportamentais.

10

Transtornos do espectro autista

Reconhecido como um complexo transtorno de neurodesenvolvimento, de ampla variação sintomática, marcado por características comportamentais que se alteram ao longo de seu curso e desenvolvimento (Klin, 2006), o autismo refere-se a uma síndrome comportamental de causa orgânica (Gillberg, 1990) que envolve atrasos e comprometimentos em diferentes áreas, implicando sintomas emocionais, cognitivos, motores e sensoriais (Greenspan e Wieder, 2006), sendo basicamente o correlato de uma série de dificuldades de processamento de informações.

Sua definição, conforme o DSM-5, sob a insígnia de "transtornos do espectro autista" (TEA), refere-se à condição marcada por prejuízos persistentes na comunicação social recíproca e na interação social, bem como padrões restritos e repetitivos de comportamento, interesse ou atividades (APA, 2014). Engloba os anteriormente descritos como "autismo infantil precoce", "autismo infantil", "autismo de Kanner", "autismo de alto funcionamento", "autismo atípico", "transtorno global de desenvolvimento sem outra especificação", "transtornos desintegrativos da infância" e "transtorno de Asperger". Em contrapartida, retira a "síndrome de Rett", uma vez que sua etiologia passa a ser conhecida, configurando diagnóstico distinto dos TEA (Assumpção Jr. e Kuczynski, 2015).

A ideia subjacente ao termo "espectro" é contemplar a ampla variação na expressão de sintomas, cujas características comportamentais se alteram ao longo do desenvolvimento (Klin, 2006), tornando possíveis diferentes apresentações e combinações sintomatológicas (Greenspan e Wieder, 2006).

Seus critérios diagnósticos implicam que estejam presentes déficits persistentes na comunicação social e na interação social em múltiplos contextos; padrões restritos e repetitivos de comportamento, interesses ou atividade; início dos sintomas ocorrendo precocemente no período de desenvolvimento, com prejuízo adaptativo clinicamente significativo. Tais perturbações não devem ser mais bem explicadas por uma deficiência intelectual ou atraso global do desenvolvimento, embora possam ser comórbidas (APA, 2014).

Acerca da questão de ocorrer de forma precoce no desenvolvimento, o DSM-5 destaca nota ao clínico para que ele preste atenção que sua manifestação se torna mais clara quando as demandas sociais excedem as capacidades (no caso, limitadas) e que também podem ser mascaradas por estratégias aprendidas (APA, 2014). Lembrando que "mascaradas" não é o mesmo que "inexistentes". Nesse sentido, o exame minucioso da dinâmica de interação social é preponente, com o cuidado em guiar-se pelo conhecimento de etapas de desenvolvimento típico, ou seja, balizando-se por aquilo que é esperado como o repertório social de cada idade.

Estima-se que acometa 1% da população (APA, 2014). Importante ressaltar que, em decorrência de mudanças conceituais, alteram-se as estatísticas de prevalência (Assumpção Jr. e Kuczynski, 2015). Epidemiologicamente considerado um fenômeno raro, são descritos esporadicamente cerca de 1 a 5 casos em cada 10 mil crianças, para 60 a 70 em cada 10 mil (Fombonne, 2009).

Sua etiologia segue ignorada, com estudos buscando associar fatores genéticos (Assumpção Jr. e Kuczynski, 2015) e relações genes-ambiente (epigenética). Consideram-se como fatores de risco idade parental avançada, baixo peso ao nascer ou exposição fetal ao ácido valproico (APA, 2014).

O diagnóstico é realizado mediante exame clínico do paciente, coleta de dados de histórico e aplicação de tarefas para a verificação de déficits cognitivos e identificação de deficiência intelectual (dada a alta taxa de associação entre autismo e retardo mental).

O rastreamento dos TEA pode ser realizado por meio de escalas diagnósticas, que podem ser aplicadas por professores especializados ou outros profissionais, visando a uma suspeita diagnóstica que, posteriormente, pode ser ou não confirmada por um especialista. Inúmeros são os instrumentos para esse fim (Assumpção Jr. e Kuczynski, 2018). Vale considerar que vários quadros são descritos associados ao autismo, e, por isso, observa-se a importância de uma abordagem multidisciplinar.

Uma parcela significativa dos pacientes com TEA possui deficiência intelectual de grau variado, com uma estimativa de cerca de 60% a 75% dos indivíduos com TEA apresentando retardo mental, tornando fundamental a avaliação da inteligência com o intuito de refinar o planejamento terapêutico.

Outro ponto que merece destaque na avaliação é o comportamento adaptativo, bem como outras funções que devem ser avaliadas em razão da heterogeneidade do quadro. De certa forma, as avaliações também buscarão identificar aspectos da cognição social, como a metarrepresentação (teoria da mente), as funções executivas, linguagem, atenção, memória, coerência central, habilidades acadêmicas, entre outras.

Apesar de muitos trabalhos publicados sobre os TEA, ainda é difícil encontrar descrições recentes sobre os aspectos do desenvolvimento afetivo-emocional desse quadro. De anteriormente considerado um comprometimento afetivo, o autismo passou a ser considerado um déficit cognitivo; assim, de etiologia de base psicogênica, passou a ser descrita uma etiologia de base biológica, direcionando as produções seguintes sob esse viés.

Obviamente que a mudança conceitual alterou não só os critérios diagnósticos, mas, consequentemente, a forma de tratar. Nesta seção, são apresentados dois casos clínicos para ilustração, um com deficiência intelectual e outro com inteligência normal.

CASO CLÍNICO 1

Identificação: sexo masculino, 7 anos, cursando o 2º ano do ensino fundamental, destro.

Queixa: dificuldade em lidar com frustração. Teve hipótese diagnóstica prévia de TEA. Os dados de história foram obtidos com o paciente e seus pais.

Gestação e parto: filho único, de pais não consanguíneos, sem histórico de abortos prévios. Genitora esteve em repouso por oligodrâmnio a partir do 7º mês gestacional. Nasceu a termo, de parto cesáreo, sem intercorrências.

Desenvolvimento neuropsicomotor: atraso nas primeiras palavras e na formação das primeiras frases simples.

Escolarização: ingressou na escola aos dois anos, com dificuldade de adaptação e de interação social. Atualmente cursa o 2º ano e identifica letras, mas não realiza junções (sílabas).

Socialização: interage pouco com colegas e apresenta pobre verbalização.

Conduta: tem evidenciado maior dificuldade na aceitação de limites.

Acompanhamentos e diagnósticos anteriores: fonoterapia e terapia ocupacional (em andamento).

Sono: demora a dormir e acorda no meio da noite.

Alimentação: tem seletividade alimentar, a depender de cor e textura dos alimentos.

Antecedentes pessoais: nada digno de nota.

Antecedentes familiares: primo materno com esquizofrenia.

Exames anteriores: avaliação da terapeuta ocupacional aponta dificuldades no processamento sensorial, bem como na praxia, o que acarreta dificuldades nas tarefas diárias simples e na manutenção de postura (sendo possível observar a tendência a atividades mais sedentárias, dificuldade em sustentar a postura), dificuldade na percepção espacial, refletindo-se em dificuldades nas tarefas pedagógicas.

Medicamentos em uso: nenhum.

Exame clínico/psíquico

Na ocasião do exame psíquico, paciente apresentava-se em bom estado geral, com vestes compostas, fácies atípica, vígil e com atenção flutuante. Foi colaborativo ao exame e realizou pouco contato visual. Sua inteligência, memória, compreensão e crítica parecem rebaixadas. Seu humor esteve estável. Tanto sua linguagem expressiva quanto a compreensiva estiveram aquém do esperado. Apresentou pobre desenvolvimento gráfico. Não se observam distúrbios sensoperceptivos.

Temos aqui o caso de um menino de 7 anos, previamente diagnosticado com TEA, mas que comparece a uma avaliação neuropsicológica pela primeira vez. A queixa principal é busca por orientação diante de um comportamento resistente à aceitação de limites, apesar de que, de fundo, podemos observar dificuldades escolares e sociais.

A configuração de uma bateria de avaliação neuropsicológica deve ser baseada na escolha de instrumentos que forneçam informações que terão impacto no delineamento terapêutico. Isto posto, torna-se necessário o exame da eficiência intelectual. Além disso, conhecendo a heterogeneidade do quadro clínico dos TEA, uma varredura de diferentes funções cognitivas faz-se primordial.

Avaliação neuropsicológica

Número de sessões: quatro sessões de aproximadamente uma hora cada, uma de entrevista para coleta de dados de histórico e três de avaliação com o paciente.

Instrumentos: Escala Wechsler de Inteligência para Crianças, 4ª edição (WISC-IV), Teste das Figuras Complexas de Rey, Escala de Traços Autísticos (ATA), escala de comportamento adaptativo (Vineland), testes específicos para avaliação das funções cognitivas a seguir descritas e observação do desempenho nas tarefas administradas.

Em um primeiro momento, atentando-se para a idade do paciente, pode-se julgar que a bateria poderia ter sido mais extensa, cobrindo maior número de instrumentos. No entanto, o julgamento da quantidade de instrumentos passa pelas condições que o paciente tem de responder a diferentes tarefas.

Observando mais atentamente ao exame psíquico, verificamos que houve indícios de que sua inteligência, crítica, memória e compreensão estejam rebaixadas.

E mais, o paciente enfrenta dificuldades no desenvolvimento da linguagem. Todos esses aspectos precisam ser considerados quando montamos nossa bateria de testes a despeito do alcance de nosso acervo.

Resultados

Eficiência intelectual

Por meio da Escala Wechsler de Inteligência para Crianças, 4ª edição (WISC-IV), obteve-se quociente de inteligência na faixa deficitária, indicando deficiência intelectual.

QUADRO 1	Eficiência intelectual aferida.	
Teste	Classificação	Comentário
WISC-IV	Deficitária	Nível de inteligência significativamente abaixo da média.

Como vemos, foi aferida inteligência significativamente abaixo da média. Esse rendimento por si só já aponta para a existência de dificuldades escolares e adaptativas, como comunicação, socialização e autonomia. Não se pode esquecer que inteligência não é tudo, que podemos encontrar um indivíduo com inteligência normal e ser extremamente desadaptado. No entanto, apesar de todas as críticas que temos ao conceito de inteligência e de QI, as tarefas voltadas para o exame dessa função fornecem uma importante foto panorâmica da performance global de uma pessoa e dados relevantes para a estimativa de prognóstico.

Processos atencionais

No subteste Dígitos da WISC-IV, paciente esteve na faixa de classificação limítrofe, alcançando em dígitos diretos 4 dígitos e nenhum dígito na versão indireta (não compreendeu a tarefa de inversão da sequência).

No subteste Sequência Letra e Número (WISC-IV), sua classificação foi deficitária. A criança não compreendeu as instruções e, conforme em Dígitos, tem sinais de dificuldade com memória operativa (memória de trabalho).

Em Códigos (WISC-IV), obteve performance na faixa deficitária, indicando dificuldade de ação com agilidade (velocidade de execução). Em Procurar Símbolos (WISC-IV), obteve melhor desempenho, permanecendo na faixa média inferior.

No Trail Making Test, identifica-se diferença de rendimento entre as etapas. Na primeira fase (A), houve desempenho significativamente rebaixado e sem erros. Na etapa seguinte (B), houve necessidade de auxílio constante, impossibilitando o uso dos escores como indicativo.

QUADRO 2	Desempenho dos processos atencionais.	
Teste	**Classificação**	**Comentário**
Dígitos (WISC-IV)	Limítrofe	Dígitos diretos com *span* de 4 e dígitos indiretos com *span* de 0. Paciente não compreendeu tarefa de inversão de sequência de números.
Sequência Letra e Número (WISC-IV)	Deficitária	Paciente não conseguiu entender as instruções, inclusive, por dificuldade em memória operativa.
Código (WISC-IV)	Deficitária	Dificuldade significativa.
Procurar Símbolos (WISC-IV)	Média inferior	Leve dificuldade.

continua

90 Neuropsicologia na infância e na adolescência: casos clínicos em psicopatologias

QUADRO 2	Desempenho dos processos atencionais. *(Continuação)*	
Teste	**Classificação**	**Comentário**
Trail Making Test – etapa A	Deficitária	Gastou mais tempo que o esperado, mas não cometeu erros.
Trail Making Test – etapa B	–	Etapa B não configurada para fins de escore diante da necessidade de auxílio constante para a execução da tarefa.

A análise dos diferentes desempenhos mostra oscilação no rendimento marcada por rebaixamento de performance frente a tarefas que recrutaram memória operativa (memória de trabalho), agilidade de execução (rapidez de procedimento), automonitoramento (controle inibitório) e sustentação de foco atencional diante de esforço cognitivo. Por isso, é preciso cuidado ao examinar apenas os escores de cada teste. Inclusive, como frequentemente destacamos aqui, um teste isolado nunca nos premia com muitas informações. O ganho que obtemos é o entrosamento de diferentes escores em instrumentos com características diversas.

Funções executivas

Foram utilizados subtestes da escala WISC-IV. Verificou-se que a capacidade de categorização com raciocínio verbal (Semelhanças) e a capacidade de estabelecimento de relações (Raciocínio Matricial) entre elementos visuais (Raciocínio Visual) estiveram significativamente rebaixadas. Conforme índice da WISC-IV, a velocidade de processamento esteve rebaixada.

QUADRO 3	Desempenho em funções executivas.	
Teste	**Classificação**	**Comentário**
Semelhanças (WISC-IV)	Deficitária	Enfrentou muita dificuldade em compreender a tarefa (houve melhor desempenho em atividade semelhante, porém com apoio concreto).
Raciocínio Matricial (WISC-IV)	Deficitária	Dificuldade significativa.
Índice Velocidade de Processamento (WISC-IV)	Limítrofe	Desempenho rebaixado.

Dado o rebaixamento intelectual aferido, alguns instrumentos para o exame das funções executivas tornam-se não ser passíveis de serem administrados. Determinados testes contam com instruções complexas, que demandam razoável rendimento da memória operativa e das habilidades de linguagem receptiva (compreensão). No caso, observamos dificuldade em entender inclusive tarefas direcionadas à sua faixa etária (como Semelhanças). Aqui adiantamos uma comparação com um desempenho que será exposto a seguir. Verificamos melhor desempenho em atividades com apoio concreto. A comparação entre o rendimento em Semelhanças e em Conceitos Figurativos nos traz essa informação valiosa e frequentemente descrita nos quadros tanto de TEA quanto de deficiência intelectual. Nessas situações, o uso do apoio concreto facilita o entendimento das instruções das tarefas e o engajamento em sua execução.

Habilidades visuoperceptivas, visuoespaciais e visuoconstrutivas

Alguns subtestes da WISC-IV e o Teste das Figuras Complexas de Rey foram utilizados para o exame das habilidades visuoperceptivas, visuoespaciais e visuoconstrutivas. Encontrou-se significativamente rebaixada a habilidade de criação de conceitos a partir de visuopercepção (Conceitos Figurativos).

Apresentou desempenho na faixa deficitária em rastreio de material pictórico, por meio do estabelecimento de relações parte-todo, em tarefa que recrutou a identificação de partes ausentes nas figuras disponibilizadas (Completar Figuras). A capacidade de visuoconstrução espacial sob pressão de tempo (Cubos) esteve adequada em termos de escore, corroborando dados da literatura (mais detalhes na discussão).

Em atividade visuoconstrutiva gráfica (Figuras Complexas de Rey – etapa de cópia), apresentou, qualitativamente, dificuldade de planejamento visuoespacial gráfico, embora com escore na faixa média. Segundo o índice da WISC-IV, a organização perceptual esteve na faixa média inferior.

QUADRO 4	Desempenho em habilidades visuoperceptivas, visuoespaciais e visuoconstrutivas.	
Teste	**Classificação**	**Comentário**
Conceitos Figurativos (WISC-IV)	Média inferior	Desempenho levemente rebaixado. Foi necessário retomar constantemente as instruções.

continua

QUADRO 4 — Desempenho em habilidades visuoperceptivas, visuoespaciais e visuoconstrutivas. (*Continuação*)

Teste	Classificação	Comentário
Completar Figuras (WISC-IV)	Deficitária	Desempenho significativamente rebaixado.
Cubos (WISC-IV)	Média	Desempenho adequado.
Índice de Organização Perceptual (WISC-IV)	Média inferior	Desempenho levemente rebaixado.
Figuras Complexas de Rey (cópia)	Média	Dificuldade de planejamento visuoespacial gráfico, embora com desempenho final adequado.

Para além dos escores dos testes, a análise do comportamento durante a execução é essencial para a compreensão da performance cognitiva. Nesse caso, destacamos a dificuldade em manter *on-line* as instruções fornecidas, sendo necessário retomá-las constantemente.

No teste Figuras de Rey, paciente obteve desempenho adequado, mas há um porém. Houve dificuldade no planejamento visuoespacial gráfico, o que pode impactar o desenvolvimento da escrita. Outro ponto que observamos é a dificuldade com Completar Figuras, provavelmente associada à dificuldade com coerência central, ou seja, em discriminar o que é importante do que é acessório. Isso, claro, com velocidade de execução e retomando uma imagem mental da figura completa. Essa dificuldade tem sido descrita nos casos de TEA.

Ademais, houve desempenho adequado em algumas tarefas, como Cubos (WISC-IV). A tendência a ver partes, em detrimento da figura inteira, e a preferir uma sequência randômica a uma com significado (contexto), pode explicar a performance superior de crianças em alguns subtestes da escala Wechsler, como Cubos, segundo Happé (1994).

Linguagem

Optou-se pelo uso de subtestes da WISC-IV e teste de fluência verbal semântica (Animais). Apresentou amplitude do vocabulário (Vocabulário) na faixa deficitária. A compreensão de situações sociais (Compreensão) esteve na faixa deficitária. A fluência verbal semântica (Animais) esteve adequada.

Capítulo 10 ■ Transtornos do espectro autista 93

QUADRO 5	Desempenho em linguagem.	
Teste	**Classificação**	**Comentário**
Vocabulário (WISC-IV)	Deficitária	Desempenho significativamente rebaixado.
Compreensão (WISC-IV)	Deficitária	Desempenho significativamente rebaixado.
Índice de Compreensão Verbal (WISC-IV)	Deficitária	Desempenho significativamente rebaixado.
Animais	Média	Desempenho adequado. Qualitativamente evidenciou dificuldade de articulação dos sons da fala.

No rastreio de aspectos relacionados à linguagem, encontramos dificuldade na compreensão e na expressão. A avaliação neuropsicológica não substitui uma avaliação fonoaudiológica, apenas fornece indícios da necessidade de encaminhamento para o profissional habilitado em examinar e tratar o extenso domínio da linguagem. Com relação ao histórico do caso, temos atraso no desenvolvimento da linguagem e dificuldades ao exame neuropsicológico nesse domínio (inclusive em termos de compreensão de situações sociais). Atrasos de linguagem não são características exclusivas do TEA nem universais dentro dele, sendo fatores que influenciam os sintomas clínicos e não critérios do diagnóstico (Assumpção Jr. e Kuczynski, 2018).

Memória

Contou-se com subtestes da WISC-IV, Teste das Figuras Complexas de Rey (etapa de memória) e a lista de palavras ENI.

Apresentou desempenho significativamente rebaixado em memorização verbal imediata (ENI), exibindo curva de aprendizagem com pouco benefício da repetição. Na etapa de evocação tardia, esteve significativamente abaixo do esperado para a idade. Qualitativamente houve perda de informações com o passar do tempo. Em contexto narrativo (ENI), enfrentou dificuldade importante de concentração, impedindo a atribuição de escores.

A memória operacional, segundo o índice da WISC-IV, esteve na faixa deficitária. O resgate de informações adquiridas (memória semântica) esteve levemente rebaixado (média inferior ao esperado para a idade). Em tarefa de resgate de informação visuoespacial gráfica (Figuras Complexas de Rey), emitiu bom desempenho.

QUADRO 6	Desempenho dos processos mnésicos.	
Teste	**Classificação**	**Comentário**
Índice de Memória Operacional (WISC-IV)	Deficitária	Desempenho significativamente rebaixado.
Informação (WISC-IV)	Média inferior	Desempenho levemente rebaixado.
Figuras Complexas de Rey (memória)	Média	Desempenho adequado.
Memória imediata (ENI)	Deficitária	Desempenho significativamente rebaixado. Houve pouco benefício da repetição.
Memória tardia (ENI)	Deficitária	Desempenho significativamente rebaixado. Houve perda de informações com o passar do tempo (paciente não conseguiu resgatar nenhuma informação tardiamente).
Narrativa (ENI)	–	Não conseguiu executar a tarefa, dispersando com facilidade.

No exame dos processos mnésicos, observou-se novamente melhor performance mnésica quando há respaldo de material visual (concreto).

Habilidades acadêmicas

O Teste de Desempenho Escolar (TDE) não foi aplicado, pois ainda não se encontra alfabetizado, mas conhece todas as letras do alfabeto e as escreve de memória. Em Aritmética (WISC-IV), verificou-se rebaixamento em habilidades escolares, conforme o esperado para idade.

QUADRO 7	Desempenho em habilidades acadêmicas.	
Teste	**Classificação**	**Comentário**
Aritmética (WISC-IV)	Deficitária	Desempenho significativamente rebaixado.
TDE	–	Não aplicado, pois ainda não se encontra alfabetizado, mas conhece todas as letras do alfabeto e as escreve de memória.

Em virtude de o paciente ainda não estar alfabetizado, tivemos uma restrição ainda maior dos instrumentos. Assim, considerou-se necessário encaminhá-lo para avaliação e acompanhamento psicopedagógico.

Escalas específicas

Com o objetivo de efetuar diagnóstico diferencial, escolheu-se aplicar a Escala de Traços Autísticos (ATA), para rastreio de sintomas do espectro autista. Nessa escala, paciente esteve acima do ponto de corte. Outra escala utilizada visou ao exame do comportamento adaptativo. Nela, paciente apresentou Quociente de Desenvolvimento Total na faixa de classificação déficit médio a moderado, e encontraram-se maiores dificuldades em autonomia e independência (Atividades de Vida Diária) e em habilidades de socialização.

QUADRO 8	Desempenho em escalas específicas.	
Teste	**Classificação**	**Comentário**
ATA	33 pontos	Acima do ponto de corte.
Comunicação (Vineland)	Déficit moderado	Desempenho prejudicado.
Atividades de Vida Diária (Vineland)	Déficit médio a moderado	Desempenho rebaixado a prejudicado.
Socialização (Vineland)	Déficit médio a moderado	Desempenho rebaixado a prejudicado.
Quociente de Desenvolvimento Total (Vineland)	Déficit moderado	Desempenho prejudicado.

Verificamos pontuação acima do ponto de corte em escala para o rastreio dos sintomas do espectro autista. Parece que não podemos nos cansar de destacar que escalas desse tipo apenas fazem rastreio de sintomas, e não o diagnóstico. Ter obtido pontuação acima do ponto de corte é mais uma informação a ser levada em conta, e não a mais importante. No exame do comportamento adaptativo, observamos rebaixamento em todos os domínios, comunicação, socialização e autonomia.

Domínio afetivo-emocional

Em razão das dificuldades de manutenção da atenção e compreensão das instruções (por conta da deficiência intelectual), não foi realizada avaliação formal do domínio afetivo-emocional.

Primeiro, iremos apresentar o segundo caso, e depois proporcionaremos uma discussão conjunta dos resultados de ambas as avaliações neuropsicológicas.

CASO CLÍNICO 2

Identificação: sexo masculino, 6 anos, cursando o 2º ano do ensino fundamental, destro.

Queixa: dificuldade de manejo comportamental. Teve hipótese diagnóstica prévia de TEA. Os dados de história foram obtidos com o paciente e sua mãe.

Gestação e parto: segundo filho de uma prole de dois, de pais não consanguíneos, sem histórico de abortos prévios. Nasceu a termo, de parto cesáreo, sem intercorrências.

Desenvolvimento neuropsicomotor: principais marcos atingidos dentro da normalidade.

Escolarização: ingressou na escola com dois anos, sem dificuldade de adaptação. Não houve queixas até a mudança de escola, no 1º ano. Teve boa adaptação, mas demora para se organizar e iniciar as atividades e esquece com facilidade seus pertences em sala. É participativo nas aulas e consegue respeitar combinados.

Socialização: interage com colegas e tem dificuldade em seguir regras sociais; não tem paciência para esperar um jogo terminar e aguardar a sua vez.

Conduta: tem dificuldade em permanecer concentrado nas atividades propostas, permanecer sentado por longos períodos e obedecer a regras.

Acompanhamentos e diagnósticos anteriores: segue em terapia ABA e terapia ocupacional.

Sono: acorda no meio da noite.

Alimentação: tem seletividade alimentar, cheira a comida e muitas vezes evita comer na presença de outras pessoas, por conta do odor de certos alimentos.

Antecedentes pessoais: nada digno de nota.

Antecedentes familiares: nada digno de nota.

Exames anteriores: não constam.

Medicamentos em uso: nenhum.

Exame clínico/psíquico

Na ocasião do exame psíquico, o paciente apresentava-se em bom estado geral, com vestes compostas, fácies atípica, vígil e atenção flutuante. Foi colaborativo ao exame e realizou contato visual frustro. Sua inteligência, memória, compreensão e crítica parecem adequadas. Seu humor esteve estável. As linguagens expressiva e compreensiva estiveram adequadas, embora com presença de linguagem idiossincrática. Tem interesses específicos. Apresentou pobre desenvolvimento gráfico. Não se observam distúrbios sensoperceptivos.

Esse é o caso de um menino de 6 anos. Comparece à avaliação neuropsicológica por razões semelhantes às do anterior, diagnóstico prévio de TEA e dificuldade no manejo comportamental. Porém, neste caso, a criança busca interação, mas falha nas habilidades sociais. Além disso, segundo a mãe informa, tem dificuldade em se concentrar por longos períodos (o que será verificado no decorrer da avaliação).

Avaliação neuropsicológica

Número de sessões: cinco sessões de aproximadamente uma hora cada, uma de entrevista para coleta de dados de histórico e quatro de avaliação com o paciente.

Instrumentos: Escala Wechsler de Inteligência para Crianças, 4ª edição (WISC-IV), Teste Wisconsin de Classificação de Cartas (WCST), Teste das Figuras Complexas de Rey, Teste de Desempenho Escolar (TDE), As Pirâmides Coloridas de Pfister, Escala de Traços Autísticos (ATA), escala de desenvolvimento (Vineland), testes específicos para avaliação das funções cognitivas a seguir descritas e observação do desempenho nas tarefas administradas.

Neuropsicologia na infância e na adolescência: casos clínicos em psicopatologias

Aqui já observamos um repertório maior de instrumentos em relação ao caso anterior. Dados obtidos na ocasião da entrevista (exame psíquico) permitem estimar por quais instrumentos a criança estará apta a passar.

Resultados

Eficiência intelectual

Por meio da Escala Wechsler de Inteligência para Crianças, 4ª edição (WISC-IV), obteve-se quociente de inteligência na faixa média.

QUADRO 9	Eficiência intelectual aferida.	
Teste	**Classificação**	**Comentário**
WISC-IV	Média	Nível de inteligência normal.

Aferiu-se inteligência normal.

Processos atencionais

No subteste Dígitos da WISC-IV, paciente esteve na faixa de classificação média, alcançando em dígitos diretos 4 dígitos e 3 dígitos na versão indireta. No subteste Sequência Letra e Número (WISC-IV), sua classificação foi média inferior.

Em Códigos (WISC-IV), obteve performance na faixa média. Em Procurar Símbolos (WISC-IV), obteve melhor desempenho, permanecendo na faixa média superior, e não cometeu erros. No Trail Making Test, na primeira fase (A) e na etapa seguinte (B) houve desempenho adequado, apesar da necessidade de repetir regras.

Observando os diferentes desempenhos, verificou-se adequação em termos de sustentação e alternância de foco atencional. Evidenciou redução da performance quando necessária a memória operacional, ou seja, a manipulação mental de informações.

QUADRO 10	Desempenho dos processos atencionais.	
Teste	**Classificação**	**Comentário**
Dígitos (WISC-IV)	Média	Dígitos diretos com *span* de 4 e dígitos indiretos com *span* de 3.

continua

Capítulo 10 ■ Transtornos do espectro autista 99

QUADRO 10	Desempenho dos processos atencionais. (Continuação)	
Teste	**Classificação**	**Comentário**
Sequência Letra e Número (WISC-IV)	Média inferior	Desempenho levemente rebaixado.
Código (WISC-IV)	Média	Desempenho adequado.
Procurar Símbolos (WISC-IV)	Média superior	Desempenho satisfatório.
Trail Making Test – etapa A	Adequado	Desempenho adequado.
Trail Making Test – etapa B	Adequado	Desempenho adequado. Houve necessidade de repetição de regras.

Apesar da queixa, paciente tem capacidade de concentração. Seu rendimento apenas parece ser afetado por tarefas de maior exigência, com necessidade de manipulação mental de informações (memória de trabalho).

Funções executivas

Verificou-se que a capacidade de categorização com raciocínio verbal (Semelhanças) esteve na faixa média superior e que a capacidade de estabelecimento de relações (Raciocínio Matricial) entre elementos visuais (raciocínio visual) esteve na faixa média.

Mediante dados fornecidos pelo WCST, observou-se que paciente apresentou boa capacidade em se adaptar à tarefa (completar a primeira categoria), boa capacidade de aprender com a experiência e em apreender mudanças de *setting*, demonstrando capacidade de flexibilidade cognitiva. Paciente também conseguiu manter o contexto frente ao esperado para idade. Conforme o índice da WISC-IV, a velocidade de processamento esteve adequada.

QUADRO 11	Desempenho em funções executivas.	
Teste	**Classificação**	**Comentário**
Semelhanças (WISC-IV)	Média superior	Desempenho satisfatório.
Raciocínio Matricial (WISC-IV)	Média	Desempenho adequado.

continua

QUADRO 11 | Desempenho em funções executivas. (*Continuação*)

Teste	Classificação	Comentário
Índice de Velocidade de Processamento (WISC-IV)	Média	Desempenho adequado.
Percentual de Erros (WCST)	Média superior	Desempenho satisfatório.
Percentual de Respostas Perseverativas (WCST)	Média	Desempenho adequado.
Percentual de Erros Perseverativos (WCST)	Média superior	Desempenho satisfatório.
Percentual de Erros Não Perseverativos (WCST)	Média superior	Desempenho satisfatório.
Percentual de Respostas de Nível Conceitual (WCST)	Média	Desempenho adequado.
Número de Categorias Completadas (WCST)	Bom	Desempenho satisfatório.
Ensaios para Completar a Primeira Categoria (WCST)	Bom	Desempenho satisfatório.
Fracasso em Manter o Contexto (WCST)	Bom	Desempenho satisfatório.
Aprendendo a Aprender (WCST)	Bom	Desempenho satisfatório.

Temos aqui um exemplo comum do que pode acontecer em uma avaliação. Frequentemente se diz que a perseveração (insistência em um mesmo padrão de resposta, a despeito do *feedback* ambiental) é uma característica dos TEA e, portanto, estará presente especialmente no teste WCST, que tem índice específico para isso. O ponto importante aqui é que o comportamento perseverativo não é exclusivo dos quadros de TEA, sendo possível encontrá-lo em situações "não patológicas" (como em pessoas mais rígidas nos seus valores). A maior incidência de perseveração em TEA pode ser justificada pela alta incidência de retardo mental, quase 80% dos casos, lembrando que a perseveração é bastante comum na deficiência intelectual.

Habilidades visuoperceptivas, visuoespaciais e visuoconstrutivas

Alguns subtestes da WISC-IV e o Teste das Figuras Complexas de Rey foram utilizados para o exame das habilidades visuoperceptivas, visuoespaciais e visuoconstrutivas. Encontrou-se adequada a habilidade de criação de conceitos a partir de visuopercepção (Conceitos Figurativos).

A capacidade de visuoconstrução espacial sob pressão de tempo (Cubos) esteve na faixa superior em termos de escore. Durante a execução, emitiu comportamentos iguais aos anteriormente descritos e verbalizações que sugerem dificuldades semânticas (por exemplo, "quando tempo eu durei?").

Em atividade visuoconstrutiva gráfica (Figuras Complexas de Rey – etapa de cópia), apresentou, qualitativamente, dificuldade de planejamento visuoespacial gráfico, embora com escore na faixa média (a cópia foi realizada de *maneira fragmentada*). Segundo o índice da WISC-IV, a organização perceptual esteve na faixa média.

QUADRO 12	Desempenho em habilidades visuoperceptivas, visuoespaciais e visuoconstrutivas.	
Teste	**Classificação**	**Comentário**
Conceitos Figurativos (WISC-IV)	Média	Desempenho adequado. Durante a execução, apresentou comportamento de bater nas bochechas e bater palmas, além de agitação.
Cubos (WISC-IV)	Superior	Desempenho satisfatório. Apresentou comportamentos iguais aos anteriormente descritos e verbalizações que sugerem dificuldades semânticas (por exemplo, "quando tempo eu durei?").
Índice de Organização Perceptual (WISC-IV)	Média	Desempenho adequado.
Figuras Complexas de Rey (cópia)	Média	Dificuldade de planejamento visuoespacial gráfico (cópia fragmentada), embora com desempenho final adequado.

A presença da performance superior de crianças autista em alguns subtestes da escala Wechsler, como Cubos, foi descrita por Happé (1994). Um aspecto interessante aqui é a verbalização que acompanha a tarefa, "quando tempo eu durei?", evidenciando dificuldades na área da linguagem e preocupação com o desempenho. Na tarefa de Conceitos Figurativos, apresentou comportamento estereotipado e, nas Figuras de Rey, verificou-se dificuldade de organização.

Linguagem

Apresentou amplitude do vocabulário (Vocabulário) satisfatória. A compreensão de situações sociais (Compreensão) e a fluência verbal categórica (Animais) estiveram adequadas. A fluência verbal nominal (FAS) esteve levemente rebaixada, e encontrou-se baixa velocidade de emissão de respostas.

QUADRO 13	Desempenho em linguagem.	
Teste	Classificação	Comentário
Vocabulário (WISC-IV)	Superior	Desempenho satisfatório.
Compreensão (WISC-IV)	Média	Desempenho adequado.
Índice de Compreensão Verbal (WISC-IV)	Média superior	Desempenho satisfatório.
Animais	Média superior	Desempenho satisfatório.
FAS	Média superior	Desempenho satisfatório.

É importante notar que, apesar de dificuldades na linguagem, paciente não foi prejudicado nos escores. Esse é um forte indício de dificuldade com a pragmática (uso prático e adequado da linguagem em determinado contexto), o que ficará mais claro a seguir.

Memória

Apresentou desempenho adequado em memorização verbal imediata (ENI), embora exibindo curva de aprendizagem oscilante. Na etapa de evocação tardia, esteve dentro do esperado para a idade. Qualitativamente houve perda de informações com o passar do tempo e verbalizou "é a última vez que você vai me perguntar isso, madame? Gosto de falar 'madame'" (sic).

Em contexto narrativo (ENI), apresentou desempenho adequado em termos de evocação imediata e tardia. A memória operacional, segundo o índice da WISC-IV, esteve na faixa média.

O resgate de informações adquiridas (memória semântica) esteve na faixa média. Em tarefa de resgate de informação visuoespacial gráfica (Figuras Complexas de Rey), emitiu bom desempenho.

QUADRO 14	Desempenho dos processos mnésicos.	
Teste	**Classificação**	**Comentário**
Índice de Memória Operacional (WISC-IV)	Média	Desempenho adequado.
Informação (WISC-IV)	Média	Desempenho adequado.
Figuras Complexas de Rey (memória)	Média	Desempenho adequado.
Memória imediata (ENI)	Média	Desempenho adequado. Qualitativamente houve curva de aprendizagem oscilante, perda de informações com o tempo e verbalizou "é a última vez que você vai me perguntar isso, madame? Gosto de falar 'madame'" (*sic*).
Memória tardia (ENI)	Média	Desempenho adequado.
Narrativa (ENI) imediata	Média	Desempenho adequado.
Narrativa (ENI) tardia	Média	Desempenho adequado.

Durante a avaliação dos processos mnésicos – que não estiveram alterados, como podemos ver anteriormente –, obtivemos mais informações com relação à linguagem da criança, melhor dizendo, a forma como ela se expressa verbalmente em uma situação social. Wing (1988), ao tratar da ligação entre autismo e deficiência intelectual sob a ótica da noção de "*continuum* autístico", coloca que, acerca da linguagem, há uma variação que vai desde a sua ausência (alguns indivíduos chegam a não falar), passando por uma linguagem limitada (ecolalia), em alguns casos pelo uso incorreto de pronomes, preposições e uso idiossincrático de frases, até à presença de interpretações literais e frases gramaticais repetitivas.

Habilidades acadêmicas

Mediante a administração do Teste de Desempenho Escolar (TDE), encontrou-se levemente rebaixado em leitura e cálculo. Em provas verbais de cálculos matemáticos (Aritmética – WISC-IV), exibiu desempenho na faixa média inferior.

QUADRO 15 | Desempenho em habilidades acadêmicas.

Teste	Classificação	Comentário
Escrita (TDE)	Média superior	Desempenho satisfatório.
Aritmética (TDE)	Média inferior	Desempenho levemente rebaixado.
Leitura (TDE)	Média inferior	Desempenho levemente rebaixado.
Aritmética (WISC-IV)	Média inferior	Desempenho levemente rebaixado.

Nas habilidades acadêmicas, houve desempenho levemente rebaixado em leitura e aritmética. As dificuldades escolares nos TEA também são variadas, inclusive sob o impacto da eficiência intelectual. Mesmo crianças com inteligência normal – como no caso – podem ter dificuldades de aprendizado, especialmente em conteúdos mais abstratos, em tarefas de interpretação de texto e exercícios que requerem manipulação mental de informações (memória de trabalho).

Escalas específicas

Com o objetivo de efetuar diagnóstico diferencial, escolheu-se aplicar a Escala de Traços Autísticos (ATA), para rastreio de sintomas do espectro autista. Nessa escala, paciente esteve acima do ponto de corte. Outra escala utilizada visou ao exame do comportamento adaptativo. Nela, paciente apresentou Quociente de Desenvolvimento Total na faixa moderadamente baixo, e encontraram-se maiores dificuldades em habilidades de socialização.

QUADRO 16 | Desempenho em escalas específicas.

Teste	Classificação	Comentário
ATA	37 pontos	Acima do ponto de corte.
Comunicação (Vineland)	Adequado	Desempenho adequado.
Atividades de Vida Diária (Vineland)	Adequado	Desempenho adequado.
Socialização (Vineland)	Déficit médio a moderado	Desempenho rebaixado a prejudicado.
Quociente de Desenvolvimento Total (Vineland)	Moderadamente baixo	Desempenho levemente rebaixado.

Na Escala de Traços Autísticos, obteve pontuação acima do ponto de corte, o que não determina o diagnóstico, mas aponta para a presença além do esperado de sintomas que seriam sugestivos do quadro. Dizemos isso porque há itens na escala que podem ser pontuados por crianças normais, crianças com deficiência intelectual e crianças com comportamento opositor, por exemplo. Assim, é pouco específico analisar sintomas de maneira isolada e linear. Na avaliação do comportamento adaptativo, identificamos dificuldade em socialização, com escores adequados em comunicação e autonomia. Se retomarmos algumas situações que ocorreram durante o exame, observaremos a presença de aproximações de modo bizarro, não adequadas socialmente, descritas no *continuum* autístico de Wing (1988).

Domínio afetivo-emocional

Foram utilizados dois instrumentos para avaliação do domínio afetivo-emocional: TAT (*para rastreio – por conta da idade –, paciente não respondeu à tarefa quando mostrados os cartões com figuras de animais*) e As Pirâmides Coloridas de Pfister (versão crianças e adolescentes).

QUADRO 17	Domínio afetivo-emocional.
Teste	**Informações fornecidas**
Pfister	Estrutura de montagem evidenciou comportamento rígido e preocupação em manter o equilíbrio, inclusive por meio de evitação de situações estimulantes e afetivas.
	Observam-se dificuldade de adaptação social, baixa empatia e poucos recursos para a manutenção do equilíbrio em situações de conflito.
	Há tendência à passividade e certa agitação.
TAT	Capacidade de percepção e inferência de estados emocionais do outro delimitadas em termos de expressões faciais mais precisas, como tristeza e alegria, associada a pobre entendimento da complexidade das relações humanas e repertório restrito para resolução de conflito. Evidenciou preocupação com conteúdo do mundo adulto.

No teste As Pirâmides Coloridas de Pfister (versão para crianças e adolescentes), evidenciaram-se comportamento rígido e preocupação em manter o equilíbrio, inclusive por meio da evitação de situações estimulantes e afetivas. Isso faz bastante sentido pensando nas descrições de TEA, com tendência ao isolamento e a evitar interações sociais. Observam-se, ainda, dificuldade de adaptação social, baixa empatia e poucos recursos para a manutenção do equilíbrio em situações de conflito. Há tendência à passividade e certa agitação.

Em Prova Projetiva Verbal (TAT), mediante a apresentação de estímulos gráficos, paciente demonstrou capacidade de percepção e inferência de estados emocionais do outro delimitadas em termos de expressões faciais mais precisas, como tristeza e alegria, associada a pobre entendimento da complexidade das relações humanas e repertório restrito para resolução de conflito.

Evidenciou preocupação com conteúdo do mundo adulto. Houve dificuldade em manter linha de raciocínio, efetuando produções com informações não conectadas.

CONSIDERAÇÕES

Comparando os casos 1 e 2, apesar de o diagnóstico ser o mesmo (TEA), encontramos avaliações neuropsicológicas bem distintas, inclusive do ponto de vista da possibilidade de diferentes repertórios de instrumentos. Isso ilustra as descrições atuais do conceito de autismo, em que pese sua a heterogeneidade sintomatológica como "espectro".

É da ligação entre autismo e deficiência intelectual que se estabelece a noção de um "*continuum* autístico" ou de um "espectro autístico", como já mencionamos, conceito que posteriormente passa a ser adotado no recente DSM-5, em função da variação de inteligência, com características sintomatológicas decorrentes desse perfil de desempenho (Assumpção Jr. e Kuczynski, 2018).

Mesmo não tendo a finalidade principal de avaliação pormenorizada da linguagem, aspectos com relação ao estágio de desenvolvimento desse domínio podem ser destacados nessas duas avaliações, fornecendo amostras da variabilidade que podemos encontrar nos TEA.

Primeiro é preciso destacar que as habilidades de comunicação incluem tanto comportamentos verbais quanto não verbais (Armonia, 2015); em segundo lugar (mas não menos importante), as trocas sociais dependerão do funcionamento de outros domínios cognitivos, como atenção compartilhada e controle inibitório; terceiro, a comunicação vai depender do engajamento, do interesse, ou seja, da intenção comunicativa do sujeito.

Nos TEA temos uma variedade de manifestações, atrasos e comprometimentos. Assim, nem todas as crianças com o mesmo diagnóstico apresentam os mesmos sintomas nas mesmas intensidades (Greenspan e Wieder, 2006). Das diferenças de apresentação decorrerão condutas terapêuticas distintas.

Nos casos que apresentamos temos uma criança com deficiência intelectual e outra com inteligência normal.

Se atentarmos a essa diferença de rendimento da eficiência intelectual, podemos derivar a amplitude das dificuldades vivenciadas por cada uma. A criança com retardo mental requer mais suporte que a criança com inteligência normal. Inclusive, ao observamos o DSM-5, há tanto especificadores para a presença ou não de comprometimento intelectual quanto uma separação dos TEA por níveis, em que pesem as diferentes necessidades de suporte, reconhecendo-se que a gravidade pode variar (APA, 2014).

Assim, poderíamos dizer que o primeiro caso clínico é de nível 2, "exigindo apoio substancial", e o caso seguinte é de nível 1, "exigindo apoio".

NOTA **Definição na CID-11**

O TEA é caracterizado por déficits persistentes na capacidade de iniciar e sustentar interação social recíproca e comunicação social e por uma série de padrões de comportamento e interesses restritos, repetitivos e inflexíveis. O início do transtorno ocorre durante o período de desenvolvimento, geralmente na primeira infância, mas os sintomas podem não se manifestar completamente até mais tarde, quando as demandas sociais excedem as capacidades limitadas.

Os déficits são suficientemente severos para causar prejuízos nas áreas pessoais, familiares, sociais, educacionais, ocupacionais ou outras áreas importantes do funcionamento e são geralmente uma característica generalizada do funcionamento do indivíduo observável em todos os ambientes, embora possam variar de acordo com os aspectos sociais, educacionais ou outros. Indivíduos ao longo do espectro exibem uma gama de funções intelectuais e de linguagem.

Transtornos específicos da aprendizagem

Cabe destacar que há um amplo espectro de problemas que afetam o escolar e que apenas uma pequena parcela deles pode ser considerada transtorno mental. Atualmente, enfrentam-se significativos problemas de definição, a começar pelo que entendemos como um escolar na faixa dos seis anos. A aprendizagem pode ser definida como o processo que produz mudanças mais ou menos permanentes no sistema nervoso central, de maneira funcional ou comportamental, e que permite melhor adaptação ao meio. Aprendizagem não é o mesmo que memória. Quando o estímulo é conhecido, ele desencadeia uma lembrança; quando o estímulo é novo e desencadeia uma mudança, isso é aprendizagem, do ponto de vista estritamente neurobiológico (Rotta, Ohlweiler e Riesgo, 2006).

Muitas funções cognitivas e do âmbito afetivo-emocional encontram-se envolvidas no processo de aprendizagem. Uma criança com dificuldade em sustentar o foco atentivo por um determinado período falhará na absorção do conteúdo – uma vez que não direciona adequadamente a atenção, não memoriza e não resgata, portanto não aprende. Uma criança com dificuldade significativa de compreensão não memoriza porque não entende o que lhe é dito. Igualmente uma criança deprimida tem redução da capacidade volitiva, não direciona o comportamento de forma eficaz, perde informações. Esses são apenas alguns exemplos de uma lista extensa que excede questões de ordem meramente "neurológica": histórico de desnutrição, prematuridade, pouca oportunidade para o estudo, pouca frequência às aulas, entre outros.

Os problemas de aprendizado são, pois, amplos. Em uma tentativa de organização proposta por Moojen (2004), classificam-se em primeira instância como dificuldades evolutivas ou como dificuldades secundárias.

As dificuldades evolutivas são passageiras, relacionadas com a metodologia de ensino inadequada, com a falta de assiduidade e com problemas pessoais ou familiares temporários. As dificuldades secundárias podem ser de ordem cognitiva, emocional e/ou neurológica, que repercutem secundariamente no desempenho escolar global.

Conforme o DSM-5 (APA, 2014), o "transtorno específico da aprendizagem" é um transtorno do neurodesenvolvimento caracterizado por dificuldades persistentes para aprender habilidades acadêmicas fundamentais, com início durante os primeiros anos de escolarização formal. É considerado, assim, de origem biológica, associado a anormalidades no nível cognitivo, com manifestações comportamentais, sendo que tais anormalidades (fruto de interações de fatores genéticos, epigenéticos e ambientais) influenciam a capacidade do cérebro de perceber ou processar informações verbais ou não verbais com eficiência e exatidão (Gonçalves *et al.*, 2019). As dificuldades de aprendizagem são persistentes e não transitórias (APA, 2014).

CASO CLÍNICO

Identificação: sexo feminino, 8 anos, cursando o 3º ano do ensino fundamental, destra.

Queixa: dificuldade de leitura e desatenção.

Gestação e parto: nasceu pré-termo, parto cesáreo, 15 dias em UTI neonatal.

Desenvolvimento neuropsicomotor: principais marcos atingidos dentro da normalidade. Enurese noturna até os seis anos.

Escolarização: ingressou com dois anos, com boa adaptação. Mãe notava agitação, trocas de letras em jogos e na fala aos quatro anos. Aos seis anos, fez exame de processamento auditivo central, que apontou alteração e fez fonoterapia em cabine. Iniciou Kumon e chorava porque não conseguia, tornando-se facilmente irritável. Neurologista identificou TDAH e iniciou medicação, com melhora na impulsividade (cloridrato de metilfenidato). Houve alterações de comportamento (irritabilidade, agressividade) e acréscimo de cloridrato de fluoxetina e aripripazol. Seguiu com dificuldade de escrita e leitura, segundo a mãe.

Socialização: não há queixas.

Conduta: é descrita como ansiosa (rói as unhas da mão e do pé); perde seus pertences, é desorganizada, encontra-se desanimada com os estudos e sofre com tarefas escolares.

Acompanhamentos e diagnósticos anteriores: aos seis anos, realizou exame de processamento auditivo central, que acusou alteração. Esteve em tratamento fonoterápico por um ano.

Sono: agitado; acorda no meio da noite.

Alimentação: precisa ser supervisionada quanto à quantidade de ingesta (paciente com sobrepeso).

Antecedentes pessoais: prematuridade; processamento auditivo central alterado.

Antecedentes familiares: nada digno de nota.

Exames anteriores: avaliação neuropsicológica anterior aferiu inteligência acima da média e prejuízo atencional. Exames neurológicos (ressonância magnética de crânio, eletroencefalograma) sem alterações.

Medicamentos em uso: cloridrato de metilfenidato (suspenso durante avaliação) e aripripazol (em redução).

Exame clínico/psíquico

Na ocasião do exame psíquico, paciente apresentava-se em bom estado geral, com vestes compostas, fácies atípica, vígil e atenta. Foi colaborativa ao exame e realizou contato visual adequado. Foi capaz de estabelecer bom contato, ou seja, conversou adequadamente, com boa capacidade de interação. A julgar pelo comportamento de roer unhas e falar bastante, evidenciou ansiedade. Sua inteligência, memória, compreensão e crítica estiveram aparentemente adequadas. Seu humor esteve estável, embora com tendência a verbalizações de menos-valia. As linguagens expressiva e compreensiva estiveram adequadas. Disse que gostaria de ter assistente em sala de aula, para ajudar com a leitura, como seu colega com autismo. Pragmatismo preservado. Não se observam distúrbios sensoperceptivos.

Relatamos o caso de uma menina de 8 anos, com dificuldades de leitura e escrita, anteriormente diagnosticada com transtorno de déficit de atenção/hiperatividade (TDAH). A despeito do tratamento medicamentoso, seguiu com dificuldades na aquisição das habilidades acadêmicas, aos poucos associadas a alterações de comportamento e sentimentos de menos-valia. Por meio de busca de informações disponíveis na rede, a mãe considerava que a filha teria dislexia e aguardava, assim, o diagnóstico para requisitar alterações no ambiente escolar.

Ao montarmos uma bateria de avaliação neuropsicológica, especialmente quando falamos em prejuízos no aprendizado escolar, devemos levar em conta a inteligência geral, a psicomotricidade, a dominância lateral, a percepção de tempo e espaço, a linguagem oral (que serve de apoio para a linguagem escrita), a organização da personalidade (maturidade, equilíbrio emocional, desenvolvimento afetivo, modalidade de relacionamento), o meio sociocultural familiar e o respaldo familiar durante a escolarização (Chiland, 1984).

São consideradas como habilidades acadêmicas básicas a leitura exata e fluente de palavras isoladas, a compreensão da leitura, a expressão escrita e ortografia, cálculos aritméticos e raciocínio matemático (solução de problemas matemáticos) (APA, 2014). As habilidades acadêmicas, diferentemente de marcos do desenvolvimento que emergem com a maturação cerebral, precisam ser ensinadas e aprendidas de forma explícita.

Transtornos específicos da aprendizagem não podem ser atribuídos quando em consequência da falta de oportunidade de aprendizagem ou educação escolar inadequada. A não aquisição dessas habilidades acadêmicas básicas pode afetar outras matérias acadêmicas.

Há quatro razões para os transtornos específicos da aprendizagem serem considerados específicos: não serem atribuíveis a deficiências intelectuais, atraso global do desenvolvimento, deficiências auditivas ou visuais ou problemas neurológicos ou motores.

O DSM-5 solicita evidências psicométricas do desempenho individual mediante provas padronizadas e indica valer-se de relatórios escolares. No entanto, refere que o diagnóstico é clínico, baseado na história médica, de desenvolvimento, educacional e familiar, na história da dificuldade de aprendizagem, no impacto dessas dificuldades no funcionamento acadêmico, profissional ou social, em relatórios escolares prévios ou atuais, em avaliações de base curricular, em escores prévios e atuais resultantes de teste individuais padronizados de desempenho acadêmico[1].

---

[1] Segundo o DSM-5, não há necessidade de investigar déficits de processamento cognitivo para uma avaliação diagnóstica; atualmente, testes cognitivos não são úteis para o diagnóstico.

Avaliação Neuropsicológica

Número de sessões: seis sessões de aproximadamente uma hora cada, uma de entrevista para coleta de dados de histórico, quatro de avaliação com a paciente e uma de devolutiva.

Instrumentos: Escala Wechsler de Inteligência para Crianças, 4ª edição (WISC-IV), Teste Wisconsin de Classificação de Cartas (WCST), Bateria Psicológica para Avaliação da Atenção (BPA), Teste de Aprendizagem Auditivo-Verbal de Rey (RAVLT), Teste das Figuras Complexas de Rey, Teste de Desempenho Escolar (TDE), As Pirâmides Coloridas de Pfister (versão para crianças e adolescentes).

Pensando a avaliação neuropsicológica dos transtornos específicos da aprendizagem, não há um teste único e específico suficiente que possa identificar um transtorno específico de aprendizagem. Para tanto, é necessário pensar um repertório de instrumentos capazes de fornecer informações quanto às habilidades cognitivas, acadêmicas e emocionais, que serão analisadas conjuntamente a dados de histórico.

A avaliação, em um primeiro momento, requer a exclusão de alterações sensoriais, cognitivas e motoras relacionadas a lesões do sistema nervoso periférico e central (Capellini e Mousinho, 2015). Tais dados podem ser colhidos na ocasião da primeira entrevista, sendo de fundamental importância para uma análise completa da história do indivíduo e de sua história acadêmica (métodos de ensino e estratégias de alfabetização). Em seguida, esses dados são complementados pelos achados nos instrumentos administrados, mediante exame do funcionamento intelectual global, das funções cognitivas, do processamento fonológico e da performance na aquisição das habilidades acadêmicas (leitura, escrita e cálculo). No caso apresentado, foram selecionados instrumentos que cobrem essas especificações.

Resultados

Eficiência intelectual

Por meio da Escala Wechsler de Inteligência para Crianças, 4ª edição (WISC-IV), obteve-se quociente de inteligência na faixa média, indicando inteligência normal.

114 Neuropsicologia na infância e na adolescência: casos clínicos em psicopatologias

QUADRO 1	Eficiência intelectual aferida.	
Teste	**Classificação**	**Comentário**
WISC-IV	Média	Nível de inteligência normal.

O desempenho neste instrumento, voltado ao exame da eficiência intelectual, aponta que as dificuldades escolares que motivaram o encaminhamento à avaliação neuropsicológica não podem ser atribuídas a um rebaixamento intelectual. Com isso, descartamos a possibilidade de um quadro de deficiência intelectual como engendrador de problemas de aprendizagem.

Processos atencionais

No subteste Dígitos da WISC-IV, paciente esteve na faixa de classificação média, alcançando em dígitos diretos 4 dígitos e 3 dígitos na versão indireta. No subteste Sequência Letra e Número (WISC-IV), sua classificação foi média inferior. Em Códigos (WISC-IV), obteve performance na faixa limítrofe. Em Procurar Símbolos (WISC-IV), obteve desempenho na faixa média inferior e cometeu um erro. Na Bateria Psicológica para Avaliação da Atenção (BPA), obteve desempenho na faixa média inferior em atenção geral. Durante a execução da segunda etapa, parou para riscar a própria mão, desorganizou-se e, então, retomou (isso sem interferência da examinadora; sendo assim, um comportamento espontâneo que indica perda do engajamento em tarefas de longo tempo).

QUADRO 2	Desempenho dos processos atencionais.	
Teste	**Classificação**	**Comentário**
Dígitos (WISC-IV)	Média	Dígitos diretos com *span* de 4 e dígitos indiretos com *span* de 3.
Sequência Números e Letras (WISC-IV)	Média inferior	Desempenho levemente rebaixado.
Código (WISC-IV)	Limítrofe	Desempenho rebaixado.
Procurar Símbolos (WISC-IV)	Média inferior	Cometeu um erro por julgamento incorreto.
BPA (concentrada)	Média	Desempenho adequado.

continua

QUADRO 2	Desempenho dos processos atencionais. *(Continuação)*	
Teste	**Classificação**	**Comentário**
BPA (dividida)	Média inferior	Desempenho levemente rebaixado.
BPA (alternada)	Média inferior	Desempenho levemente rebaixado.
BPA (geral)	Média inferior	Desempenho levemente rebaixado.

Para avaliar os processos atencionais, foram utilizados diferentes instrumentos e, assim, com características distintas, em termos de componentes envolvidos. Esse cuidado é essencial, tendo em vista que não contamos com instrumentos "puros" – não por problemas quanto aos testes, mas pela natureza do fenômeno em si. O cérebro funciona como um todo, recrutando diferentes áreas, mesmo que para um comportamento relativamente simples.

Processos atencionais seguem, basicamente, duas vias distintas dignas de nota. Uma delas é consciente e dirigida, que permite ao indivíduo selecionar estímulos e concentra-se e alternar seu foco atentivo. A outra via é inconsciente, direcionada a uma resposta adaptativa. Por exemplo, escuto um barulho, dirijo-me a ele para investigar se há risco. Essa via "silente", até o ponto em que seja perturbada, também envia informações do corpo à mente consciente. É possível exemplificar com uma situação de desconforto abdominal, uma cólica ou sensação de fome, que se torna um estímulo concorrente ao foco atencional.

Dessa forma, alterações em testes voltados ao exame das capacidades atencionais devem ser analisados com cuidado. Nesse caso, a avaliação qualitativa é tão mais fundamental quanto a avaliação quantitativa.

Retornando ao caso clínico, observamos que, ao compararmos o desempenho no subteste Dígitos com o subteste Sequência Números e Letras, pode-se levantar a hipótese de uma queda no rendimento em tarefas que envolvem habilidades acadêmicas (como ordem de números e letras), associada ao recrutamento da memória operativa.

Na BPA, paciente parou para riscar a própria mão durante a tarefa. Consequentemente desorganizou-se e, então, conseguiu retomar. Não houve interferência da examinadora; sendo assim, foi um comportamento espontâneo que indica perda do engajamento em tarefas de longo tempo. A perda

116 Neuropsicologia na infância e na adolescência: casos clínicos em psicopatologias

do engajamento pode estar associada a diferentes fatores, que vão desde uma inabilidade em manter o foco atencional até ao desinteresse e à pouca motivação em se esforçar.

É preciso lembrar que os processos atencionais são muito sensíveis a balanços de prazer e desprazer e, portanto, suscetíveis a estados emocionais variados, podendo ser ampliados (como hiperfoco em atividades de interesse) ou rebaixados (hipofoco em tarefas monótonas).

Funções executivas

Foram utilizados subtestes da escala WISC-IV e o Teste Wisconsin de Classificação de Cartas (WCST).

QUADRO 3	Desempenho em funções executivas.	
Teste	**Classificação**	**Comentário**
Semelhanças (WISC-IV)	Superior	Desempenho satisfatório.
Raciocínio Matricial (WISC-IV)	Média	Desempenho adequado.
Índice de Velocidade de Processamento (WISC-IV)	Média inferior	Desempenho levemente rebaixado.
Percentual de Erros (WCST)	Média	Desempenho satisfatório.
Percentual de Respostas Perseverativas (WCST)	Limítrofe	Desempenho rebaixado.
Percentual de Erros Perseverativos (WCST)	Deficitária	Desempenho significativamente rebaixado.
Percentual de Erros Não Perseverativos (WCST)	Média superior	Desempenho satisfatório.
Percentual de Respostas de Nível Conceitual (WCST)	Média	Desempenho adequado.
Número de Categorias Completadas (WCST)	Bom	Desempenho satisfatório.
Ensaios para Completar a Primeira Categoria (WCST)	Bom	Desempenho satisfatório.
Fracasso em Manter o Contexto (WCST)	Bom	Desempenho satisfatório.
Aprendendo a Aprender (WCST)	Bom	Desempenho satisfatório.

Verificou-se que a capacidade de categorização com raciocínio verbal (Semelhanças) esteve satisfatória e que a capacidade de estabelecimento de relações (Raciocínio Matricial) entre elementos visuais (raciocínio visual) esteve adequada.

Mediante dados fornecidos pelo WCST, observou-se que paciente apresentou boa capacidade em se adaptar à tarefa (completar a primeira categoria), boa capacidade de aprender com a experiência e apreender mudanças de *setting*, demonstrando capacidade de flexibilidade cognitiva. Paciente também conseguiu manter o contexto diante do esperado para a idade. No entanto, verificou-se tendência a perseverar, apesar de *feedback* do ambiente. Assim, sugere pouca habilidade na criação de estratégias. Conforme índice da WISC-IV, a velocidade de processamento esteve levemente rebaixada.

Habilidades visuoperceptivas, visuoespaciais e visuoconstrutivas

Alguns subtestes da WISC-IV e o Teste das Figuras Complexas de Rey foram utilizados para o exame das habilidades visuoperceptivas, visuoespaciais e visuoconstrutivas.

QUADRO 4	Desempenho em habilidades visuoperceptivas, visuoespaciais e visuoconstrutivas.	
Teste	**Classificação**	**Comentário**
Conceitos Figurativos (WISC-IV)	Média inferior	Desempenho levemente rebaixado.
Cubos (WISC-IV)	Média	Desempenho adequado.
Índice de Organização Perceptual (WISC-IV)	Média	Desempenho adequado.
Figuras Complexas de Rey (cópia)	Média inferior	Dificuldade de planejamento visuoespacial gráfico, efetuando aglutinações, distorções e perseverações.

Encontrou-se levemente rebaixada a habilidade de criação de conceitos a partir de visuopercepção (Conceitos Figurativos). A capacidade de visuoconstrução espacial sob pressão de tempo (Cubos) esteve adequada.

Em atividade visuoconstrutiva gráfica (Figuras Complexas de Rey – etapa de cópia), paciente apresentou, qualitativamente, dificuldade de planejamento visuoespacial gráfico, efetuando aglutinações, distorções e perseverações, o que comprometeu a cópia dos elementos e rebaixou o escore. Segundo o índice da WISC-IV, a organização perceptual esteve adequada.

Linguagem

Optou-se pelo uso de subtestes da WISC-IV e testes de fluência verbal semântica (Animais) e ortográfica (FAS).

QUADRO 5	Desempenho em linguagem.	
Teste	Classificação	Comentário
Vocabulário (WISC-IV)	Média	Desempenho adequado.
Compreensão (WISC-IV)	Média	Desempenho adequado.
Índice de Compreensão Verbal (WISC-IV)	Média	Desempenho adequado.
Animais	Média	Desempenho adequado.
FAS	Deficitária	Desempenho significativamente rebaixado. Enfrentou dificuldade importante de consciência fonológica.

Apresentou amplitude do vocabulário (Vocabulário) e compreensão de situações sociais (Compreensão) adequadas. A fluência verbal semântica (Animais) esteve adequada, enquanto a fluência verbal ortográfica (FAS) esteve significativamente rebaixada, e, qualitativamente, encontrou-se dificuldade importante de consciência fonológica.

Um estudo brasileiro que comparou grupos de crianças com idades entre 7 e 11 anos com e sem dificuldade de leitura identificou desempenho significativamente inferior em tarefa de fluência verbal ortográfica nas crianças com dificuldade de leitura, independentemente de escores de QI e da idade, enquanto em tarefas de fluência verbal semântica não houve diferença entre os grupos (Zamo e Salles, 2013). O estudo sugere que crianças com dificuldades de leitura apresentam dificuldades no processamento ortográfico-fonológico, e não no processamento semântico (Zamo e Salles, 2013). É possível supor a existência de relação entre o desenvolvimento do léxico ortográfico e o desempenho em tarefas de fluência verbal ortográfica (Becker e Salles, 2016).

É preciso destacar que tarefas de fluência verbal (semântica e ortográfica) implicam o envolvimento de diferentes funções executivas, sendo que a fluência verbal ortográfica sofre mais influência das estratégias cognitivas. Inclusive, há uma melhora constante em fluência verbal ortográfica com o avanço da idade (enquanto a fluência semântica tende a se estabilizar). Além disso, a escolaridade influencia o desenvolvimento das táticas utilizadas durante a execução da tarefa (Becker e Salles, 2016).

Obviamente, desempenho em tarefas de fluência verbal (bem como em qualquer instrumento analisado de maneira isolada) não "faz o diagnóstico". Pesquisadores compararam o desempenho de crianças com desenvolvimento típico, com diagnóstico de TDAH e com síndrome de Tourette em tarefas de fluência verbal semântica (roupas e vestimentas) e de FAS, não encontrando diferenças significativas no desempenho geral dos três grupos (Mahone *et al.*, 2001).

Memória

Contou-se com subtestes da WISC-IV, Teste das Figuras Complexas de Rey (etapa de memória) e o RAVLT.

QUADRO 6	Desempenho dos processos mnésicos.	
Teste	**Classificação**	**Comentário**
Índice de Memória Operacional (WISC-IV)	Média inferior	Desempenho levemente rebaixado.
Figuras Complexas de Rey (memória)	Média	Verificou-se melhora do desempenho sugestiva de efeito do treino.
Memória Imediata (RAVLT)	Média superior	Desempenho satisfatório.
Memória após Interferência (RAVLT)	Média	Desempenho adequado.
Memória Tardia (RAVLT)	Média	Desempenho adequado.
Reconhecimento (RAVLT)	Média	Desempenho adequado.

Paciente apresentou desempenho adequado em memorização verbal imediata (RAVLT), exibindo curva de aprendizagem crescente. Na etapa de evocação após interferência, apresentou bom desempenho. Na etapa de evocação tardia, esteve dentro do esperado para a idade. Qualitativamente houve perda de informações com o passar do tempo, embora tenha mantido um desempenho dentro do esperado para a faixa etária. O reconhecimento por confrontação de material previamente exposto esteve adequado.

A memória operacional, segundo índice da WISC-IV, esteve levemente rebaixada. Alguns autores sugerem que a memória operacional, ou de trabalho, seja vista como um componente das funções executivas.

Independentemente do modelo utilizado, a memória de trabalho é o sistema, com capacidade limitada, que possibilita o armazenamento provisório e o manejo mental de informações em tarefas complexas, como a aprendizagem (Uehara *et al.*, 2016). Isto posto, dificuldades com a memória operacional podem afetar diferentes aquisições ao longo do desenvolvimento.

Em tarefa de resgate de informação visuoespacial gráfica (Figuras Complexas de Rey), emitiu desempenho adequado, superior ao obtido em etapa de cópia. Tal melhora do desempenho é indicativa de efeito do treino (assim, paciente demanda tempo de adaptação à tarefa e de treino em razão de dificuldade motora e de organização/planejamento).

Habilidades acadêmicas

Foi administrado o Teste de Desempenho Escolar (TDE).

QUADRO 7	Desempenho em habilidades acadêmicas.	
Teste	**Classificação**	**Comentário**
Escrita (TDE)	Inferior	Desempenho rebaixado.
Aritmética (TDE)	Inferior	Desempenho rebaixado.
Leitura (TDE)	Inferior	Desempenho rebaixado.

Mediante administração do Teste de Desempenho Escolar (TDE), encontraram-se rebaixados os desempenhos em escrita, leitura e cálculo segundo critérios de idade e escolaridade. No subteste de escrita, paciente omitiu grafemas. Na tarefa de leitura, confundiu letras (por exemplo, para "t" diz "j"), indicando prejuízo na conversão grafema-fonema por substituição aleatória. Em aritmética, enfrentou dificuldade em contar nos dedos.

Observamos, aqui, dificuldades específicas no desenvolvimento de todas as principais habilidades acadêmicas e não apenas da leitura, como aventou a mãe durante entrevista, mas de tipo misto. Lyon, Shaywitz e Shaywitz (2003) definem a dislexia como uma dificuldade específica de linguagem, de origem constitucional, caracterizada por prejuízo na decodificação de palavras isoladas, em geral refletindo insuficiência do processamento fonológico. Apesar de ser um problema específico da aprendizagem da leitura, a dislexia pode incluir (e inclui com frequência) problemas com a aquisição da proficiência da escrita e da soletração (Capellini e Mousinho, 2015).

O transtorno específico da aprendizagem com prejuízo na expressão escrita (disortografia) refere-se à incapacidade de produzir uma escrita culturalmente aceita por um indivíduo que apresenta nível intelectual adequado, recebeu a devida instrução e foi submetido à prática da escrita durante a sua formação acadêmica (Assumpção Jr., 2014). No caso em questão, verificou-se dificuldade na execução de tarefa de ditado (TDE) com omissões de grafemas.

Finalmente, o transtorno específico da aprendizagem com prejuízo na matemática (discalculia) diz respeito à presença de desempenho abaixo do esperado em domínios da aritmética marcado por dificuldades para realizar as quatro operações, recorrendo a estratégias imaturas, como contar nos dedos ou fazer marcas no papel (Haase, Júlio-Costa e Santos, 2015). Observa-se que a paciente enfrentou, inclusive, dificuldade em contar com os dedos.

As estatísticas do Ministério da Educação (Brasil, 2017) apontaram que mais da metade das crianças no 3º ano escolar ainda não desenvolveu habilidade para ler textos simples e compreendê-los, sendo que os números variam de acordo com a região do país.

Algumas autoras sugerem, por conta disso, que não seria adequado diagnosticar um transtorno específico da aprendizagem antes do início do 3º ano, apesar de já ser possível levantar a hipótese, principalmente na ocorrência de familiares de 1º grau que apresentam ou apresentaram transtornos (Gonçalves *et al.*, 2019).

Domínio afetivo-emocional

Os instrumentos utilizados para a avaliação do domínio afetivo-emocional foram o HTP e As Pirâmides Coloridas de Pfister (versão para crianças e adolescentes).

QUADRO 8	Domínio afetivo-emocional.
Teste	Informações fornecidas
Pfister	Estrutura de montagem denotou atitude mais inibida, com tendência à restrição e inibição, com evitação de situações muito estimulantes. Tem falta de controle da expressão emocional, impulsividade e voracidade, frente à falta de elementos estabilizadores. Há menor interesse por relacionamentos, baixa energia e comportamento de agitação. Tendência a desadaptação. Apesar da extroversão, inclina-se ao egocentrismo (autocentramento).
HTP	Verificou-se impulsividade, com tendência à teimosia. Tende a usar máscara social para esconder sentimentos de inadequação e insegurança. Há indicativos de ansiedade e imaturidade. Sente dificuldade de contato direto. Apresenta desejo de realizar e de ter sucesso. Tem dificuldade de compreensão da vida e interesse pela aparência. Indica falta de persistência e imediatismo. Evidencia dificuldade nas relações interpessoais e na coordenação dos impulsos.

A análise das produções no teste As Pirâmides Coloridas de Pfister evidenciou atitude mais inibida, com tendência à restrição e inibição, com evitação de situações muito estimulantes. Possivelmente tende a evitar ocasiões com muitas crianças de idade similar que estejam próximas e em interação. Não apenas como mecanismo de defesa, mas inclusive por sua tendência ao autocentramento (voltar-se para si mesma, com atitude de fechamento). Assim, enfrenta dificuldade de adaptação (no HTP, isso também aparece) e, apesar de apresentar comportamento extrovertido em alguns momentos, pode acabar se inclinando ao egocentrismo, especialmente quando se sentir ameaçada (ameaça que pode ser real ou imaginada).

Além disso, no teste HTP, verificamos que a criança é vaidosa, preocupada com a aparência e, portanto, com o julgamento social. É importante salientar que a escola é meio social significativo e passível de ser sobrecarregado por angústias, pois a criança tem necessidade de sentir-se aceita pelo grupo, de sentir-se inserida em um contexto distinto do âmbito familiar. Dificuldades no aprendizado escolar podem fazer com que a criança se sinta diferente e, assim, não como um membro do grupo.

O Pfister identificou falta de controle da expressão emocional, com componentes de impulsividade e voracidade, por falta de elementos estabilizadores. O HTP verificou questão análoga, com presença de dificuldade na coordenação dos impulsos. Um exemplo é a compulsão alimentar como forma de compensação (lembrando que a mãe informou que a criança precisa ser supervisionada quanto à quantidade de ingesta e está com sobrepeso).

A avaliação da parte emocional forneceu outros aspectos importantes. A criança está apresentando menor interesse por relacionamentos e baixa energia para a produtividade. É possível que isso não ficasse claro à primeira vista porque a paciente tende a usar máscara social (com dificuldade de contato direto) para esconder sentimentos de inadequação (dificuldade nas relações interpessoais) e insegurança.

Outro ponto no HTP é a identificação da impulsividade, com tendência à teimosia, falta de persistência e busca de satisfação no momento imediato. Há, inclusive, indicativos de ansiedade e imaturidade (comum em transtornos de aprendizagem). Vale rever seu desempenho executivo: criança teve tendência a perseverar apesar de *feedback* do ambiente, o que sugere pouca habilidade na criação de estratégias e, portanto, atrapalha adaptação satisfatória.

Sobre o desejo de realizar e ter sucesso, encontra-se subjacente a sensação de frustração. A criança deste caso tem inteligência normal, o que permite a ela ter crítica e observar suas próprias dificuldades. Na entrevista inicial, ela própria afirma que gostaria de uma assistente em sala de aula, para ajudar com as tarefas, tal qual seu colega com autismo.

CONSIDERAÇÕES

Estima-se uma prevalência de 5% a 15% entre crianças em idade escolar (APA, 2014), com maior frequência em meninos[2] (Assumpção Jr., 2009). Qualquer transtorno que atinja 1% de uma dada população já tem uma di-

---

[2] Deve-se considerar que a maior morbidade referida aos meninos pode ser em razão da maior probabilidade de serem avaliados por apresentarem comportamentos disruptivos que geram demanda de atendimento (Berry, 1985).

mensão social importante. Alguns estudos apontam estimativas muito maiores que 15%, o que leva a discussões quanto à precisão dos diagnósticos.

Dificuldades escolares de causa evolutiva são recorrentes e muitas vezes ignoradas. São apontamentos lógicos que perdem evidência em entrevistas diagnósticas: uma boa escola não é, necessariamente, uma boa escola para aquele aluno; não ir à escola afeta a aquisição de conteúdo e, consequentemente, o desempenho escolar; problemas pessoais e/ou familiares podem dificultar a concentração e acarretar problemas de comportamento que também podem afetar o rendimento. Investigar esses fatores é o primeiro passo diante de uma queixa escolar.

Várias condições podem afetar o neurodesenvolvimento. A prematuridade e o baixo peso ao nascer aumentam o risco de transtorno da aprendizagem (Santos e Prando, 2017). Esse caso tem histórico positivo para a prematuridade, funcionando como fator de risco, e não como marcador diagnóstico.

Neste capítulo, observamos uma situação frequente de "equívoco diagnóstico". A criança chega com diagnóstico de TDAH, é assim tratada e segue apresentando dificuldades importantes na escola. A família é interessada (a mãe procura informações e profissionais que possam auxiliá-la) e seguiu as condutas indicadas, mas, diante da piora do quadro, buscou alternativas.

A avaliação das funções cognitivas trouxe informações fundamentais: presença de inteligência normal (média), redução do rendimento em memória de trabalho, tendência à perseveração, baixa velocidade de execução, queda na performance em tarefas de longo tempo, dificuldade de organização e planejamento do ato motor, dificuldade com consciência fonológica e pobre desempenho em todas as habilidades acadêmicas. No entanto, a avaliação da parte emocional é compatível e ainda complementar. Verificamos uma criança com dificuldade de controle da expressão emocional, triste, ansiosa e imatura.

Frequentemente, no encaminhamento de uma criança ao exame, o primeiro sintoma alegado é a inadequação escolar, mas se devem considerar três elementos participantes: a criança, sua família e a escola (Ajuriaguerra e Marcelli, 1986). Com relação à criança em específico, o exame da esfera psicoafetiva não deve ser descartado. Quadros como depressão e ansiedade também cursam com alterações em funções cognitivas avaliadas no exame neuropsicológico.

As condutas terapêuticas dos transtornos da aprendizagem irão variar de acordo com a faixa etária e o grau dos comprometimentos apresentados.

É importante destacar que a faixa etária baliza as habilidades que são expectadas em relação ao desenvolvimento típico, ou seja, aquele que é considerado normal. Pensando nisso, não podemos esperar que uma criança de quatro anos esteja alfabetizada ou consiga inferir e testar hipóteses. Como mencionado, algumas autoras sugerem que não seria adequado diagnosticar um transtorno específico da aprendizagem antes do início do 3º ano (Gonçalves *et al.*, 2019). O avançar da idade terá suas aquisições correspondentes e que precisam ser consideradas e respeitadas.

Quanto ao nível de comprometimento, há uma progressão e inter-relação das habilidades que fazem com que elas sejam dependentes umas das outras. A progressão, inclusive, depende da maturação cerebral e do desenvolvimento de sistemas cognitivos. Por exemplo, para escrever é preciso que o movimento de pinça esteja consolidado, assim a criança precisa dominar esse movimento para posteriormente segurar o lápis. Com o treino ela vai aprendendo a ter controle do ato motor, ampliando suas noções de espaço e aprendendo a usá-lo.

Levando em conta a idade da criança e após identificar em que "etapa" há um comprometimento (podendo haver mais de uma, como no caso apresentado), as etapas anteriores que são pré-requisitos para alcançar determinado comportamento são resgatadas e trabalhadas. Ademais, outras habilidades cognitivas não diretamente ligadas à dificuldade em si podem estar presentes. Por exemplo, na discalculia atividades para treino de habilidades visuoespaciais costumam ser indicadas, não apenas o uso de operações matemáticas básicas. A crianças com dislexia, que têm dificuldade de conversão do sinal visual (grafema) no seu respectivo som (fonema), serão propostas atividades que visem proporcionar a exposição de palavras, de forma a explorar habilidades de memorização e familiarização com essas palavras e, com isso, ampliar seu léxico.

O mais importante é perceber que, no geral, o planejamento terapêutico desses quadros irá envolver diferentes profissionais e que cada um irá estabelecer suas metas de acordo com sua abordagem. Nos transtornos da aprendizagem, muitos setores costumam trabalhar juntos, como a fonoaudiologia, a psicopedagogia, a psicologia, a terapia ocupacional, a neurologia, a psiquiatria, entre outros.

Por fim, é válido apontar que a abordagem terapêutica dos transtornos da aprendizagem não envolve a administração de medicamentos, exceto em casos particulares (Assumpção Jr., 2014), uma vez que os transtornos específicos da aprendizagem aumentam o risco de distúrbios *internalizantes* (como ansiedade e depressão) e *externalizantes* (por exemplo, comportamentos opositores e agressivos com enfrentamento de figuras de autoridades) e, assim, merecem atenção clínica e acompanhamento diferenciado. É por isso que uma avaliação pormenorizada é essencial no planejamento terapêutico dos transtornos da aprendizagem.

NOTA **Definição na CID-11**

O transtorno do aprendizado do desenvolvimento é caracterizado por dificuldades significativas e persistentes no aprendizado de habilidades acadêmicas, que podem incluir leitura, escrita ou aritmética. O desempenho do indivíduo na(s) habilidade(s) acadêmica(s) afetada(s) está nitidamente abaixo do que o esperado para a idade cronológica e nível geral de funcionamento intelectual e resulta em prejuízo significativo no funcionamento acadêmico ou ocupacional do indivíduo.

O transtorno do aprendizado do desenvolvimento manifesta-se, primeiro, quando as habilidades acadêmicas são ensinadas durante os primeiros anos escolares. Esse transtorno não se deve a um distúrbio de desenvolvimento intelectual, deficiência sensorial (visão ou audição), distúrbio neurológico ou motor, falta de disponibilidade de educação, falta de proficiência na língua de instrução acadêmica ou adversidade psicossocial.

12

Transtorno de déficit de atenção/hiperatividade

Inserido no grupo dos transtornos do neurodesenvolvimento, o transtorno de déficit de atenção/hiperatividade (TDAH) possui como característica essencial um padrão persistente de desatenção e/ou hiperatividade que interfere no funcionamento ou no desenvolvimento (APA, 2014).

O TDAH possui os seguintes critérios diagnósticos: deve estar presente o padrão persistente de desatenção e/ou hiperatividade-impulsividade, a ponto de interferir no funcionamento e no desenvolvimento; vários sintomas de desatenção ou hiperatividade-impulsividade estiveram presentes antes dos 12 anos; vários sintomas de desatenção ou hiperatividade-impulsividade devem estar presentes em dois ou mais ambientes, e deve haver evidências de que os sintomas interferem no funcionamento social, acadêmico ou profissional ou de que reduzem a sua qualidade.

Estima-se uma prevalência de 5% das crianças, sendo mais frequente em meninos (2:1), enquanto as meninas tendem a apresentar mais características de desatenção (APA, 2014).

A herdabilidade é substancial e frequente em parentes biológicos de primeiro grau (APA, 2014). Ademais, padrões de interação familiar não causam TDAH, mas podem influenciar seu curso ou contribuir para o desenvolvimento secundário de problemas de conduta (APA, 2014).

O TDAH não tem marcador biológico para diagnóstico. A literatura aponta para achados (por comparação) no eletroencefalograma, como aumento de ondas lentas, volume encefálico total reduzido na ressonância magnética e, possivelmente, atraso na maturação cortical no sentido posteroanterior (APA, 2014).

O diagnóstico é fundamentalmente clínico. Há um número significativo de escalas de sintomas de TDAH, embora não façam o diagnóstico e auxiliam por conta da praticidade e da objetividade. É mais fácil identificar nos primeiros anos do ensino fundamental (APA, 2014), apesar de os pais frequentemente descreverem sintomas de desatenção ou hiperatividade antes da entrada no ensino formal.

Pontos relevantes anteriores à administração de instrumentos de uma avaliação neuropsicológica referem-se à pesquisa durante entrevista se as manifestações do transtorno estão presentes em mais de um ambiente (APA, 2014). Observam-se outras características associadas, como baixa intolerância à frustração, irritabilidade e labilidade do humor (APA, 2014).

São encontrados desempenho escolar e sucesso acadêmicos reduzidos e rejeição social, e costumam ser mais propensos a sofrerem lesões do que seus colegas. Suas relações familiares podem ser marcadas por discórdia e interações negativas. É importante notar que a labilidade de humor é diferente de um episódio maníaco (que deve durar pelo menos 4 dias para ser um indicador clínico de transtorno bipolar – sem contar a raridade do transtorno em pré-adolescentes comparado com a frequência do TDAH em crianças e adolescentes que apresentam raiva e irritabilidade excessivas) (APA, 2014).

CASO CLÍNICO 1

Identificação: sexo masculino, 8 anos, cursando o 3º ano do ensino fundamental, destro.

Queixa: presença de atitude ansiosa e negativista, dificuldade no contato social; agitação.

Gestação e parto: segundo filho de uma prole de dois; nasceu a termo, parto cesáreo, sem intercorrências.

Desenvolvimento neuropsicomotor: principais marcos atingidos dentro da normalidade, exceto pelo desenvolvimento da linguagem (recebendo acompanhamento fonoaudiológico).

Escolarização: dificuldade durante a alfabetização. Escola informa que ele tem dificuldade em focar nas atividades e em permanecer sentado; precisa de mediação em todas as tarefas pedagógicas; esquece com facilidade; quer fazer apenas o que gosta (sendo difícil manejar seu comportamento).

Socialização: há dois anos, começou a ser excluído pelos colegas. Mudou de escola e, após adaptação, conseguiu fazer amigos, embora siga com comportamento agitado, dificuldade com regras e envolvimento em conflitos. A escola atual refere que ele é sociável, porém recorrentemente incomoda colegas.

Capítulo 12 ■ Transtorno de déficit de atenção/hiperatividade **129**

Conduta: segundo a mãe, é agitado e tem dificuldade em seguir regras. Criança referiu que não queria vir para a avaliação, estando visivelmente contrariada na primeira consulta.

Acompanhamentos e diagnósticos anteriores: iniciou acompanhamento fonoaudiológico e psicológico há 4 anos.

Sono: aos três anos, não dormia. Neurologista suspeitou de transtorno do espectro autista, e houve pesquisa genética (sem achados). Atualmente refere pesadelos, sendo facilmente influenciável.

Alimentação: tem apresentado apetite caprichoso.

Antecedentes pessoais: nada digno de nota.

Antecedentes familiares: nada digno de nota.

Exames anteriores: Exame de processamento auditivo central alterado (comentário em laudo de exame atenta para comportamento agitado e disperso, tendendo a se recusar a responder depois de um tempo). Audiometria normal.

Medicamentos em uso: fluoxetina e risperidona.

Exame clínico/psíquico

Na ocasião do exame psíquico, paciente apresentava-se em bom estado geral, com vestes compostas, fácies atípica, vígil e facilmente desatento. Inicialmente pouco colaborativo ao exame. Realizou contato visual adequado. Foi capaz de estabelecer interação. Evidenciou dificuldade de expressão verbal, de escrita e de controle da impulsividade (agitação, dificuldade em aguardar sua vez, dificuldade com regras, com necessidade de receber imposição de limites). Sua inteligência, memória, compreensão e crítica estiveram aparentemente adequadas. Seu humor esteve irritável. Verificou-se pobre desenvolvimento gráfico. Não se observam distúrbios sensoperceptivos.

Temos um menino de oito anos que, na primeira entrevista, aparece contra a sua vontade. A queixa refere dificuldades de comportamento em diferentes ambientes: na escola, entre os amigos, em casa e, na ocasião, no consultório para avaliação. Demonstrou padrão de humor irritável e sintomas de impulsividade e desatenção. Nesse momento, é difícil identificar com clareza a natureza das alterações comportamentais, pois diferentes

Neuropsicologia na infância e na adolescência: casos clínicos em psicopatologias

quadros psicopatológicos podem ser pensados (hipóteses diagnósticas), variadas comorbidades podem ser aventadas e questões acerca do padrão familiar de manejo comportamental são igualmente pertinentes de serem analisadas.

Avaliação neuropsicológica

Número de sessões: cinco sessões de aproximadamente uma hora cada, uma de entrevista para a coleta de dados de histórico e quatro de avaliação com a criança.

Instrumentos: Escala Wechsler de Inteligência para Crianças, 4ª edição (WISC-IV), Teste Wisconsin de Classificação de Cartas (WCST), Teste das Figuras Complexas de Rey, Teste de Desempenho Escolar (TDE), Teste de Apercepção Temática (TAT), As Pirâmides Coloridas de Pfister (versão para crianças e adolescentes), Escala de Traços Autísticos (ATA), escala de desenvolvimento, testes específicos para avaliação das funções cognitivas a seguir descritas e observação do desempenho nas tarefas administradas.

A ATA foi incluída em virtude de hipótese diagnóstica prévia aventada por neurologista, apesar de não haver no exame psíquico dados que justifiquem essa suspeita.

A bateria foi estruturada, a fim de cobrir um rastreio de funções cognitivas, habilidades acadêmicas e aspectos do domínio afetivo-emocional.

Resultados

Eficiência intelectual

Por meio da Escala Wechsler de Inteligência para Crianças, 4ª edição (WISC-IV), obteve-se quociente de inteligência na faixa média inferior.

QUADRO 1 Eficiência intelectual aferida.

Teste	Classificação	Comentário
WISC-IV	Média inferior	Nível de inteligência normal, com tendência a dificuldades escolares.

Verificou-se inteligência normal, embora seja importante destacar que escores de QI na faixa média inferior tendem a cursar com dificuldades escolares. Dificuldades específicas podem rebaixar o desempenho geral na bateria de avaliação de inteligência, como dificuldades com memória de trabalho, dificuldades de linguagem, desatenção e conduta não satisfatoriamente engajada.

Apesar de não específicos, escores intelectuais reduzidos estão associados ao transtorno (APA, 2014). Barkley, em revisão de estudos entre 1966 e 1993, aponta diferença média de 9 pontos (variando de 7 a 15 pontos) em relação a crianças comuns (Barkley, 2008).

A hipótese de alguns pesquisadores é que os escores inferiores de inteligência no TDAH estejam relacionados a dificuldade de aprendizagem coexistente (Bohline, 1985), embora um estudo de Barkley (1990) direcione suas conclusões para uma maior probabilidade de crianças com TDAH representarem todo o espectro de desenvolvimento intelectual.

A própria natureza dos instrumentos de aferição de QI podem justificar índices menores em TDAH por implicarem, em suas tarefas, o uso de funções corticais superiores, como funções executivas e memória de trabalho (geralmente comprometidas em crianças com TDAH). A relação entre TDAH e QI pode ser pequena (de 3% a 10%), porém significativa e negativa (Barkley, 2008). O comportamento durante a aplicação de um instrumento para avalição de QI pode, inclusive, afetar o desempenho.

Processos atencionais

No subteste Dígitos da WISC-IV, paciente esteve na faixa de classificação média, alcançando em dígitos diretos 4 dígitos e 3 dígitos na versão indireta. No subteste Sequência Número e Letras (WISC-IV), sua classificação foi deficitária. Comparando com o desempenho no subteste Dígitos, pode-se levantar a hipótese de uma queda no rendimento em tarefas que envolvem memória de trabalho, uma vez que o subteste implica sequenciamento de números e letras apresentados (criança deve estar atenta, memorizar e reordená-los).

Em Códigos (WISC-IV), obteve performance na faixa média inferior, indicando leve redução da capacidade de ação com agilidade (velocidade de execução). Em Procurar Símbolos (WISC-IV), obteve desempenho semelhante, faixa média inferior, e cometeu 13 erros por julgamento incorreto.

No Trail Making Test, na primeira fase (A) houve desempenho rebaixado e com um erro. Na etapa seguinte (B), houve desempenho significativamente rebaixado e cometeu um erro.

QUADRO 2 | **Desempenho dos processos atencionais.**

Teste	Classificação	Comentário
Dígitos (WISC-IV)	Média	Dígitos diretos com *span* de 4 e dígitos indiretos com *span* de 3.
Sequência Número e Letras (WISC-IV)	Deficitária	Maior exigência, maior dificuldade.
Código (WISC-IV)	Média inferior	Desempenho levemente rebaixado.
Procurar Símbolos (WISC-IV)	Média inferior	Cometeu treze erros por julgamento incorreto (dificuldade com rastreamento/automonitoramento).
Trail Making Test – etapa A	Média inferior	Desempenho levemente rebaixado. Cometeu um erro.
Trail Making Test – etapa B	Deficitária	Desempenho significativamente rebaixado. Cometeu um erro.

Podemos observar oscilação do rendimento nas diferentes tarefas voltadas ao exame dos processos atencionais. Identificou-se tendência a queda da performance em atividades que recrutaram a manipulação mental de informações (memória de trabalho), resistência à distração, controle da impulsividade e rapidez de execução.

Comparando os resultados entre Dígitos e Sequência Número e Letras, observa-se maior dificuldade em tarefa de maior exigência (no caso, ordenação de número e letras). No subteste Procurar Símbolos, houve elevado número de marcações incorretas, indicando dificuldade em rastreamento eficaz e monitoramento do próprio comportamento.

Descreve-se uma variabilidade em crianças com TDAH quanto ao desempenho ao longo do tempo em testes e trabalhos (Barkley, 2008). Ainda há conflito entre as evidências em favor de um déficit de memória de trabalho. Verificamos, no caso, que há rebaixamento da performance em tarefas de maior esforço cognitivo e com manipulação mental de informações.

Funções executivas

Verificou-se que a capacidade de categorização com raciocínio verbal (Semelhanças) esteve na faixa média inferior e que a capacidade de estabelecimento de relações (Raciocínio Matricial) entre elementos visuais (raciocínio visual) esteve na faixa média. No entanto, nesta última, esteve particularmente inquieto e barulhento. Sendo orientado a obter maior engajamento na tarefa, disse: "Desculpa, não consigo ficar parado".

Mediante dados fornecidos pelo WCST, observou-se que muitas das respostas emitidas estiveram na categoria "outro" (que se refere à combinação que não se enquadra em nenhuma das três dimensões de estímulo previstas pelo instrumento), por isso não entram para fins de escore – houve verbalização de que a tarefa era chata e significativa redução do comprometimento (engajamento) a partir da segunda metade do teste. Por fim, apresentou boa capacidade de se adaptar à tarefa (completar a primeira categoria), mas leve dificuldade em apreender e aprender mudanças de *setting*.

Conforme índice da WISC-IV, a velocidade de processamento esteve na faixa média inferior. Por fim, conforme desempenho no teste Stroop, a capacidade de inibir comportamentos preponentes, ou seja, de controle inibitório, esteve rebaixada. Durante a execução, verbalizou que a tarefa foi "ficando difícil" em etapa de supressão de resposta preponderante.

QUADRO 3 | Desempenho em funções executivas.

Teste	Classificação	Comentário
Semelhanças (WISC-IV)	Média inferior	Desempenho levemente rebaixado.
Raciocínio Matricial (WISC-IV)	Média	Desempenho adequado. No entanto, esteve particularmente inquieto e barulhento. Sendo orientado a obter maior engajamento na tarefa disse: "Desculpa, não consigo ficar parado".
Índice de Velocidade de Processamento (WISC-IV)	Média inferior	Desempenho levemente rebaixado.
Stroop (Erros)	Deficitário	Desempenho significativamente rebaixado.
Stroop (Tempo)	Limítrofe	Desempenho rebaixado.
Percentual de Erros (WCST)	Limítrofe	Desempenho rebaixado.

continua

QUADRO 3	Desempenho em funções executivas. (*Continuação*)	
Teste	Classificação	Comentário
Percentual de Respostas Perseverativas (WCST)	Média inferior	Desempenho levemente rebaixado.
Percentual de Erros Perseverativos (WCST)	Média	Desempenho adequado.
Percentual de Erros Não Perseverativos (WCST)	Limítrofe	Desempenho rebaixado.
Percentual de Respostas de Nível Conceitual (WCST)	Limítrofe	Desempenho rebaixado.
Número de Categorias Completadas (WCST)	Leve dificuldade	Desempenho com leve dificuldade.
Ensaios para Completar a Primeira Categoria (WCST)	Bom	Desempenho satisfatório.
Fracasso em Manter o Contexto (WCST)	Bom	Desempenho satisfatório.
Aprendendo a Aprender (WCST)	–	Não foi possível o cálculo desse índice, em virtude do baixo número de categorias completadas.

A avaliação dos processos executivos apontou rebaixamento da capacidade de flexibilidade cognitiva, prejuízo de controle inibitório, rebaixamento em tarefas de agilidade de execução e raciocínio verbal. Durante o exame, paciente verbalizou sobre dificuldade em ficar parado e pediu desculpas.

Segundo o DSM-5, crianças com TDAH podem exibir problemas cognitivos em testes de atenção, função executiva ou memória; no entanto, o manual destaca que esses testes não seriam suficientemente sensíveis ou específicos para servir de índices diagnósticos (APA, 2014).

Barkley, em revisão de estudos com o WCST em amostras com crianças com TDAH, não encontrou associação significativa entre TDAH e problemas com a flexibilidade cognitiva e mudança de postura (Barkley, 2008). O que se encontra com relativa frequência não é a incapacidade de identificar a regra, mas de aderir a ela (Barkley, 2008).

Capítulo 12 ■ Transtorno de déficit de atenção/hiperatividade **135**

As evidências mais convincentes no TDAH referem-se às dificuldades na autorregulação da motivação – em especial a persistência do esforço (Barkley, 2008). Como é possível ver no caso em questão, houve verbalização de que a tarefa do WCST era chata, evidenciando significativa redução no engajamento a partir da segunda metade do teste. Apesar disso, apresentou boa capacidade de se adaptar à tarefa (completar a primeira categoria), embora com leve dificuldade em apreender e aprender mudanças de *setting*.

Habilidades visuoperceptivas, visuoespaciais e visuoconstrutivas

Encontrou-se na faixa média inferior a habilidade de criação de conceitos a partir de visuopercepção (Conceitos Figurativos). Houve necessidade constante de manejo comportamental.

Apresentou desempenho na faixa limítrofe em rastreio de material pictórico, por meio do estabelecimento de relações parte-todo, em tarefa que recrutou a identificação de partes ausentes nas figuras disponibilizadas (Completar Figuras). Qualitativamente, evidenciou dificuldade semântica durante a emissão de respostas.

A capacidade de visuoconstrução espacial sob pressão de tempo (Cubos), apesar de estar adequada em termos de escore, evidenciou, durante a execução da atividade, dificuldade em aceitar as regras e os erros cometidos por impulsividade (falha em automonitoramento).

Em atividade visuoconstrutiva gráfica (Figuras Complexas de Rey – etapa de cópia), apresentou, qualitativamente, dificuldade de planejamento visuoespacial gráfico, mas esteve na faixa média. Segundo o índice da WISC-IV, a organização perceptual esteve adequada.

QUADRO 4	Desempenho em habilidades visuoperceptivas, visuoespaciais e visuoconstrutivas.	
Teste	**Classificação**	**Comentário**
Conceitos Figurativos (WISC-IV)	Média inferior	Desempenho levemente rebaixado. Houve necessidade constante de manejo comportamental.
Completar Figuras (WISC-IV)	Limítrofe	Desempenho rebaixado. Evidenciou dificuldade semântica durante emissão de respostas.

continua

136 Neuropsicologia na infância e na adolescência: casos clínicos em psicopatologias

QUADRO 4	Desempenho em habilidades visuoperceptivas, visuoespaciais e visuoconstrutivas. *(Continuação)*	
Teste	**Classificação**	**Comentário**
Cubos (WISC-IV)	Média	Desempenho adequado; no entanto, enfrentou dificuldade em aceitar as regras e erros cometidos por impulsividade (falha em auto monitoramento).
Índice de Organização Perceptual (WISC-IV)	Média	Desempenho adequado.
Figuras Complexas de Rey (cópia)	Média	Qualitativamente, dificuldade de planejamento visuoespacial gráfico

Verificou-se que, mesmo em subteste com desempenho na média, como Cubos, houve necessidade de manejo comportamental, por dificuldade em manter conduta de acordo com as regras. Embora sem consenso, muitos pesquisadores referem que crianças com TDAH têm dificuldade com adesão a regras e instruções (Barkley, 2008).

Evidenciou pobre planejamento visuoespacial gráfico, apesar de rendimento mediano. Alguns estudos apontam pouca coordenação motora no TDAH (Barkley, 2008). Aqui encontramos dificuldade de organização e planejamento. Houve agitação motora e verbalização – "não consigo ficar parado" –, como vimos anteriormente.

A agitação (atividade motora excessiva) descrita quando a criança começa a andar tem de ser vista com cuidado, uma vez que é difícil distinguir sintomas do comportamento normal que é altamente variável antes dos quatro anos de idade (APA, 2014). Ademais, agitação e desatenção podem ser encontradas em transtornos de ansiedade. Diferentemente no TDAH, o sintoma não está associado a preocupação e ruminação (APA, 2014).

Linguagem

Apresentou amplitude do vocabulário (Vocabulário) rebaixada, com dificuldade de expressão de ideias. A compreensão de situações sociais (Compreensão) esteve rebaixada. A fluência verbal semântica (Animais) esteve significativamente rebaixada. A fluência verbal ortográfica (FAS) esteve rebaixada, e encontrou-se baixa velocidade de emissão de respostas.

Capítulo 12 ▪ Transtorno de déficit de atenção/hiperatividade 137

QUADRO 5	Desempenho em linguagem.	
Teste	**Classificação**	**Comentário**
Vocabulário (WISC-IV)	Limítrofe	Desempenho rebaixado, com dificuldade de expressão de ideias.
Compreensão (WISC-IV)	Limítrofe	Desempenho rebaixado, com dificuldade de expressão de ideias.
Índice de Compreensão Verbal (WISC-IV)	Média inferior	Desempenho levemente rebaixado.
Animais	Deficitária	Desempenho significativamente rebaixado.
FAS	Limítrofe	Desempenho rebaixado.

Atrasos leves no desenvolvimento linguístico, motor ou social não são específicos do TDAH, mas costumam ser comórbidos (APA, 2014), e alguns estão presentes no caso avaliado.

Memória

Paciente apresentou desempenho rebaixado em memorização verbal imediata (RAVLT), exibindo curva de aprendizagem tendendo à estabilização, ou seja, com pobre benefício da repetição. Na etapa de evocação após interferência, apresentou desempenho rebaixado. Na etapa de evocação tardia, obteve desempenho rebaixado para a idade. Qualitativamente houve perda de informações com o passar do tempo. O reconhecimento por confrontação de material previamente exposto esteve adequado (demonstrando que se beneficia de pistas no resgate mnêmico), embora com elevada emissão de falsos-positivos.

A memória operacional, segundo índice da WISC-IV, esteve na faixa média inferior. Em tarefa de resgate de informação visuoespacial gráfica (Figuras Complexas de Rey), emitiu desempenho rebaixado, na faixa limítrofe. Assim, verificou-se queda do desempenho sugestiva de influência de dificuldade de organização/planejamento.

QUADRO 6	Desempenho dos processos mnésicos.	
Teste	**Classificação**	**Comentário**
Índice de Memória Operacional (WISC-IV)	Média inferior	Desempenho levemente rebaixado.

continua

Neuropsicologia na infância e na adolescência: casos clínicos em psicopatologias

QUADRO 6	Desempenho dos processos mnésicos. *(Continuação)*	
Teste	**Classificação**	**Comentário**
Figuras Complexas de Rey (memória)	Limítrofe	Desempenho rebaixado. Verificou-se queda do desempenho sugestiva de influência de dificuldade de organização/planejamento.
Memória Imediata (RAVLT)	Limítrofe	Desempenho rebaixado.
Memória após Interferência (RAVLT)	Limítrofe	Desempenho rebaixado.
Memória Tardia (RAVLT)	Limítrofe	Desempenho rebaixado.
Reconhecimento (RAVLT)	Média	Desempenho adequado, embora com elevada emissão de falsos-positivos.

Houve rebaixamento da curva de aprendizagem frente ao esperado para idade, e, mesmo na etapa de reconhecimento, apresentou elevado número de falsos-positivos, indicando dificuldade em filtrar informações. A queda no desempenho na etapa de memória das figuras de Rey sugere evidência de impacto da falta de organização na etapa prévia de cópia.

Habilidades acadêmicas

Mediante administração do Teste de Desempenho Escolar (TDE), encontrou-se rebaixamento em escrita e cálculo segundo critérios de escolaridade. Em provas verbais de cálculos matemáticos (Aritmética – WISC-IV), exibiu desempenho na faixa média inferior.

QUADRO 7	Desempenho em habilidades acadêmicas.	
Teste	**Classificação**	**Comentário**
Escrita (TDE)	Inferior	Desempenho rebaixado.
Aritmética (TDE)	Inferior	Desempenho rebaixado.
Leitura (TDE)	Média	Desempenho adequado.
Aritmética (WISC-IV)	Média inferior	Desempenho levemente rebaixado.

No exame das habilidades acadêmicas, observou-se dificuldade em escrita e aritmética. Retomando o desempenho em outras tarefas nessa bateria, é esperado que rebaixamentos em diferentes funções cognitivas afetem o aprendizado. Especialmente podemos destacar a dificuldade de coordenação motora, de impulsos e planejamento visual, afetando a escrita e a falha em memória operacional, atenção e flexibilidade, afetando a aritmética.

Domínio afetivo-emocional

No TAT, demonstrou capacidade de percepção e inferência de estados emocionais do outro, apesar de pobre elaboração: o estímulo é percebido, pouco analisado, e já recebe uma resposta que desencadeia diferentes ideias que, muitas vezes, se contrapõem (quando questionado, escolhe uma das versões). Tende a ignorar itens circundantes das figuras e adota postura de retraimento e defesa mediante o uso de histórias de filmes e jogos. Há predominância de temas com conteúdo fantástico, agressivo e de medo (terror). Demonstrou preocupação com condição financeira e *status* de poder como forma de colocação no mundo e resolução de intimidações vindas do ambiente. Evidenciou dificuldade em lidar com a frustração, com dificuldade no manejo da própria agressividade, tendendo a ter impulsos vingativos. Houve indicativos de autopercepção marcada por autoestima rebaixada. Tem preocupação em crescer, como esperança de finalizar conflitos interpessoais.

As Pirâmides Coloridas de Pfister evidenciaram tendência à atitude displicente. Demonstrou falta de elementos estabilizadores para o gerenciamento de tensão e conflitos. Instrumento apontou indicativos de depressão.

No HTP, apresentou maior engajamento. A análise de suas produções indicou sentimento de vazio, tendência ao retraimento, relutância em estabelecer contato com o ambiente, afastamento das trocas interpessoais (com reserva nas relações) e timidez. Tende a ter senso prático, voltado para o essencial. Tem dificuldade de enfrentar o medo, apego a conflitos e predominância da vida instintiva. Vivencia inquietude motora, com tendência a reagir com agressividade. Há sentimento de inferioridade, ansiedade e culpa. Demonstra falta de controle, indisciplina, excitação e dificuldade em relacionamentos pessoais. Apresenta atitude evasiva, problemas de relacionamento afetivo, conflitos, dificuldade de coordenação de impulsos, perda de controle, comportamento impulsivo, rigidez, tensão e sentimento de culpa.

QUADRO 8	Domínio afetivo-emocional.
Teste	**Informações fornecidas**
TAT	Capacidade de percepção e inferência de estados emocionais do outro, embora com pobre elaboração. Tende a ignorar itens circundantes das figuras e adota postura de retraimento e defesa mediante o uso de histórias de filmes e jogos. Há predominância de temas com conteúdo fantástico, agressivo e de medo (terror). Demonstrou preocupação com condição financeira e *status* de poder. Evidenciou dificuldade em lidar com a frustração, com dificuldade no manejo da própria agressividade, tendendo a ter impulsos vingativos. Autoestima rebaixada. Tem preocupação em crescer, como esperança de finalizar conflitos interpessoais.
Pfister	Tendência à atitude displicente. Demonstrou falta de elementos estabilizadores para o gerenciamento de tensão e conflitos. Instrumento apontou indicativos de depressão.
HTP	Sentimento de vazio, tendência ao retraimento, relutância em estabelecer contato com o ambiente, afastamento das trocas interpessoais e timidez. Tende a ter senso prático. Tem dificuldade de enfrentar o medo, apego a conflitos e predominância da vida instintiva. Vivencia inquietude motora, com tendência a reagir com agressividade. Há sentimento de inferioridade, ansiedade e culpa. Demonstra falta de controle, indisciplina, excitação e dificuldade em relacionamentos pessoais. Apresenta atitude evasiva, problemas de relacionamento afetivo, conflitos, dificuldade de coordenação de impulsos, perda de controle, comportamento impulsivo, rigidez, tensão e sentimento de culpa.

Menores níveis de inibição comportamental, de controle à base de esforço ou de contenção, afetividade negativa e/ou maior busca por novidades, não são específicos do TDAH, mas podem ser encontrados, além de que podem existir atitudes de oposição secundárias em relação a tarefas escolares ou de alta exigência mental (APA, 2014). A avaliação do domínio afetivo-emocional aponta nessa direção. Verificamos dificuldade no encadeamento de ideias, no processamento dessas informações e na maneira de lidar com situações conflituais.

Capítulo 12 ■ Transtorno de déficit de atenção/hiperatividade   141

CASO CLÍNICO 2

Identificação: sexo feminino, 11 anos, cursando o 5º ano do ensino fundamental, destra.

Queixa: queixa de comportamento desatento desde o início do processo de alfabetização.

Gestação e parto: adotada com 1 ano (não constam informações anteriores, mas a mãe supõe que tenha nascido prematura, por conta de permanência em UTI neonatal).

Desenvolvimento neuropsicomotor: recebeu estimulação desde o primeiro ano e alcançou os principais marcos do desenvolvimento neuropsicomotor dentro da normalidade.

Escolarização: não enfrentou dificuldade durante alfabetização, mas tem dificuldade em matemática, queixas em decorar a tabuada e fazer contas de cabeça. Conforme relatório escolar, às vezes não efetua adequadamente as correções, esquece passos de contas e costuma desistir dos exercícios.

Socialização: tem bom relacionamento com colegas.

Conduta: segundo a mãe, tem dificuldade em manter concentração nas tarefas, começa e não termina sem auxílio, pois dispersa; esquece recados e comandos; agitação psicomotora.

Acompanhamentos e diagnósticos anteriores: não constam.

Sono: sem queixas.

Alimentação: sem queixas.

Antecedentes pessoais: provável prematuridade.

Antecedentes familiares: não constam.

Exames anteriores: não constam.

Medicamentos em uso: nenhum.

Exame clínico/psíquico

Na ocasião do exame psíquico, apresentava-se em bom estado geral, com vestes compostas, fácies atípica, vígil. Foi colaborativa ao exame. Realizou contato visual adequado. Estabeleceu bom contato (conversou bem e interagiu adequadamente). Demonstrou ansiedade. Inteligência, memória, compreensão e crítica adequadas. Humor estável. Afetiva. Grafismo adequado. Linguagem expressiva e compreensiva adequadas. Não se observaram distúrbios sensoperceptivos.

Aqui temos o caso de uma menina de onze anos, com queixa de desatenção. Pelo histórico de escolarização, poder-se-ia aventar a hipótese diagnóstica de discalculia, dado que a maior queixa escolar se refere ao desempenho na habilidade acadêmica de aritmética. Inclusive, o provável histórico de prematuridade é fator de risco para dificuldades de aprendizado.

Avaliação neuropsicológica

Número de sessões: cinco sessões de aproximadamente uma hora cada, uma de entrevista para coleta de dados de histórico e quatro de avaliação com a criança.

Instrumentos: Escala Wechsler de Inteligência para Crianças, 4ª edição (WISC-IV), Teste Wisconsin de Classificação de Cartas (WCST), Teste das Figuras Complexas de Rey, Teste de Desempenho Escolar (TDE), Teste de Apercepção Temática (TAT), As Pirâmides Coloridas de Pfister (versão para crianças e adolescentes), testes específicos para avaliação das funções cognitivas a seguir descritas e observação do desempenho nas tarefas administradas.

Diferentes instrumentos foram selecionados para a cobertura das principais funções cognitivas associadas ao aprendizado e à conduta.

Resultados

Eficiência intelectual

Por meio da Escala Wechsler de Inteligência para Crianças, 4ª edição (WISC-IV), obteve-se quociente de inteligência na faixa média, indicando inteligência normal.

QUADRO 9	Eficiência intelectual aferida.	
Teste	Classificação	Comentário
WISC-IV	Média	Nível de inteligência normal.

Aferiu-se inteligência normal.

Processos atencionais

No subteste Dígitos da WISC-IV, paciente esteve na faixa de classificação média, alcançando em dígitos diretos 5 dígitos e 3 dígitos na versão indireta. No subteste Sequência Números e Letras (WISC-IV), sua classificação foi média inferior. Comparando com o desempenho no subteste Dígitos, pode-se observar leve queda no rendimento em tarefas que envolvem memória de trabalho.

Em Códigos (WISC-IV), obteve performance na faixa limítrofe, indicando redução da capacidade de ação com agilidade (velocidade de execução) associada a componente motor, e cometeu um erro.

Em Procurar Símbolos (WISC-IV), obteve desempenho na faixa média superior e cometeu um erro por julgamento incorreto.

No Trail Making Test, na primeira fase (A) houve desempenho adequado e sem erros. Na etapa seguinte (B), houve desempenho adequado, e cometeu dois erros.

QUADRO 10	Desempenho dos processos atencionais.	
Teste	**Classificação**	**Comentário**
Dígitos (WISC-IV)	Média	Dígitos diretos com *span* de 5 e dígitos indiretos com *span* de 3.
Sequência Números e Letras (WISC-IV)	Média inferior	Desempenho levemente rebaixado.
Código (WISC-IV)	Limítrofe	Desempenho rebaixado. Cometeu um erro.
Procurar Símbolos (WISC-IV)	Média superior	Desempenho satisfatório. Cometeu um erro.
Trail Making Test – etapa A	Média	Desempenho adequado. Sem erros.
Trail Making Test – etapa B	Média	Desempenho adequado. Com um erro.

Temos uma oscilação no rendimento em diferentes tarefas.

Funções executivas

Verificou-se que a capacidade de categorização com raciocínio verbal (Semelhanças) esteve na faixa média. A capacidade de estabelecimento de relações (Raciocínio Matricial) entre elementos visuais (raciocínio visual) esteve na faixa média.

Mediante dados fornecidos pelo WCST, observou-se boa capacidade em se adaptar à tarefa (completar a primeira categoria), de aprender com a experiência e apreender mudanças de *setting*, demonstrando capacidade de flexibilidade cognitiva. No entanto, enfrentou dificuldade significativa em manter o contexto.

Conforme índice da WISC-IV, a velocidade de processamento esteve na faixa média. Por fim, conforme desempenho no teste Stroop, a capacidade de inibir comportamento preponentes, ou seja, de controle inibitório, esteve adequada.

QUADRO 11 Desempenho em funções executivas.

Teste	Classificação	Comentário
Semelhanças (WISC-IV)	Média	Desempenho adequado.
Raciocínio Matricial (WISC-IV)	Média	Desempenho adequado.
Índice de Velocidade de Processamento (WISC-IV)	Média	Desempenho adequado.
Stroop (Erros)	Média	Desempenho adequado.
Stroop (Tempo)	Média	Desempenho adequado.
Percentual de Erros (WCST)	Média superior	Desempenho satisfatório.
Percentual de Respostas Perseverativas (WCST)	Média	Desempenho adequado.
Percentual de Erros Perseverativos (WCST)	Média	Desempenho adequado.
Percentual de Erros Não Perseverativos (WCST)	Média superior	Desempenho satisfatório.
Percentual de Respostas de Nível Conceitual (WCST)	Média superior	Desempenho satisfatório.
Número de Categorias Completadas (WCST)	Bom	Desempenho satisfatório.
Ensaios para Completar a Primeira Categoria (WCST)	Bom	Desempenho satisfatório.
Fracasso em Manter o Contexto (WCST)	Prejuízo	Desempenho significativamente rebaixado. Efetuou sete fracassos em manter o contexto.
Aprendendo a Aprender (WCST)	Bom	Desempenho satisfatório.

Em tarefa de esforço contínuo e monótono, enfrentou dificuldade significativa em manter o contexto. Em outras palavras, em tarefas mais "rápidas", tem desempenho muitas vezes adequado. No entanto, quando o esforço precisa ser mantido ao longo do tempo, efetua vários fracassos na manutenção do automonitoramento. São informações importantes a serem consideradas.

Habilidades visuoperceptivas, visuoespaciais e visuoconstrutivas

Encontrou-se na faixa média superior a habilidade de criação de conceitos a partir de visuopercepção (Conceitos Figurativos). A capacidade de visuoconstrução espacial sob pressão de tempo (Cubos) esteve na faixa média inferior e qualitativamente foi perdendo o engajamento ao longo da tarefa.

Em atividade visuoconstrutiva gráfica (Figuras Complexas de Rey – etapa de cópia), apresentou, qualitativamente, dificuldade significativa de planejamento visuoespacial gráfico, permanecendo na faixa deficitária. Segundo o índice da WISC-IV, a organização perceptual esteve adequada.

QUADRO 12	Desempenho em habilidades visuoperceptivas, visuoespaciais e visuoconstrutivas.	
Teste	**Classificação**	**Comentário**
Conceitos Figurativos (WISC-IV)	Média superior	Desempenho satisfatório.
Cubos (WISC-IV)	Média inferior	Desempenho levemente rebaixado. Foi perdendo o engajamento ao longo da tarefa.
Índice Organização Perceptual (WISC-IV)	Média	Desempenho adequado.
Figuras Complexas de Rey (cópia)	Deficitária	Desempenho significativamente rebaixado. Houve dificuldade importante de planejamento visuoespacial gráfico.

Observou-se dificuldade em planejamento.

Linguagem

Apresentou amplitude do vocabulário (Vocabulário) adequada. A compreensão de situações sociais (Compreensão) esteve também adequada. A fluência verbal semântica (Animais) esteve na faixa média superior. A fluência verbal ortográfica (FAS) esteve na faixa média superior. O Índice de Compreensão Verbal da WISC-IV esteve na faixa média.

QUADRO 13	Desempenho em linguagem.	
Teste	**Classificação**	**Comentário**
Vocabulário (WISC-IV)	Média	Desempenho adequado.
Compreensão (WISC-IV)	Média	Desempenho adequado.
Índice de Compreensão Verbal (WISC-IV)	Média	Desempenho adequado.
Animais	Média superior	Desempenho satisfatório.
FAS	Média superior	Desempenho satisfatório.

Não foram encontradas dificuldades em linguagem.

Memória

Apresentou desempenho rebaixado em memorização verbal imediata (RAVLT), exibindo curva de aprendizagem crescente, embora de início lento (3, 5, 8, 10, 11). Na etapa de evocação após interferência, apresentou desempenho rebaixado. Na etapa de evocação tardia, esteve abaixo do esperado para a idade. Qualitativamente, houve perda de informações após interferência. O reconhecimento por confrontação de material previamente exposto esteve rebaixado.

A memória operacional, segundo índice da WISC-IV, esteve na faixa média. Em tarefa de resgate de informação visuoespacial gráfica (Figuras Complexas de Rey) emitiu, desempenho rebaixado, na faixa limítrofe. Assim, verificou-se queda do desempenho sugestiva de influência de dificuldade de organização/planejamento.

QUADRO 14	Desempenho dos processos mnésicos.	
Teste	Classificação	Comentário
Índice de Memória Operacional (WISC-IV)	Média	Desempenho adequado.
Figuras Complexas de Rey (memória)	Limítrofe	Desempenho rebaixado. Verificou-se queda do desempenho sugestiva de influência de dificuldade de organização/planejamento.
Memória Imediata (RAVLT)	Limítrofe	Desempenho rebaixado.
Memória após Interferência (RAVLT)	Limítrofe	Desempenho rebaixado.
Memória Tardia (RAVLT)	Limítrofe	Desempenho rebaixado.
Reconhecimento (RAVLT)	Limítrofe	Desempenho rebaixado.

Observa-se rebaixamento da curva de aprendizado.

Habilidades acadêmicas

Mediante administração do Teste de Desempenho Escolar (TDE), encontrou-se desempenho adequado em escrita, leitura e cálculo, segundo critérios de escolaridade. Em escrita, cometeu erros por não "cortar" a letra "t".

Em provas verbais de cálculos matemáticos (Aritmética – WISC-IV), exibiu desempenho na faixa média inferior.

QUADRO 15	Desempenho em habilidades acadêmicas.	
Teste	Classificação	Comentário
Escrita (TDE)	Média	Desempenho adequado. Cometeu erros por não "cortar" a letra "t".
Aritmética (TDE)	Média	Desempenho adequado.
Leitura (TDE)	Média	Desempenho adequado.
Aritmética (WISC-IV)	Média inferior	Desempenho levemente rebaixado.

148 Neuropsicologia na infância e na adolescência: casos clínicos em psicopatologias

Aqui temos uma discrepância entre o rendimento de aritmética no TDE e na WISC. Precisamos destacar que as tarefas são diferentes. No TDE, a tarefa é escrita, e na WISC a tarefa é verbal, ou seja, a resolução dos problemas ocorre mentalmente, sendo mais difícil.

Domínio afetivo-emocional

No TAT, demonstrou capacidade adequada de percepção e inferência de estados emocionais do outro (sugestivo de preservação de habilidade de metacognição – teoria da mente). O encadeamento de ideias foi adequado. Evidenciou pouca capacidade de realizar (justificada por carência de recursos – o problema é, assim, colocado fora) e busca por resolução de forma fantasiosa (sem estratégias válidas). Observa-se sentimento de culpa. Tem preocupação com *status*, crescimento e poder. Demonstra dificuldade em lidar com negativas e requer auxílio externo para o manejo de frustrações. Tem dificuldade em manter linha de raciocínio com o tempo, perdendo engajamento.

As Pirâmides Coloridas de Pfister evidenciaram desenvolvimento emocional em andamento (leve imaturidade). Apresenta bom controle (adaptação), boa capacidade de compreensão e empatia. Tem relativa (pouca) disposição para a produtividade (tendência à baixa energia), com diminuição da extroversão. No HTP, evidenciou dificuldade de organização, tendência a viver mais no mundo da fantasia que no da realidade. Verificaram-se insegurança, sentimento de inadequação, indecisão e dificuldade de compreensão da vida. Tem ambição maior que a capacidade de realização. Tem indicativos de ansiedade, carência e sentimento de culpa. Demonstra interesse pela aparência social (com tendência ao exibicionismo), com desejo de chamar atenção. Tem dificuldade em lidar com o crescimento.

QUADRO 16	Domínio afetivo-emocional.
Teste	**Informações fornecidas**
TAT	Capacidade adequada de percepção e inferência de estados emocionais do outro. Evidenciou pouca capacidade de realizar e busca por resolução de forma fantasiosa. Observa-se sentimento de culpa. Tem preocupação com *status*, crescimento e poder. Demonstra dificuldade em lidar com negativas e requer auxílio externo para o manejo de frustrações. Tem dificuldade em manter linha de raciocínio com o passar do tempo, perdendo engajamento.

continua

QUADRO 16	Domínio afetivo-emocional. *(Continuação)*
Teste	Informações fornecidas
Pfister	Desenvolvimento com leve imaturidade. Apresenta adaptação, boa capacidade de compreensão e empatia. Tem pouca disposição para a produtividade, com diminuição da extroversão.
HTP	Dificuldade de organização, tendência a viver mais no mundo da fantasia. Verificaram-se insegurança, sentimento de inadequação, indecisão e dificuldade de compreensão da vida. Tem ambição maior que a capacidade de realização. Tem indicativos de ansiedade, carência e sentimento de culpa. Demonstra tendência ao exibicionismo. Tem dificuldade em lidar com o crescimento.

Verificamos imaturidade no trato emocional, tendência à fantasia.

CONSIDERAÇÕES

Temos dois casos, o primeiro com características de hiperatividade/impulsividade e o segundo com características de desatenção. Costuma ser frequente o componente de hiperatividade estar mais presente nos meninos e o componente de desatenção mais presente nas meninas, como nos casos apresentados. No segundo caso, verificou-se, com relação às capacidades atencionais, leve tendência à queda no rendimento em tarefas com componente motor e memória operativa (manipulação mental de informações). Crianças com TDAH (tipo desatento) podem burlar testes psicológicos pela situação ser uma novidade e estimular o engajamento, por isso o uso de tarefas mais monótonas se torna interessante.

NOTA Definição na CID-11

O TDAH é caracterizado por um padrão persistente (pelo menos 6 meses) de desatenção e/ou hiperatividade-impulsividade, com início durante o período de desenvolvimento, geralmente do início à meia-infância. O grau de desatenção e hiperatividade-impulsividade está fora dos limites da variação normal esperada para a idade, e o nível de funcionamento intelectual interfere significativamente no funcionamento acadêmico, ocupacional ou social.

Desatenção refere-se à dificuldade significativa em manter a atenção para tarefas que não fornecem alto nível de estímulo ou recompensas frequentes, distração e problemas com a organização. Hiperatividade refere-se à atividade motora excessiva e dificuldades em permanecer parado, mais evidente em situações estruturadas que requerem autocontrole comportamental. A impulsividade é uma tendência a agir em resposta a estímulos imediatos, sem deliberação ou consideração dos riscos e consequências.

O equilíbrio relativo e as manifestações específicas de características desatentas e hiperativas-impulsivas variam entre os indivíduos e podem mudar ao longo do desenvolvimento. Para um diagnóstico de desordem, o padrão de comportamento deve ser claramente observável em mais de um cenário.

13

Transtornos motores

Conforme o DSM-5 (APA, 2014), têm-se duas grandes classes de transtornos motores: o transtorno do desenvolvimento da coordenação e o transtorno do movimento estereotipado. Este último abarca especificadores que determinam se o movimento é autolesivo, se é associado a alguma condição médica específica e qual a gravidade (leve, moderada ou grave).

O transtorno do desenvolvimento da coordenação possui quatro critérios diagnósticos: devem se encontrar abaixo do esperado para idade e para as oportunidades oferecidas à aquisição e à execução de habilidades motoras; o rebaixamento na aquisição e na execução de habilidades motoras deve interferir de forma significativa e persistente, com impacto nas atividades da vida diária, como autocuidado; o início dos sintomas ocorre precocemente no período de desenvolvimento e torna-se mais nítido conforme o recrutamento das habilidades motoras é mais exigido no avanço da idade, com habilidades expectadas para cada faixa etária associadas às disponibilidades ambientais para exposição e treino; e, em caráter de diagnóstico diferencial, os sintomas não podem ser bem explicados por uma deficiência intelectual, deficiência visual ou condição neurológica que comprometa os movimentos (como paralisia cerebral, distrofia muscular ou doença degenerativa).

Indivíduos com transtornos motores são descritos como desajeitados, derrubam e esbarram em objetos com facilidade (diferentemente da agitação psicomotora dos transtornos de déficit de atenção/hiperatividade). Verificam-se lentidão e imprecisão em atos motores como usar uma tesoura, cortar com uma faca, escrever ou andar de bicicleta. As dificuldades, obviamente, variam conforme a idade do paciente.

No geral, em crianças menores, observa-se atraso na aquisição dos principais marcos do desenvolvimento neuropsicomotor. São também descritas dificuldades como abotoar botões, amarrar sapato, manejar talheres e lavar o próprio cabelo.

Há outros termos que são utilizados como substitutos para o transtorno do desenvolvimento da coordenação: dispraxia da infância, transtorno do desenvolvimento específico da função motora e síndrome da criança desajeitada.

Observa-se frequentemente confusão entre os termos *apraxia* e *dispraxia*. No geral, convencionou-se a utilizar o termo *dispraxia* quando se trata de uma alteração no curso normal do desenvolvimento e o termo *apraxia* para injúrias no sistema nervoso que afetam a coordenação motora voluntária (ou seja, sob ordem). O termo *dispraxia* representa melhor a alteração ou atraso na integração práxica, considerando, inclusive, maior possibilidade de recuperação dada a plasticidade neural do cérebro jovem (Rotta, 2006).

Estima-se uma prevalência em crianças entre 5 e 11 anos de 5% a 6% e os meninos parecem mais afetados, com estimativas de 2:1 a 7:1 (APA, 2014). Podem ser considerados como fatores de risco a exposição pré-natal ao álcool, crianças pré-termo e com baixo peso ao nascer (APA, 2014). Sua base neural segue indefinida.

O diagnóstico é realizado mediante exame clínico do paciente, coleta de dados de histórico e aplicação de tarefas para a verificação das habilidades motoras. Nos dois primeiros passos, procura-se identificar o motivo da consulta, o início dos sintomas e sua progressão, além de investigar quadros que podem cursar com sintomatologia semelhante, com o objetivo de efetuar o diagnóstico diferencial. É possível que outros exames complementares sejam solicitados.

Durante a entrevista, o clínico pode pedir que a criança execute determinados gestos, requisitar um desenho e convidá-la a participar de atividades de imitação. Essas condutas podem fornecer informações sobre dificuldades ou pouca destreza em habilidades motoras.

Convencionalmente, indica-se a utilização de testes psicológicos como as Figuras Complexas de Rey e o Teste Gestáltico Visuomotor de Bender, para exame das habilidades visuoconstrutivas. Obviamente que o construto "coordenação motora" é bem mais amplo.

É possível iniciar a investigação por meio da solicitação de um desenho livre e depois passar para a cópia de figuras, a partir de instrumentos psicométricos padronizados (como Figuras de Rey e Bender). O subteste Cubos da WISC-IV é uma tarefa de visuoconstrução tridimensional, podendo ser levado em consideração.

O clínico deve usar como balizador a faixa etária da criança, por isso o uso das escalas de desenvolvimento é indicado, e, com o objetivo de efetuar o diagnóstico diferencial, outros instrumentos devem ser empregados. Ajuriaguerra e Marcelli (1986) distinguem dois grupos de criança. Em um deles identificam, apesar de permanecerem dentro do quadro de um desenvolvimento psicoafetivo sensivelmente normal, a presença de imaturidade e atitudes aquém da idade, com inibição nos contatos realizada, em parte, de maneira racional, a fim de evitar risos e gracejos de seus pares (Ajuriaguerra e Marcelli, 1986). O outro grupo, com perturbações mais profundas, tem dificuldades de contato mais significativas, acarretando o isolamento das outras crianças (Ajuriaguerra e Marcelli, 1986).

CASO CLÍNICO

Identificação: sexo masculino, 9 anos, cursando o 4º ano do ensino fundamental, destro.

Queixa: desinteresse por atividades escolares e dificuldade de interação social com seus pares.

Gestação e parto: nasceu a termo, parto cesáreo, sem intercorrências.

Desenvolvimento neuropsicomotor: principais marcos atingidos dentro da normalidade.

Escolarização: inicialmente apresentou dificuldade de adaptação ao ambiente escolar, chorando muito, com tendência ao isolamento e a não participar das atividades do grupo. Não enfrentou problemas durante o período de alfabetização. Escola não tem queixas quanto ao comportamento e ao rendimento acadêmico.

Socialização: tem poucos amigos na escola, não compartilha os mesmos interesses que seus colegas e não demonstra interesse em estudar, apesar do bom rendimento em termos de notas.

Conduta: pais descrevem a presença de dificuldade em arte e música; paciente não amarra cadarço, tem dificuldade no uso da tesoura e não consegue manejar todos os talheres durante a refeição. Apresenta dificuldade em lidar com suas emoções, com tendência a "explosões" quando frustrado. Família informa sobre ansiedade.

Acompanhamentos e diagnósticos anteriores: aos seis anos realizou exame de processamento auditivo central, que acusou alteração. Esteve em tratamento fonoterápico por um ano. Houve a hipótese diagnóstica prévia de transtorno do espectro autista.

Sono: demora em iniciar o sono.

Alimentação: apetite caprichoso.

Antecedentes pessoais: processamento auditivo central alterado.

Antecedentes familiares: nada digno de nota.

Exames anteriores: avaliação neuropsicológica anterior aferiu inteligência média, rebaixamento da velocidade de processamento e dos processos atencionais; dificuldade de cópia de figura complexa; oscilação no desempenho em tarefas de memória; pobre entendimento da intenção do outro, escala para autismo (não discriminada) com alteração (não especificada); dificuldade no automonitoramento de seu comportamento e na regulação da expressão afetiva; inabilidade social; apontou quadro de transtorno do espectro autista.

Medicamentos em uso: nenhum.

Exame clínico/psíquico

Na ocasião do exame psíquico, paciente apresentava-se em bom estado geral, com vestes compostas, fácies atípica, vígil e atento. Foi colaborativo ao exame e realizou contato visual adequado. Foi capaz de estabelecer bom contato, ou seja, conversou adequadamente, com boa capacidade de interação. A julgar pelo comportamento de roer unhas, tiques motores (movimento repetitivo dos dedos) e vocais (com a garganta), evidenciou ansiedade. Sua inteligência, memória, compreensão e crítica estiveram aparentemente adequadas. Seu humor esteve estável, embora com tendência a verbalizações de insegurança e desinteresse. Tanto a sua linguagem expressiva quanto a compreensiva estiveram adequadas. Demonstrou tendência à postura rígida, tímida e insegura, com pouca espontaneidade. Apresentou preocupação com a perfeição da execução de seu desenho (solicitado na situação) e buscou efetuar produção gráfica simétrica; apesar disso, verificou-se pobre desenvolvimento gráfico. Não se observam distúrbios sensoperceptivos.

Apresentamos um menino de 9 anos, cuja queixa dos pais se refere a desinteresse por atividades escolares e dificuldade de interação social com seus pares. Esteve em tratamento fonoaudiológico por conta de alteração de processamento auditivo central, quando o profissional aventou a hipótese diagnóstica de transtorno do espectro autista. A criança foi encaminhada à avaliação neuropsicológica (realizada anteriormente a esta que iremos apresentar), que aferiu inteligência média, rebaixamento da velocidade de processamento e dos processos atencionais; dificuldade de cópia de figura complexa; oscilação no desempenho em tarefas de memória; pobre entendimento da intenção do outro, escala para autismo (não discriminada) com alteração (não especificada); dificuldade no automonitoramento de seu comportamento e na regulação da expressão afetiva; inabilidade social; concluindo-se que os achados se referiam a um quadro de transtorno do espectro autista. A família procurou um psiquiatra infantil, que a orientou a fazer um novo laudo neuropsicológico.

Na ocasião do exame psíquico, encontramos informações relevantes, como indicativos de ansiedade, boa interação e pobre desenvolvimento gráfico.

Avaliação neuropsicológica

Número de sessões: cinco sessões de aproximadamente uma hora cada, uma de entrevista para coleta de dados de histórico e quatro de avaliação com o paciente.

Instrumentos: Escala Wechsler de Inteligência para Crianças, 4ª edição (WISC-IV), Teste Wisconsin de Classificação de Cartas (WCST), Teste Figuras das Complexas de Rey, Teste de Desempenho Escolar (TDE), Teste de Apercepção Temática (TAT), As Pirâmides Coloridas de Pfister (versão para crianças e adolescentes), Escala de Traços Autísticos (ATA), escala de desenvolvimento, testes específicos para a avaliação das funções cognitivas a seguir descritas e observação do desempenho nas tarefas administradas.

A escolha dos instrumentos procurou abarcar a hipótese diagnóstica prévia, as novas hipóteses diagnósticas que o exame psíquico permitiu aventar, e buscar o diagnóstico diferencial. Assim, temos um amplo repertório de instrumentos para verificar, a princípio, a possibilidade de transtorno do espectro autista, transtorno ansioso, transtorno motor e transtorno depressivo.

Resultados

Eficiência intelectual

Por meio da Escala Wechsler de Inteligência para Crianças, 4ª edição (WISC-IV), obteve-se quociente de inteligência na faixa média superior, indicando inteligência normal.

QUADRO 1	Eficiência intelectual aferida.	
Teste	**Classificação**	**Comentário**
WISC-IV	Média superior	Nível de inteligência normal.

Verificou-se inteligência normal. Esse resultado é compatível com informações do histórico acerca da ausência de queixa da escola com relação ao rendimento acadêmico. Por outro lado, indica possibilidade de autocrítica do paciente a respeito de possíveis dificuldades específicas ou de cunho afetivo-social e, portanto, de sofrimento psíquico.

Processos atencionais

No subteste Dígitos da WISC-IV, paciente esteve na faixa de classificação média superior, alcançando em dígitos diretos 7 dígitos e 3 dígitos na versão indireta. No subteste Sequência Letra e Número (WISC-IV), sua classificação foi média superior.

Em Códigos (WISC-IV), obteve performance na faixa média superior, indicando capacidade de ação com agilidade (velocidade de execução). Em Procurar Símbolos (WISC-IV), obteve desempenho semelhante.

No Trail Making Test (TMT), identifica-se a diferença de rendimento entre as etapas. Na primeira fase (A), houve desempenho adequado e sem erros. Na etapa seguinte (B), paciente demorou mais que o esperado para faixa etária e cometeu dois erros.

QUADRO 2	Desempenho dos processos atencionais.	
Teste	**Classificação**	**Comentário**
Dígitos (WISC-IV)	Média superior	Dígitos diretos com *span* de 7 e dígitos indiretos com *span* de 3. Evidenciou leve dificuldade com manipulação mental de informações (memória de trabalho).

continua

QUADRO 2	Desempenho dos processos atencionais. *(Continuação)*	
Teste	**Classificação**	**Comentário**
Sequência Letra e Número (WISC-IV)	Média superior	Desempenho satisfatório.
Código (WISC-IV)	Média superior	Desempenho satisfatório.
Procurar Símbolos (WISC-IV)	Média superior	Cometeu um erro por julgamento incorreto.
Trail Making Test – etapa A	Média	Não cometeu erros.
Trail Making Test – etapa B	Limítrofe	Cometeu dois erros. Observa-se que essa segunda etapa implica atividade com componente motor e recrutamento de memória operativa.

No subteste Dígitos, qualitativamente há indicativos de leve dificuldade com manipulação mental de informações (memória de trabalho), dada a discrepância entre a capacidade de estocagem de informação direta em relação à situação quando a informação precisa ser rearranjada.

Comparando o desempenho no subteste Dígitos com o subteste Sequência Letra e Número, pode-se levantar a hipótese de uma oscilação no rendimento em tarefas que envolvem memória de trabalho, uma vez que este último subteste implica sequenciamento de números e letras apresentados (paciente deve estar atento, memorizar e reordená-los), ou seja, requer maior esforço cognitivo.

No TMT qualitativamente, verificou-se queda na etapa recruta memória operativa (de trabalho) associada a componente motor sob pressão de tempo. Observando os diferentes desempenhos, tem-se, em termos gerais, adequação dos processos de atenção sustentada e alternada.

No entanto, observou-se queda no rendimento correlacionada à natureza da atividade. Em tarefas com componente motor associado à manipulação mental de informações, houve maior rebaixamento da velocidade de execução e da capacidade de automonitoramento (aumento do número de erros).

Funções executivas

Foram utilizados subtestes da escala WISC-IV, Stroop (versão Victoria) e o Teste Wisconsin de Classificação de Cartas (WCST). Verificou-se que a capacidade de categorização com raciocínio verbal (Semelhanças) esteve satisfatória e que a capacidade de estabelecimento de relações (Raciocínio Matricial) entre elementos visuais (raciocínio visual) esteve adequada.

Mediante dados fornecidos pelo WCST, observou-se que paciente apresentou boa capacidade em se adaptar à tarefa (completar a primeira categoria), boa capacidade de aprender com a experiência e em apreender mudanças de *setting*, demonstrando capacidade de flexibilidade cognitiva. Paciente também conseguiu manter o contexto frente ao esperado para idade. No entanto, verificou-se tendência a perseverar apesar de *feedback* do ambiente. Assim, sugere pouca habilidade na criação de estratégias.

Conforme índice da WISC-IV, a velocidade de processamento esteve satisfatória.

Por fim, conforme desempenho no teste Stroop, a capacidade de inibir comportamento preponentes, ou seja, de controle inibitório, esteve adequada.

QUADRO 3	Desempenho em funções executivas.	
Teste	**Classificação**	**Comentário**
Semelhanças (WISC-IV)	Muito superior	Desempenho satisfatório.
Raciocínio Matricial (WISC-IV)	Média	Verbalizou preocupação com simetria dos elementos.
Índice de Velocidade de Processamento (WISC-IV)	Média superior	Desempenho satisfatório.
Stroop (Erros)	Média	Desempenho adequado.
Stroop (Tempo)	Média	Desempenho adequado.
Percentual de Erros (WCST)	Média superior	Desempenho satisfatório.
Percentual de Respostas Perseverativas (WCST)	Limítrofe	Desempenho rebaixado.
Percentual de Erros Perseverativos (WCST)	Limítrofe	Desempenho rebaixado.
Percentual de Erros Não Perseverativos (WCST)	Média superior	Desempenho satisfatório.

continua

QUADRO 3 | Desempenho em funções executivas. (*Continuação*)

Teste	Classificação	Comentário
Percentual de Respostas de Nível Conceitual (WCST)	Média superior	Desempenho satisfatório.
Número de Categorias Completadas (WCST)	Bom	Desempenho satisfatório.
Ensaios para Completar a Primeira Categoria (WCST)	Bom	Desempenho satisfatório.
Fracasso em Manter o Contexto (WCST)	Bom	Desempenho satisfatório.
Aprendendo a Aprender (WCST)	Bom	Desempenho satisfatório.

No exame das funções executivas, verificou-se tendência a perseverar, apesar de *feedback* do ambiente. Assim, sugere pouca habilidade na criação de estratégias – o que pode explicar as situações de "explosões" (como relatadas pelos pais) diante de situações de frustração.

Aqui, novamente (como no desenho livre solicitado na ocasião do primeiro contato), a criança também emitiu preocupação com a simetria.

Habilidades visuoperceptivas, visuoespaciais e visuoconstrutivas

Alguns subtestes da WISC-IV e o Teste das Figuras Complexas de Rey foram utilizados para o exame das habilidades visuoperceptivas, visuoespaciais e visuoconstrutivas. Encontrou-se satisfatória habilidade de criação de conceitos a partir de visuopercepção (Conceitos Figurativos).

A capacidade de visuoconstrução espacial sob pressão de tempo (Cubos), apesar de estar adequada em termos de escore, evidenciou, durante a execução da atividade, que paciente tem significativa dificuldade com a destreza do movimento de pinça (uso do dedo indicador e polegar) para posicionar os cubos. Ao longo da tarefa, efetuou verbalizações como recurso para organizar montagens, como forma de apoio e de direcionamento. Outra observação foi que, conforme gastou mais tempo em cada etapa, passou a se preocupar com o tempo e a demonstrar aumento do nível de ansiedade.

Em atividade visuoconstrutiva gráfica (Figuras Complexas de Rey – etapa de cópia), paciente apresentou, qualitativamente, dificuldade significativa de planejamento visuoespacial gráfico, efetuando distorções e omissões, o que comprometeu a cópia dos elementos e rebaixou o escore.

Segundo o índice da WISC-IV, a organização perceptual esteve adequada. Observou-se, dessa maneira, maior dificuldade no comportamento motor.

QUADRO 4	Desempenho em habilidades visuoperceptivas, visuoespaciais e visuoconstrutivas.	
Teste	**Classificação**	**Comentário**
Conceitos Figurativos (WISC-IV)	Média superior	Desempenho satisfatório.
Cubos (WISC-IV)	Média	Houve dificuldade no manejo do movimento de pinça (dedo indicador e polegar) para posicionar os cubos. Ao longo da tarefa, fez uso de verbalizações como recurso para organizar montagens. Conforme gastou mais tempo em cada etapa, passou a se preocupar com o tempo e demonstrou ansiedade.
Índice de Organização Perceptual (WISC-IV)	Média	Desempenho adequado.
Figuras Complexas de Rey (cópia)	Deficitária	Dificuldade significativa de planejamento visuoespacial gráfico, efetuando distorções e omissões, o que comprometeu o andamento da cópia dos elementos.

Nesta seção, as dificuldades parecem ficar mais nítidas. Criança evidenciou dificuldade em execução de movimento de pinça e dificuldade de planejamento espacial gráfico. Diante de tais dificuldades, houve, inclusive, aumento da ansiedade.

Linguagem

Optou-se pelo uso de subtestes da WISC-IV e testes de fluência verbal (Animais e FAS). Apresentou amplitude do vocabulário (Vocabulário) satisfatória.

A compreensão de situações sociais (Compreensão) e a fluência verbal semântica (Animais) estiveram adequadas. A fluência verbal ortográfica (FAS) esteve levemente rebaixada, e encontrou-se baixa velocidade de emissão de respostas.

QUADRO 5 | Desempenho em linguagem.

Teste	Classificação	Comentário
Vocabulário (WISC-IV)	Superior	Desempenho satisfatório. Presença de tiques motores.
Compreensão (WISC-IV)	Média	Desempenho adequado.
Índice de Compreensão Verbal (WISC-IV)	Superior	Desempenho satisfatório.
Animais	Média superior	Desempenho satisfatório.
FAS	Média inferior	Desempenho levemente rebaixado.

Aqui, informações na execução são dignas de nota. Há presença de tiques motores em tarefa de ditado e dificuldade na velocidade de emissão de respostas sob pressão de tempo (FAS).

Memória

Contou-se com subtestes da WISC-IV, Teste das Figuras Complexas de Rey (etapa de memória) e o RAVLT.

Paciente apresentou desempenho adequado em memorização verbal imediata (RAVLT), exibindo curva de aprendizagem crescente. Na etapa de evocação após interferência, apresentou bom desempenho. Na etapa de evocação tardia, esteve levemente abaixo do esperado para a idade. Qualitativamente houve perda de informações com o passar do tempo. O reconhecimento por confrontação de material previamente exposto esteve adequado.

A memória operacional, segundo índice da WISC-IV, esteve satisfatória. Em tarefa de resgate de informação visuoespacial gráfica (Figuras Complexas de Rey), emitiu desempenho levemente rebaixado, porém superior ao obtido em etapa de cópia.

Neuropsicologia na infância e na adolescência: casos clínicos em psicopatologias

QUADRO 6	Desempenho dos processos mnésicos.	
Teste	**Classificação**	**Comentário**
Índice de Memória Operacional (WISC-IV)	Média superior	Desempenho satisfatório.
Figuras Complexas de Rey (memória)	Média inferior	Verificou-se melhora do desempenho sugestiva de efeito do treino (assim, tem dificuldade em se adaptar a uma nova tarefa gráfica e demanda tempo de treino em razão de dificuldades motoras e de organização/planejamento).
Memória Imediata (RAVLT)	Média	Desempenho adequado.
Memória após Interferência (RAVLT)	Média	Desempenho adequado.
Memória Tardia (RAVLT)	Média inferior	Desempenho levemente rebaixado.
Reconhecimento (RAVLT)	Média	Desempenho adequado.

No Teste das Figuras de Rey – etapa de resgate de informação (memória), houve melhora no desempenho indicativa de efeito do treino (assim, demanda tempo de treino em razão de dificuldade motora e de organização/planejamento). No resgate de informações verbais, houve queda no rendimento ao longo do tempo (sugestivo de cansaço).

Habilidades acadêmicas

Mediante a administração do Teste de Desempenho Escolar (TDE) encontrou-se adequação em escrita, leitura e cálculo, segundo critérios de idade e escolaridade.

QUADRO 7	Desempenho em habilidades acadêmicas.	
Teste	**Classificação**	**Comentário**
Escrita (TDE)	Superior	Desempenho satisfatório.
Aritmética (TDE)	Média	Desempenho adequado.
Leitura (TDE)	Superior	Desempenho satisfatório.

Verificaram-se habilidades escolares adequadas.

Escalas específicas

Com o objetivo de efetuar o diagnóstico diferencial, escolheu-se aplicar a Escala de Traços Autísticos (ATA), para rastreio de sintomas do espectro autista. Nessa escala, paciente esteve abaixo do ponto de corte. Verificaram-se comportamentos de excitação motora, birra e raiva passageira, resistência a mudanças, presença de ideias de contaminação (tem nojos, o que ainda o atrapalha na auto-higiene após a evacuação); tem preocupação com simetria; dificuldade motora para se alimentar; cansa-se com facilidade; insiste em ser ajudado; tem tendência à passividade e dificuldade com frustrações; é barulhento e demonstra resistência à dor.

Outra escala utilizada visou ao exame do comportamento adaptativo. Nela, paciente apresentou quociente de desenvolvimento total na faixa de classificação déficit médio a moderado, e encontraram-se maiores dificuldades em autonomia e independência (atividades da vida diária) e em habilidades de socialização.

QUADRO 8 Desempenho em escalas específicas.

Teste	Classificação	Comentário
ATA	Abaixo do ponto de corte	Verificaram-se comportamentos de excitação motora, birra e raiva passageira, resistência a mudanças, presença de ideias de contaminação (tem nojos, o que ainda o atrapalha na auto-higiene após a evacuação); tem preocupação com simetria; dificuldade motora para se alimentar; cansa-se com facilidade; insiste em ser ajudado; tem tendência à passividade e dificuldade com frustrações; é barulhento e demonstra resistência à dor.
Comunicação (Vineland)	Média superior	Desempenho satisfatório.
Atividades da Vida Diária (Vineland)	Déficit grave a profundo	Desempenho prejudicado.
Socialização (Vineland)	Déficit médio a moderado	Desempenho rebaixado a prejudicado.
Quociente de desenvolvimento total (Vineland)	Déficit médio a moderado	Desempenho rebaixado a prejudicado.

Esteve abaixo do ponto de corte na ATA, e verificou-se dificuldade importante em atividades da vida diária, seguidas por socialização.

Domínio afetivo-emocional

Diferentes instrumentos foram utilizados para a avaliação do domínio afetivo-emocional: HTP, Teste de Apercepção Temática (TAT) e As Pirâmides Coloridas de Pfister (versão crianças e adolescentes).

No TAT, paciente demonstrou capacidade adequada de percepção e inferência de estados emocionais do outro. Tem elevada preocupação com o social (julgamento de seus pares). Tende a buscar na figura materna apoio na resolução de conflitos diários. Recorre à fantasia como forma de resolver situações e demonstra que sente necessidade de ajuda. Indica que o ambiente escolar é considerado frustrante e desconfortável, com tendência a evitá-lo.

As Pirâmides Coloridas de Pfister evidenciaram que paciente tem curiosidade e tentativa de resolver algumas questões instintuais, como a própria agressividade, mediante recurso intelectual. Apresenta adequado controle de impulsos e capacidade de compreensão e empatia, com interesse por relacionamentos. Tem tendência à passividade e à obsessão, como forma de compensar sentimento de tristeza (e provavelmente de insegurança). É criativo e busca produzir coisas. Tem redução da capacidade de estabilidade emocional e tendência à introversão, com busca por situações menos estimulantes. Houve indicativos de imaturidade.

No HTP, evidenciou dificuldade nos contatos sociais, com tendência à fuga. Verificou-se presença frequente de sentimento de inadequação e insegurança. Tem vontade de ser reconhecido e notado, como forma de compensar sentimento de inferioridade. Demonstra preocupação com detalhes, tendência à expansão, com valorização do aspecto externo. Houve indicativos de baixa autoestima e sensação de que os impulsos corporais são ameaçadores e que requerem maior necessidade de defesa contra esses impulsos por meio do controle intelectual. Paciente tem boa aceitação de si mesmo, com valorização da inteligência e postura curiosa diante do mundo. No entanto, dá ênfase à fantasia como fonte de satisfação. Apresenta timidez e sensação de desamparo, com receio de não agradar.

QUADRO 9	Domínio afetivo-emocional.
Teste	**Informações fornecidas**
TAT	Capacidade adequada de percepção e inferência de estados emocionais do outro (sugestivo de preservação de habilidade de metacognição – teoria da mente). Encadeamento de ideias adequado e coerente.
	Evidenciou sensação de inadequação (como se algo apresentasse mau funcionamento), elevada preocupação com o social e com o julgamento de seus pares. Procura apoio na figura materna, para resolução de conflitos cotidianos. Recorre à fantasia como forma de resolver situações e demonstra que sente necessidade de ajuda. Indica que o ambiente escolar é considerado frustrante e desconfortável, com tendência a evitá-lo. Verificam-se curiosidade e tentativa de resolver algumas questões instintuais, como a própria agressividade, mediante recurso intelectual.
Pfister	Estrutura de montagem denotou bom nível intelectual. Houve adequado controle de impulsos e capacidade de compreensão e empatia, com interesse por relacionamentos. Observou-se tendência à passividade e à obsessão, como forma de compensar sentimento de tristeza e de insegurança. Boa capacidade criativa. Dificuldade com estabilidade emocional e tendência à introversão e ao isolamento. Indicativos de imaturidade.
HTP	Dificuldade nos contatos sociais, com tendência à fuga. Houve presença frequente de sentimento de inadequação e insegurança. Gostaria de ser reconhecido e notado, com intenção de compensar sentimento de inferioridade. Houve indicativo de imaturidade, observada na forma como representa a realidade, semelhante a crianças menores. Tem preocupação com detalhes e valorização do aspecto externo. Houve indicativos de baixa autoestima e sensação de que os impulsos corporais são ameaçadores; defende-se desses impulsos por meio do controle intelectual. Observaram-se timidez e sensação de desamparo, com receio de não agradar. Tem boa aceitação de si mesmo, com valorização da inteligência e postura curiosa diante do mundo, embora com ênfase à fantasia como fonte de satisfação.

Os achados do domínio afetivo-emocional mostram uma criança cujo isolamento pode ser visto como um mecanismo de defesa, pois ela se sente insegura e inadequada. Houve indicativos de baixa autoestima, medo de não agradar, busca por ser reconhecida – todos esses aspectos apontam em direção oposta a um transtorno do espectro autista. Observa-se claramente que a criança está em sofrimento por conta de suas dificuldades.

CONSIDERAÇÕES

A avaliação neuropsicológica encontrou dificuldades importantes no desenvolvimento das habilidades motoras. Paciente tem inteligência normal e, em muitas esferas, desempenho de adequado a satisfatório. Assim, encontrou-se um problema "específico" do desenvolvimento motor. Com o passar do tempo, é provável que outras questões venham à tona, como as alterações na dinâmica de manejo das emoções e no comportamento social.

Como descreveram Ajuriaguerra e Marcelli (1986), em crianças dispráxicas, apesar de permanecerem dentro do quadro de um desenvolvimento psicoafetivo sensivelmente normal, é frequente encontrar a presença de imaturidade e atitudes aquém da idade, com uma inibição nos contatos realizada, em parte, de maneira racional, a fim de evitar risos e gracejos de seus pares, bem como perturbações mais profundas, com dificuldades de contato mais significativas, acarretando o isolamento das outras crianças.

No caso apresentado, verificamos, por meio do exame do domínio afetivo-emocional, redução da capacidade de estabilidade emocional e tendência à introversão, com busca por situações menos estimulantes, além de indicativos de imaturidade (conforme o Pfister). Os dados obtidos elucidam a dificuldade que o paciente enfrenta de estabelecer relacionamento e manejar as próprias emoções.

Retomando a questão do desenvolvimento das habilidades motoras, observou-se importante prejuízo no funcionamento adaptativo, em especial em atividades da vida diária. Esses achados são compatíveis com as informações fornecidas pela família. No entanto, investigações realizadas anteriormente enfatizaram a dificuldade social e acarretaram a hipótese diagnóstica de transtorno do espectro autista. Associando o perfil de desempenho cognitivo com o que foi encontrado no domínio afetivo-emocional, descarta-se essa hipótese. Inclusive, muitos dos comportamentos "pontuados" na escala de rastreio de traços autísticos administrada são decorrentes das dificuldades motoras.

Outro ponto que chama a atenção é que houve, de certa maneira, compatibilidade entre os achados dessa avaliação em relação aos dados da avaliação anterior (feita por outro profissional). Entretanto, a interpretação dos resultados e uma cobertura maior de instrumentos para além dos aspectos cognitivos foi o diferencial na estruturação de uma hipótese diagnóstica mais assertiva e que, em consequência, possibilitará melhor configuração das condutas terapêuticas.

Por fim, além da dificuldade motora encontrada, é necessário abordar a elevação dos níveis de ansiedade como diagnóstico comórbido. O aumento da ansiedade foi verificado tanto no exame psíquico quanto durante a avaliação neuropsicológica e, portanto, merece receber cuidado. Outro ponto é a identificação nos testes de uma tristeza de fundo, que pode evoluir para transtorno depressivo.

NOTA **Definição na CID-11**

O transtorno da coordenação motora do desenvolvimento é caracterizado por um atraso significativo na aquisição de habilidades motoras grossas e finas e um comprometimento na execução de habilidades motoras coordenadas que se manifestam em falta de jeito, lentidão ou imprecisão do desempenho motor.

As habilidades motoras coordenadas estão substancialmente abaixo do esperado, dada a idade cronológica do indivíduo e o nível de funcionamento intelectual. O aparecimento de dificuldades coordenadas nas habilidades motoras ocorre durante o período de desenvolvimento e é tipicamente aparente desde a primeira infância.

Dificuldades coordenadas de habilidades motoras causam limitações significativas e persistentes no funcionamento (por exemplo, em atividades da vida diária, trabalho escolar e atividades vocacionais e de lazer). Dificuldades com habilidades motoras coordenadas não são atribuíveis apenas a uma doença do sistema nervoso, doença do sistema musculoesquelético ou do tecido conjuntivo, comprometimento sensorial, e não são mais bem explicadas por um transtorno do desenvolvimento intelectual.

B

Outros quadros em psicopatologia da infância e da adolescência

14 Transtornos disruptivos, do controle de impulsos e da conduta (transtorno de oposição desafiante e transtorno da conduta) 170

15 Transtornos de ansiedade 192

16 Transtorno obsessivo-compulsivo e transtornos relacionados 206

17 Transtornos depressivos 219

18 Esquizofrenia 234

14

Transtornos disruptivos, do controle de impulsos e da conduta (transtorno de oposição desafiante e transtorno da conduta)

Para o DSM-5 (APA, 2014), os transtornos disruptivos, do controle de impulsos e da conduta referem-se a problemas de autocontrole de emoções e comportamentos, sendo mais comuns no sexo masculino. Com relação aos problemas de autocontrole, são descritos indivíduos que violam os direitos dos outros (como por meio de agressão, destruição de propriedade) e/ou se colocam em conflito significativo com as normas sociais ou figuras de autoridade.

São abordados aqui dois quadros: o transtorno de oposição desafiante (TOD) e o transtorno da conduta (TC). Pensando em termos de desenvolvimento, tem sido sugerido que o TOD antecede o transtorno da conduta (APA, 2014).

TRANSTORNO DE OPOSIÇÃO DESAFIANTE

O transtorno de oposição desafiante possui, como critérios diagnósticos, humor raivoso/irritável, comportamento questionador/desafiante e índole vingativa; implica sofrimento para o indivíduo e/ou outros; não é explicado por transtorno psicótico, uso de substâncias, transtorno depressivo ou bipolar; tem variações quanto à gravidade, de acordo com a quantidade de ambientes em que aparece. Estima-se uma prevalência de 1% a 11%, com média de 3,3% (APA, 2014).

Podem ser consideradas, como fatores de risco, questões voltadas ao temperamento (como dificuldade de regulação emocional) e ambientes com práticas agressivas (APA, 2014).

O diagnóstico é realizado mediante exame clínico do paciente, pois ainda não há marcadores específicos para esse transtorno (APA, 2014). Deve-se investigar a presença de um padrão persistente de comportamento negativista, desafiador, desobediente e hostil para com figuras de autoridade (Assumpção Jr., 2014).

TRANSTORNO DA CONDUTA

O transtorno da conduta possui os seguintes critérios diagnósticos: agressão a pessoas e animais, destruição de propriedade, falsidade ou furto, violações graves de regras, e implica sofrimento significativo. Tem uma prevalência estimada de 2% a 10% (APA, 2014).

Podem ser considerados, como fatores de risco, temperamento infantil de difícil manejo, escores em tarefas verbais e de QI abaixo da média, fatores ambientais familiares (APA, 2014).

O diagnóstico é realizado mediante exame clínico do paciente.

O uso da avaliação neuropsicológica para a descrição de quadros psicopatológicos da infância e da adolescência é recente, e um dos quadros com menos publicações refere-se aos transtornos da conduta (Borges, Trentini, Bandeira e Dell'Aglio, 2008).

Usualmente, os achados apontam para alterações em funções executivas (o que por si só é pouco específico) e, particularmente, relacionam falhas de inibição do controle de impulso, da avaliação das consequências e na regulação do afeto, além da descrição da alta comorbidade com transtorno de déficit de atenção/hiperatividade (Borges, Trentini, Bandeira e Dell'Aglio, 2008).

Habitualmente, as condutas desviantes são geralmente descritas em conjunto, uma junção arbitrária, uma vez que não constituem uma unidade psicopatológica (Ajuriaguerra e Marcelli, 1986).

Todas as condutas desviantes (com destaque para a mentira, o furto e a fuga) precisam ser compreendidas levando em consideração a maturação progressiva da criança: 1) sua capacidade progressiva de discriminar fantasia e realidade; 2) sua capacidade gradativa de passar da dependência à independência; 3) a capacidade progressiva de discriminar eu e não eu (Ajuriaguerra e Marcelli, 1986).

Piaget (1994) descreve a evolução do juízo moral na criança, iniciando no respeito unilateral, fonte de absoluta tomada ao pé da letra (portanto, concreto e calcado na experiência vivida), para depois chegar ao respeito mútuo, fonte da compreensão moral.

Tendo isso em vista, observa-se que, por volta dos 3-4 anos, a criança primeiro aprende a possibilidade de não dizer tudo, depois de dizer o que não é e inventar uma história (Ajuriaguerra e Marcelli, 1986). Aos 6-7 anos, passa a integrar mais solidamente os valores sociais e morais, sendo que antes não consegue distinguir entre mentira, atividade lúdica e fabulação, e, após os 8 anos, a mentira adquire a sua dimensão intencional (Ajuriaguerra e Marcelli, 1986).

O furto é a conduta delinquente mais comum na criança, mais frequente em meninos, e sua ocorrência aumenta com a idade (Ajuriaguerra e Marcelli, 1986). Para considerar o comportamento de furto, é preciso verificar primeiro se a criança adquiriu a noção de propriedade, da mesma forma que, para falarmos em fuga, é preciso que ela tenha a clara consciência de seu domicílio (Ajuriaguerra e Marcelli, 1986).

O estudo das condutas das crianças requer, inclusive, a compreensão de aspectos considerados precursores da personalidade, como temperamento, sua construção mental interna, sua inserção no grupo social, suas reações emocionais e seus mecanismos de defesa que matizam seu modo de enfrentamento e adaptação (Kernberg, Weiner e Bardenstein, 2003).

CASO CLÍNICO 1 | Transtorno de oposição desafiante

Identificação: sexo masculino, 6 anos, cursando o nível II do ensino infantil, destro.

Queixa: comportamento agressivo e dificuldade em lidar com a frustração.

Gestação e parto: terceiro filho de uma prole de três, sem histórico de abortos prévios; genitora esteve em repouso por conta de descolamento da placenta na sexta semana gestacional; nasceu a termo, parto cesáreo, com icterícia neonatal.

Desenvolvimento neuropsicomotor: principais marcos atingidos dentro da normalidade, embora ainda com episódios de enurese noturna.

Escolarização: inicialmente sem problemas de adaptação ao ambiente escolar. Aos três anos, iniciaram-se as queixas quanto ao comportamento (dificuldade em seguir regras). Segue com queixas quanto ao comportamento, mas não tem queixas quanto ao rendimento acadêmico (apenas apontam leve dificuldade em coordenação motora).

Socialização: tende a ser o líder entre os colegas e a incitar condutas inadequadas.

Conduta: enfrenta, bate e argumenta contra as regras; não discrimina entre colegas e professores (não tem respeito por hierarquia). Não tem medo, vai até as últimas consequências, é vingativo, rouba coisas da escola, mente e incomoda animais. Pais não observam remorso ou culpa, e ele não se importa com os outros. Escola, por meio de relatório, informa presença de comportamento agitado, resistência, temperamento agressivo (ao mesmo tempo dócil e carinhoso) e que se irrita quando contrariado.

Acompanhamentos e diagnósticos anteriores: aos quatro anos, psicoterapeuta aventou transtorno opositor desafiante e, posteriormente, síndrome de Asperger.

Sono: não há queixas.

Alimentação: come mais quando ansioso.

Antecedentes pessoais: nada digno de nota.

Antecedentes familiares: pai em tratamento para quadro depressivo.

Exames anteriores: não constam.

Medicamentos em uso: divalproato de sódio.

Exame clínico/psíquico

Na ocasião do exame psíquico, apresentava-se em bom estado geral, com vestes compostas, fácies atípica, vígil e atento (embora tentasse direcionar a entrevista por meio de desvios de assunto). Estabeleceu contato visual e interagiu adequadamente. Não aceitou ser frustrado e adotou postura de recusa e ameaça; houve necessidade contínua de estabelecimento de limites (movimentava-se com frequência, testava o ambiente). Inteligência, memória e linguagem preservadas. Crítica adequada, embora sem zelo pelo que diz ao outro. Grafismo pobre (porém pouco avesso à proposta gráfica).

Autoestima elevada ("ninguém consegue bater em mim"). Pouca ressonância afetiva. Humor estável, mas facilmente irritável diante de negativas. Pragmatismo preservado. Não se observam distúrbios sensoperceptivos.

Temos aqui um menino de seis anos, com queixa de comportamento agressivo e dificuldade de lidar com frustração. Apresenta dificuldade em seguir regras; quer ser sempre o líder. Na ocasião do exame, alguns dos comportamentos relatados pelos pais apareceram, como a falta de respeito pela hierarquia (autoridade), efetuando recusas e ameaças.

Avaliação neuropsicológica

Número de sessões: cinco sessões de aproximadamente uma hora cada, uma de entrevista para coleta de dados de histórico e quatro de avaliação com o paciente.

Instrumentos: Escala Wechsler de Inteligência para Crianças, 4ª edição (WISC-IV), Teste das Figuras Complexas de Rey, Escala de Traços Autísticos (ATA), escala de desenvolvimento, Teste de Apercepção Temática Infantil (CAT), As Pirâmides Coloridas de Pfister (versão para crianças e adolescentes), testes específicos para avaliação das funções cognitivas a seguir descritas e observação do desempenho nas tarefas administradas.

Além da avaliação cognitiva e dos aspectos emocionais, acrescentou-se a ATA, em razão de hipótese diagnóstica prévia de transtorno do espectro autista (TEA).

Resultados

Eficiência intelectual

Por meio da Escala Wechsler de Inteligência para Crianças, 4ª edição (WISC-IV), obteve-se quociente de inteligência na faixa média inferior, indicando inteligência normal, embora essa faixa costume cursar com algumas dificuldades escolares.

QUADRO 1	Eficiência intelectual aferida.	
Teste	**Classificação**	**Comentário**
WISC-IV	Média inferior	Nível de inteligência normal.

Verificou-se inteligência normal, mas com possibilidade de cursar com dificuldades no âmbito escolar.

Processos atencionais

No subteste Dígitos da WISC-IV, paciente esteve na faixa de classificação média inferior, alcançando em dígitos diretos 4 dígitos e nenhum dígito na versão indireta (ainda não alcançou conceito de reversibilidade).

No subteste Sequência Números e Letras (WISC-IV), sua classificação foi deficitária. Criança não colaborou com a tarefa e recusou-se a responder; observou-se, inclusive, que a complexidade da tarefa acarretou comportamento de esquiva.

Em Códigos (WISC-IV), obteve performance na faixa deficitária. Ademais, executou uma linha e recusou-se a prosseguir, afirmando que fez o que conseguia. Em Procurar Símbolos (WISC-IV), obteve desempenho na faixa média inferior e não cometeu erros.

QUADRO 2	Desempenho dos processos atencionais.	
Teste	**Classificação**	**Comentário**
Dígitos (WISC-IV)	Média inferior	Dígitos diretos com *span* de 7 e dígitos indiretos com *span* de 0. Não alcançou conceito de reversibilidade.
Sequência Número e Letras (WISC-IV)	Deficitária	Desempenho significativamente rebaixado. Não colaborou com a tarefa e recusou-se a responder; observou-se, inclusive, que a complexidade da tarefa acarretou comportamento de esquiva.
Código (WISC-IV)	Deficitária	Desempenho significativamente rebaixado. Executou uma linha e recusou-se a prosseguir, afirmando que fez o que conseguia.
Procurar Símbolos (WISC-IV)	Média inferior	Desempenho levemente rebaixado. Não cometeu erros por julgamento incorreto.

Observou-se rebaixamento em termos de manutenção do esforço cognitivo. Todavia, destaca-se que o comportamento frente às atividades também afetou o rendimento.

Neuropsicologia na infância e na adolescência: casos clínicos em psicopatologias

Funções executivas

Verificou-se que a capacidade de categorização com raciocínio verbal (Semelhanças) esteve satisfatória e que a capacidade de estabelecimento de relações (Raciocínio Matricial) entre elementos visuais (raciocínio visual) esteve levemente rebaixada. Conforme o índice da WISC-IV, a velocidade de processamento esteve na faixa limítrofe.

QUADRO 3	Desempenho em funções executivas.	
Teste	**Classificação**	**Comentário**
Semelhanças (WISC-IV)	Média superior	Desempenho satisfatório.
Raciocínio Matricial (WISC-IV)	Média inferior	Desempenho levemente rebaixado.
Índice de Velocidade de Processamento (WISC-IV)	Limítrofe	Desempenho rebaixado.

Houve rebaixamento da velocidade de execução e leve dificuldade em raciocínio visual.

Habilidades visuoperceptivas, visuoespaciais e visuoconstrutivas

Apresentou desempenho na faixa limítrofe em rastreio de material pictórico, por meio do estabelecimento de relações parte-todo, em tarefa que recrutou a identificação de partes ausentes nas figuras disponibilizadas (Completar Figuras).

Encontrou-se na faixa média inferior a habilidade de criação de conceitos a partir de visuopercepção (Conceitos Figurativos).

A capacidade de visuoconstrução espacial sob pressão de tempo (Cubos) esteve adequada.

Em atividade visuoconstrutiva gráfica (Figuras Complexas de Rey – etapa de cópia), apresentou, qualitativamente, dificuldade significativa de planejamento visuoespacial gráfico, efetuando distorções e omissões, o que comprometeu a cópia dos elementos e rebaixou o escore.

Segundo o índice da WISC-IV, a organização perceptual esteve adequada.

Capítulo 14 ■ Transtornos disruptivos, do controle de impulsos e da conduta 177

QUADRO 4	Desempenho em habilidades visuoperceptivas, visuoespaciais e visuoconstrutivas.	
Teste	**Classificação**	**Comentário**
Completar Figuras (WISC-IV)	Limítrofe	Desempenho rebaixado.
Conceitos Figurativos (WISC-IV)	Média inferior	Desempenho levemente rebaixado.
Cubos (WISC-IV)	Média	Desempenho adequado.
Índice de Organização Perceptual (WISC-IV)	Média	Desempenho adequado.
Figuras Complexas de Rey (cópia)	Limítrofe	Desempenho rebaixado. Dificuldade significativa de planejamento visuoespacial gráfico, efetuando distorções e omissões, o que comprometeu o andamento da cópia dos elementos.

Houve dificuldade em rastreamento de estímulos sob pressão de tempo (habilidades visuoperceptivas) em virtude, inclusive, de pouco esforço cognitivo. Tem dificuldade de organização visuoconstrutiva gráfica.

Linguagem

Apresentou amplitude do vocabulário (Vocabulário) adequada. A compreensão de situações sociais (Compreensão) esteve na faixa deficitária. Houve comportamento de recusa em fornecer respostas e, quando respondeu, inclinou-se a respostas agressivas (por exemplo: "la lá bater nele").

A fluência verbal semântica (Animais) esteve rebaixada. O Índice de Compreensão Verbal (WISC-IV) esteve na faixa média inferior.

QUADRO 5	Desempenho em linguagem.	
Teste	**Classificação**	**Comentário**
Vocabulário (WISC-IV)	Média	Desempenho adequado.

continua

Neuropsicologia na infância e na adolescência: casos clínicos em psicopatologias

QUADRO 5	Desempenho em linguagem. *(Continuação)*	
Teste	**Classificação**	**Comentário**
Compreensão (WISC-IV)	Deficitária	Desempenho significativamente rebaixado. Houve comportamento de recusa em fornecer respostas e, quando respondeu, inclinou-se a respostas agressivas (por exemplo: "la lá bater nele").
Índice de Compreensão Verbal (WISC-IV)	Média inferior	Desempenho levemente rebaixado.
Animais	Limítrofe	Desempenho rebaixado.

Apresentou amplitude do vocabulário adequada. Em fluência verbal semântica, houve performance rebaixada. A capacidade de raciocínio verbal e a de julgamento social estiveram significativamente rebaixadas. Evidenciou comportamento de recusa em fornecer respostas e, quando respondeu, inclinou-se a respostas agressivas (por exemplo: "Ia lá bater nele").

Memória

Apresentou desempenho levemente rebaixado em memorização verbal imediata (ENI), apesar de exibir curva de aprendizagem crescente. Na etapa de evocação tardia esteve significativamente abaixo do esperado para idade. Qualitativamente houve perda de informações com o passar do tempo (disse não lembrar nada na etapa de evocação tardia).

A memória operacional, segundo o índice da WISC-IV, esteve na faixa limítrofe. O resgate de informações adquiridas (memória semântica) esteve na faixa limítrofe.

Em tarefa de resgate de informação visuoespacial gráfica (Figuras Complexas de Rey), emitiu desempenho rebaixado.

QUADRO 6	Desempenho dos processos mnésicos.	
Teste	**Classificação**	**Comentário**
Índice de Memória Operacional (WISC-IV)	Limítrofe	Desempenho rebaixado.

continua

Capítulo 14 ■ Transtornos disruptivos, do controle de impulsos e da conduta 179

QUADRO 6 | Desempenho dos processos mnésicos. (*Continuação*)

Teste	Classificação	Comentário
Informação (WISC-IV)	Limítrofe	Desempenho rebaixado.
Figuras Complexas de Rey (memória)	Limítrofe	Desempenho rebaixado.
Memória Imediata (ENI)	Limítrofe	Desempenho rebaixado.
Memória Tardia (ENI)	Deficitária	Desempenho significativamente rebaixado. Houve perda de informações com o passar do tempo (não conseguiu resgatar nenhuma informação tardiamente).

Houve rebaixamento nos escores dos processos mnésicos.

Habilidades acadêmicas

Em provas verbais de cálculos matemáticos (Aritmética – WISC-IV), exibiu desempenho na faixa média inferior. Recusou-se a outras tarefas de conteúdo acadêmico.

QUADRO 7 | Desempenho em habilidades acadêmicas.

Teste	Classificação	Comentário
Aritmética (WISC-IV)	Média inferior	Desempenho levemente rebaixado.

Nota-se mais uma vez a influência do comportamento, dificultando o exame.

Escalas específicas

Em virtude de hipótese diagnóstica prévia de síndrome de Asperger, foi aplicada a Escala de Traços Autísticos (ATA). Nela, obteve 20 pontos (ponto de corte 23), considerada não significativa. Criança apresenta os seguintes comportamentos que configuraram pontuação: interfere na demanda do adulto para ser atendido; reações de birra; aparente insensibilidade à dor;

agitação (move-se de um lugar para outro); desgosto quando seus desejos não se cumprem, entre outros.

Outra escala utilizada visou ao exame do comportamento adaptativo. Encontrou-se quociente de desenvolvimento total na faixa de classificação déficit médio a moderado com maiores dificuldades em habilidades de socialização, especialmente por recusa em cumprir regras sociais. Em termos de habilidades motoras, à guisa de rastreio, também apresentou desempenho aquém do esperado para a idade.

QUADRO 8	Desempenho em escalas específicas.	
Teste	**Classificação**	**Comentário**
ATA	Abaixo do ponto de corte	Interfere na demanda do adulto para ser atendido; reações de birra; aparente insensibilidade à dor; agitação (move-se de um lugar para outro); desgosto quando seus desejos não se cumprem, entre outros.
Comunicação (Vineland)	Déficit médio	Desempenho rebaixado.
Atividades de Vida Diária (Vineland)	Déficit médio	Desempenho rebaixado.
Socialização (Vineland)	Déficit médio a moderado	Desempenho rebaixado a prejudicado.
Quociente de Desenvolvimento Total (Vineland)	Déficit médio moderado	Desempenho rebaixado a prejudicado.

Esteve abaixo do ponto de corte na ATA e apresentou dificuldade social por não cumprimento de regras.

Domínio afetivo-emocional

No CAT, recusou-se a criar histórias e apenas descreveu poucos elementos que observava nas pranchas. As Pirâmides Coloridas de Pfister evidenciaram evitação e negação das emoções; energia elevada, embora com baixa estabilidade e equilíbrio emocional, indicando imaturidade no manejo com o ambiente. Não foram encontrados indicativos de ansiedade. No HTP, foram encontrados sinais indicativos de impulsividade e pobre desenvolvimento da coordenação motora fina.

Capítulo 14 ■ Transtornos disruptivos, do controle de impulsos e da conduta 181

QUADRO 9	Domínio afetivo-emocional.
Teste	**Informações fornecidas**
CAT	Recusou-se a criar histórias e apenas descreveu poucos elementos que observava nas pranchas.
Pfister	Verificaram-se evitação e negação das emoções; energia elevada, embora com baixa estabilidade e equilíbrio emocional, indicando imaturidade no manejo com o ambiente. Não foram encontrados indicativos de ansiedade.
HTP	Sinais indicativos de impulsividade e pobre desenvolvimento da coordenação motora fina.

No exame do domínio afetivo-emocional, recusou-se a colaborar de maneira engajada. Conseguiu verificar apenas alguns aspectos que apontam para evitação e negação das emoções; energia elevada, embora com baixa estabilidade e equilíbrio emocional, indicando imaturidade no manejo com o ambiente.

Não foram encontrados indicativos de ansiedade. Por fim, observaram-se sinais indicativos de impulsividade e pobre desenvolvimento da coordenação motora fina.

CASO CLÍNICO 2 | Transtorno da conduta

Identificação: sexo feminino, 11 anos, cursando o 6º ano do ensino fundamental, destra.

Queixa: não respeita combinados, está com queda significativa no desempenho escolar. Mãe descobriu que tem roubado dinheiro em casa para comprar doces.

Gestação e parto: filha única, de pais não consanguíneos, sem histórico de abortos prévios. Nasceu a termo, parto cesáreo, sem intercorrências.

Desenvolvimento neuropsicomotor: principais marcos atingidos dentro da normalidade.

Escolarização: queixas com relação ao comportamento começaram no 1º ano.

Socialização: tem dificuldade de relacionamento com colegas.

> **Conduta:** costuma se colocar no lugar de vítima, faz chantagem, tenta manipular, quer mandar (ser a líder), é vingativa (chegando a ser maldosa) e irritável e mente com facilidade.
>
> **Acompanhamentos e diagnósticos anteriores:** esteve em acompanhamento com psicopedagogo, que não observou nenhum problema.
>
> **Sono:** não há queixas significativas; às vezes acorda no meio da noite para comer.
>
> **Alimentação:** aumento da ingestão de alimentos quando nervosa.
>
> **Antecedentes pessoais:** nada digno de nota.
>
> **Antecedentes familiares:** pai deixou o relacionamento durante o sexto mês gestacional.
>
> **Exames anteriores:** não constam.
>
> **Medicamentos em uso:** nenhum.
>
> ### Exame clínico/psíquico
>
> Na ocasião do exame psíquico, apresentava-se em bom estado geral, com vestes compostas, fácies atípica, vígil e atenta (embora mudasse de assunto com facilidade, sendo necessária a retomada constante de limites, pois queria conduzir a entrevista). Inteligência, crítica, memória, compreensão e linguagem preservadas. Aparentou ansiedade (rói unha). Humor estável na entrevista, mas facilmente irritável quando frustrada. Demonstrou preocupação com desempenho e com o julgamento do outro. Pragmatismo adequado. Grafismo dentro do esperado para idade. Indícios de impulsividade. Pensamento com curso e conteúdos normais. Não se observaram distúrbios sensoperceptivos.

Observamos o caso de uma menina de onze anos que vem acompanhada por sua mãe. O pai deixou o relacionamento durante a gestação, e, desde então, a mãe cuida sozinha da filha, que nunca teve contato com o pai. A principal queixa refere-se ao comportamento e ao baixo rendimento escolar. A princípio, a mãe procurou acompanhamento psicopedagógico. Não identificou diferenças, mas piora nos comportamentos da filha conforme foi crescendo. A mãe tornou-se mais apreensiva ao descobrir que a filha tinha pegado dinheiro em sua bolsa.

Capítulo 14 ■ Transtornos disruptivos, do controle de impulsos e da conduta

Avaliação neuropsicológica

Número de sessões: cinco sessões de aproximadamente uma hora cada, uma de entrevista para coleta de dados de histórico e quatro de avaliação com a paciente.

Instrumentos: Escala Wechsler de Inteligência para Crianças, 4ª edição (WISC-IV), Teste Wisconsin de Classificação de Cartas (WCST), Teste d2 de Atenção Concentrada, Teste das Figuras Complexas de Rey, Teste de Desempenho Escolar (TDE), Teste de Apercepção Temática (TAT), As Pirâmides Coloridas de Pfister (versão para crianças e adolescentes), testes específicos para avaliação das funções cognitivas a seguir descritas e observação do desempenho nas tarefas administradas.

Instrumentos para exame das funções cognitivas foram associados a instrumentos para análise de aspectos do domínio afetivo-emocional.

Resultados

Eficiência intelectual

Por meio da Escala Wechsler de Inteligência para Crianças, 4ª edição (WISC-IV), obteve-se quociente de inteligência na faixa média, indicando inteligência normal.

QUADRO 10	Eficiência intelectual aferida.	
Teste	**Classificação**	**Comentário**
WISC-IV	Média	Nível de inteligência normal.

Verificamos inteligência normal.

Processos atencionais

No subteste Dígitos da WISC-IV, paciente esteve na faixa de classificação média, alcançando em dígitos diretos 5 dígitos e na versão indireta, 5 dígitos.

No subteste Sequência de Números e Letras (WISC-IV), sua classificação foi média superior. Comparando com o desempenho no subteste Dígitos, verifica-se melhor desempenho, apesar da maior dificuldade da tarefa.

Em Códigos (WISC-IV), obteve performance na faixa média. Em Procurar Símbolos (WISC-IV), obteve desempenho na faixa média e não cometeu erros por julgamento incorreto.

No Trail Making Test, na primeira fase (A), houve desempenho adequado e sem erros. Na etapa seguinte (B), esteve dentro do esperado para a faixa etária e não cometeu erros.

No Teste d2 de Atenção Concentrada, apresentou desempenho na faixa média superior em termos de quantidade de sinais rastreados e, na faixa média em termos de erros cometidos, resultado líquido e amplitude de oscilação. Efetuou mais erros por marcação incorreta em relação aos erros por omissão.

QUADRO 11 | **Desempenho dos processos atencionais.**

Teste	Classificação	Comentário
Dígitos (WISC-IV)	Média	Desempenho adequado. Dígitos diretos com *span* de 5 e dígitos indiretos com *span* de 5.
Sequência Letra e Número (WISC-IV)	Média superior	Desempenho satisfatório.
Código (WISC-IV)	Média	Desempenho adequado.
Procurar Símbolos (WISC-IV)	Média	Desempenho adequado.
Trail Making Test – etapa A	Média	Desempenho adequado.
Trail Making Test – etapa B	Média	Desempenho adequado.
Teste d2	Média	Desempenho adequado em termos de quantidade de sinais rastreados, de quantidade de erros e de amplitude de oscilação.

Não foram encontradas alterações nas capacidades atencionais.

Funções executivas

Verificou-se que a capacidade de categorização com raciocínio verbal (Semelhanças) esteve satisfatória e que a capacidade de estabelecimento de relações (Raciocínio Matricial) entre elementos visuais (raciocínio visual) esteve adequada.

Mediante dados fornecidos pelo WCST, observaram-se boa capacidade em se adaptar à tarefa (completar a primeira categoria) e capacidade de aprender com a experiência e apreender mudanças de *setting*, demonstrando flexibilidade cognitiva. Também conseguiu manter o contexto frente ao esperado para idade.

Conforme índice da WISC-IV, a velocidade de processamento esteve na faixa média. Por fim, no teste Stroop, apresentou desempenho adequado e não cometeu erros.

QUADRO 12	Desempenho em funções executivas.	
Teste	**Classificação**	**Comentário**
Semelhanças (WISC-IV)	Superior	Desempenho satisfatório.
Raciocínio Matricial (WISC-IV)	Média	Desempenho adequado.
Índice de Velocidade de Processamento (WISC-IV)	Média	Desempenho adequado.
Stroop (Erros)	Média	Desempenho adequado.
Stroop (Tempo)	Média	Desempenho adequado.
Percentual de Erros (WCST)	Média superior	Desempenho satisfatório.
Percentual de Respostas Perseverativas (WCST)	Média superior	Desempenho satisfatório.
Percentual de Erros Perseverativos (WCST)	Média superior	Desempenho satisfatório.
Percentual de Erros Não Perseverativos (WCST)	Média superior	Desempenho satisfatório.
Percentual de Respostas de Nível Conceitual (WCST)	Média superior	Desempenho satisfatório.
Número de Categorias Completadas (WCST)	Bom	Desempenho satisfatório.
Ensaios para Completar a Primeira Categoria (WCST)	Bom	Desempenho satisfatório.
Fracasso em Manter o Contexto (WCST)	Bom	Desempenho satisfatório.
Aprendendo a Aprender (WCST)	Bom	Desempenho satisfatório.

Novamente, não encontramos alterações em termos de funções executivas.

Habilidades visuoperceptivas, visuoespaciais e visuoconstrutivas

Encontrou-se satisfatória habilidade de criação de conceitos a partir de visuopercepção (Conceitos Figurativos). A capacidade de visuoconstrução espacial sob pressão de tempo (Cubos) esteve na faixa média inferior.

Em atividade visuoconstrutiva gráfica (Figuras Complexas de Rey – etapa de cópia), apresentou, qualitativamente, dificuldade significativa de planejamento visuoespacial gráfico, efetuando distorções e omissões, o que comprometeu a cópia dos elementos e rebaixou significativamente o escore. Segundo o índice da WISC-IV, a organização perceptual esteve na faixa média.

QUADRO 13	Desempenho em habilidades visuoperceptivas, visuoespaciais e visuoconstrutivas.	
Teste	**Classificação**	**Comentário**
Conceitos Figurativos (WISC-IV)	Média superior	Desempenho satisfatório.
Cubos (WISC-IV)	Muito inferior	Desempenho levemente rebaixado. Foi a primeira tarefa aplicada, e a criança interrompeu com frequência as instruções, sendo necessária a imposição de limites de forma constante.
Índice de Organização Perceptual (WISC-IV)	Média	Desempenho adequado.
Figuras Complexas de Rey (cópia)	Deficitária	Dificuldade significativa de planejamento visuoespacial gráfico, efetuando distorções e omissões, o que comprometeu o andamento da cópia dos elementos.

O comportamento da criança durante a avaliação é digna de nota. No subteste Cubos, que foi a primeira tarefa aplicada, a criança interrompeu com frequência as instruções, sendo necessária a imposição de limites de forma constante. Essa conduta é compatível com a queixa da mãe.

Linguagem

Apresentou amplitude do vocabulário (Vocabulário) na faixa média superior. A compreensão de situações sociais (Compreensão) esteve na faixa média inferior. A fluência verbal categórica (Animais) e a fluência verbal nominal (FAS) estiveram adequadas. O Índice de Compreensão Verbal (WISC-IV) esteve na faixa média.

QUADRO 14 Desempenho em linguagem.		
Teste	**Classificação**	**Comentário**
Vocabulário (WISC-IV)	Média superior	Desempenho satisfatório.
Compreensão (WISC-IV)	Média inferior	Desempenho levemente rebaixado. Refere não saber por que é importante pedir desculpas no caso de magoar alguém.
Índice de Compreensão Verbal (WISC-IV)	Média	Desempenho adequado.
Animais	Média	Desempenho adequado.
FAS	Média	Desempenho adequado.

No subteste Compreensão, demonstrou dificuldade em lidar com questões voltadas ao relacionamento interpessoal – por exemplo, refere não saber por que é importante que se peçam desculpas no caso de se magoar alguém. Inclusive, não acha que é necessário.

Memória

Paciente apresentou desempenho adequado em memorização verbal imediata (RAVLT), exibindo curva de aprendizagem crescente. Na etapa de evocação após interferência, apresentou bom desempenho. Na etapa de evocação tardia, esteve dentro do esperado para a idade. Qualitativamente houve perda de informações com o tempo. O reconhecimento por confrontação de material previamente exposto esteve adequado.

A memória operacional, segundo o índice da WISC-IV, esteve na faixa média. Em tarefa de resgate de informação visuoespacial gráfica (Figuras Complexas de Rey), emitiu desempenho adequado e superior ao obtido

Neuropsicologia na infância e na adolescência: casos clínicos em psicopatologias

em etapa de cópia. Tal melhora do desempenho é indicativa de efeito do treino (assim, demanda tempo de treino em razão de dificuldade motora e de organização/planejamento).

QUADRO 15 Desempenho dos processos mnésicos.

Teste	Classificação	Comentário
Índice de Memória Operacional (WISC-IV)	Média	Desempenho adequado.
Figuras Complexas de Rey (memória)	Média	Verificou-se melhora do desempenho sugestiva de efeito do treino (assim, tem dificuldade em se adaptar a uma nova tarefa gráfica e demanda tempo de treino em razão de dificuldades motoras e de organização/planejamento).
Memória Imediata (RAVLT)	Média	Desempenho adequado.
Memória após Interferência (RAVLT)	Média	Desempenho adequado.
Memória Tardia (RAVLT)	Média	Desempenho adequado.
Reconhecimento (RAVLT)	Média	Desempenho adequado.

Os processos mnésicos avaliados estiveram adequados.

Habilidades acadêmicas

Mediante administração do Teste de Desempenho Escolar (TDE), encontrou-se adequação em escrita, leitura e cálculo segundo critérios de idade e escolaridade.

QUADRO 16 Desempenho em habilidades acadêmicas.

Teste	Classificação	Comentário
Escrita (TDE)	Média	Desempenho adequado.
Aritmética (TDE)	Superior	Desempenho satisfatório.
Leitura (TDE)	Superior	Desempenho satisfatório.

Apesar do baixo rendimento escolar, a criança não tem dificuldade nas habilidades acadêmicas de leitura, cálculo e escrita. Aqui, fica mais claro o quanto sua conduta interfere em sua performance escolar. Durante a atividade, a criança quis realizar os cálculos matemáticos de maneira aleatória (não seguindo a ordem de apresentação dos itens).

Domínio afetivo-emocional

No TAT, demonstrou capacidade de percepção e inferência de estados emocionais do outro (sugestivo de preservação de habilidade de metacognição – teoria da mente). Inicialmente adotou postura de evitação e recusa da exposição. Posteriormente, evidenciou desejos, sem estabelecimento de metas, facilmente abandonados ante as frustrações com o encontro com a realidade. Tem dificuldade em lidar com a triangulação, com figuras de autoridade e o relacionamento interpessoal. Apresenta dificuldade em administrar desejos e lidar com responsabilidades, com tendência a reações imaturas.

As Pirâmides Coloridas de Pfister evidenciaram estrutura de montagem, denotando funcionamento cognitivo e emocional de nível médio. Há tentativa de contenção e cautela na exposição. Tende a manter padrões, inclusive, mais rígidos e menos sensíveis, em grande esforço para garantir equilíbrio.

No HTP, houve sinais indicativos de ansiedade. Verificou-se preocupação com o social, mediante atitude de interação controlada com o meio, permeada por certa ansiedade, tendendo à dissimulação e a um estilo autocentrado (conduta narcísica). Há impulsos internos carregados de hostilidade, com ajustamento e adaptação às custas de esforços de repressão (o que aparece nas provas projetivas verbais e visuais).

QUADRO 17	Domínio afetivo-emocional.
Teste	**Informações fornecidas**
TAT	Preservação da habilidade de metacognição (teoria da mente). Inicialmente adotou postura de evitação e recusa da exposição. Posteriormente, evidenciou desejos, sem estabelecimento de metas, facilmente abandonados diante das frustrações com o encontro com a realidade.
	Tem dificuldade em lidar com a triangulação, com figuras de autoridade e com o relacionamento interpessoal.
	Apresenta dificuldade em administrar desejos e lidar com responsabilidades, com tendência a reações imaturas.

continua

QUADRO 17	Domínio afetivo-emocional.
Teste	**Informações fornecidas**
Pfister	Estrutura de montagem denotou funcionamento cognitivo e emocional de nível médio.
	Há tentativa de contenção e cautela na exposição. Tende a manter padrões inclusive mais rígidos e menos sensíveis, em grande esforço para garantir equilíbrio.
HTP	Sinais indicativos de ansiedade. Verificou-se preocupação com o social, mediante atitude de interação controlada com o meio, permeada por certa ansiedade, tendendo à dissimulação e a um estilo autocentrado (conduta narcísica).
	Há impulsos internos carregados de hostilidade, com ajustamento e adaptação às custas de esforços de repressão (o que aparece nas provas projetivas verbais e visuais).

Podemos ver que a paciente é capaz de se colocar no lugar do outro, é capaz de inferir estados emocionais, sua capacidade de cognição social existe, porém ela atua independentemente do outro e do estado emocional desse outro.

Há dificuldade em lidar com figuras de autoridade, evidenciando sua dificuldade em seguir regras. Tende a comportamento imaturo e impulsivo, voltado à satisfação de seus desejos.

CONSIDERAÇÕES

A avaliação neuropsicológica encontrou preservação de boa parte das funções cognitivas, a maioria com desempenho adequado a satisfatório. As observações com relação aos comportamentos e às atitudes em relação ao exame, nesse sentido, são mais valiosas.

Importante notar que, apesar da queixa quanto ao rendimento acadêmico, paciente não tem prejuízo nesse setor, ou seja, é seu comportamento que interfere na performance.

NOTA Definição na CID-11

O comportamento disruptivo e os distúrbios dissociais são caracterizados por problemas de comportamento persistente que variam de comportamentos marcada e persistentemente desafiadores, desobedientes, provocativos ou maldosos (ou seja, perturbadores) até aqueles que violam persistentemente os direitos básicos de outras pessoas ou as principais normas, regras sociais apropriadas para a idade ou leis (ou seja, dissociais). O aparecimento de distúrbios disruptivos e dissociais é comum, embora nem sempre, durante a infância.

15

Transstornos de ansiedade

Os transtornos de ansiedade referem-se a um grupo que compartilha medo e ansiedade excessivos, desproporcionais à probabilidade real ou ao impacto do evento antecipado, e perturbações comportamentais relacionadas. O medo diz respeito a uma resposta emocional à ameaça iminente (real ou percebida) que antecede um comportamento de luta ou fuga. A ansiedade é a antecipação de ameaça futura, vinculada ao comportamento de cautela ou esquiva (APA, 2014).

Os transtornos de ansiedade diferem quanto aos tipos de objetos ou situações que induzem/provocam medo ou ansiedade ou comportamento de esquiva e ideação cognitiva associadas. Será abordado, aqui, o transtorno de ansiedade generalizada.

Resumidamente, o transtorno de ansiedade generalizada possui os seguintes critérios diagnósticos: devem estar presentes (e serem persistentes) a ansiedade e preocupações excessivas e que podem mudar de uma preocupação para outra; são de difícil controle e, portanto, interferem na qualidade atencional; estão associadas a sintomas como inquietação, fadigabilidade, dificuldade em se concentrar, irritabilidade, tensão muscular, perturbações do sono (em crianças, basta a presença de um desses sintomas); causam sofrimento e prejuízo adaptativo clinicamente significativo; não devem ser atribuídos a efeitos fisiológicos de uma substância ou condição médica.

Observam-se um pico de ocorrência na meia-idade (30 anos) e um declínio ao longo dos últimos anos de vida, com frequência descrita duas vezes maior em meninas (APA, 2014). A sensibilidade à ansiedade, como traço de temperamento, pode ser considerada um fator de risco (Bassols, Isolan e Mardini, 2018).

O diagnóstico é clínico, encontrando-se diferenças entre as faixas etárias por conta do conteúdo da preocupação. Crianças tendem a se preocupar excessivamente com sua competência ou com a qualidade do seu desempenho.

Muito indivíduos experimentam sintomas somáticos (sudorese, náusea, diarreia). Em crianças, podem-se observar comportamento evitativo de atividades sociais e acadêmicas, sintomas somáticos (dor de cabeça, dor de estômago), problemas de sono, necessidade excessiva de reasseguramento, baixo rendimento escolar, problemas alimentares e comportamento explosivo ou de oposição. Preocupações disseminadas, intensas e angustiantes frequentemente ocorrem sem precipitantes (APA, 2014).

Os transtornos de ansiedade costumam ser altamente comórbidos entre si (APA, 2014).

A avaliação neuropsicológica requer exame das habilidades cognitivas e da esfera afetivo-emocional. Como dito anteriormente, a sensibilidade à ansiedade é um traço de temperamento que pode representar um fator de risco (Bassols, Isolan e Mardini, 2018). Inclusive, crianças com transtorno de ansiedade costumam ter pais ansiosos.

CASO CLÍNICO

Identificação: sexo masculino, 13 anos, cursando o 8º ano do ensino fundamental, canhoto.

Queixa: investigação quanto ao diagnóstico anterior; teve diagnóstico prévio de transtorno de déficit de atenção/hiperatividade. Os dados de história foram obtidos com o paciente e seus pais.

Gestação e parto: segundo filho de uma prole de dois, de pais não consanguíneos, sem histórico de abortos prévios. Genitora relatou tratamento para quadro depressivo durante gestação. Nasceu a termo, de parto cesáreo, sem intercorrências.

Desenvolvimento neuropsicomotor: marcos atingidos dentro dos limites da normalidade.

Escolarização: ingressou na escola aos dois anos, com ansiedade de separação da figura materna. Não enfrentou dificuldades durante a alfabetização. Tinha dificuldade social, interrompia aulas (não conseguia aguardar sua vez). Tem notas medianas.

Socialização: mudou de escola porque, na anterior, era motivo de riso e passou a ser excluído pelos colegas.

Conduta: ao redor dos cinco anos, havia muitas birras, com pouca flexibilidade. Quando irritado, chora; quer ser atendido prontamente. Se arrepende, pede desculpas. É desajeitado, não tem crítica, fala o que não deve. É inseguro e imaturo. Paciente relata que tem dificuldades em fazer amigos, dificuldades nas provas e com relação ao comportamento.

Acompanhamentos e diagnósticos anteriores: psicoterapia aos sete anos (por conta de autoestima rebaixada). Ao longo do tempo, passou por diferentes profissionais e recebeu diferentes hipóteses diagnósticas: transtorno de déficit de atenção/hiperatividade e transtorno obsessivo-compulsivo, além da suspeita de transtorno desafiador opositivo.

Sono: atualmente sem queixas.

Alimentação: para de comer ou come excessivamente; depende do momento.

Antecedentes pessoais: nada digno de nota.

Antecedentes familiares: a mãe esteve em tratamento para quadro depressivo.

Exames anteriores: avaliação neuropsicológica anterior apontou inteligência na faixa média, dificuldade leve em atenção e coordenação motora, dificuldade moderada em síntese visual e planejamento lógico-temporal.

Medicamentos em uso: dimesilato de lisdexanfetamina (uso suspenso durante a presente avaliação, conforme autorização do médico responsável), cloridrato de clomipramina e aripiprazol (ambos mantidos).

Exame clínico/psíquico

Na ocasião do exame psíquico, apresentava-se em bom estado geral, com vestes compostas, fácies atípica, vígil e atento. Colaborativo ao exame. Inteligência, memória e compreensão normais. Extremamente ansioso (pediu licença, levantou-se, dirigiu-se ao banheiro e vomitou pouco tempo após o início da primeira entrevista para a avaliação). Esteve excessivamente preocupado com o desempenho e o vínculo interpessoal (pediu desculpas frequentemente e buscou aprovação constante). Demonstrou-se pouco hábil no manejo social, fez perguntas inapropriadas à ocasião e se desorganizou por inquietação derivada da incerteza da qualidade da relação interpessoal (uma relação nova, com pouco tempo para checar a sua solidez). Linguagens expressiva e compreensiva adequadas. Humor estável. Afetivo. Imaturidade. Grafismo adequado. Pragmatismo preservado. Não se observam distúrbios sensoperceptivos.

Apresentamos aqui um menino de treze anos com diagnóstico prévio de transtorno de déficit de atenção/hiperatividade, em tratamento medicamentoso. Família buscou outro médico, uma vez que não observava mudanças significativas nos sintomas, não sendo a primeira tentativa de encontrar profissional que reavaliasse a demanda (como é possível ver pelas hipóteses diagnósticas prévias). Paciente seguia com dificuldade de relacionamento na escola, dificuldade com provas e com o manejo das emoções. No momento da primeira entrevista, o exame psíquico demonstrou ansiedade excessiva (vômito no início da entrevista) e dificuldade com habilidades sociais marcada por insegurança e necessidade de aprovação social.

Avaliação neuropsicológica

Número de sessões: quatro sessões de aproximadamente uma hora cada, uma de entrevista para coleta de dados de histórico e três de avaliação com o paciente.

Instrumentos: Escala Wechsler de Inteligência para Crianças, 4ª edição (WISC-IV), Teste Wisconsin de Classificação de Cartas (WCST), Teste das Figuras Complexas de Rey, Teste de Desempenho Escolar (TDE), Teste de Apercepção Temática (TAT), As Pirâmides Coloridas de Pfister (versão para crianças e adolescentes), testes específicos para avaliação das funções cognitivas a seguir descritas e observação do desempenho nas tarefas administradas.

Novamente optamos por uma bateria que contempla exame das funções cognitivas e do plano afetivo-emocional.

Resultados

Eficiência intelectual

Por meio da Escala Wechsler de Inteligência para Crianças, 4ª edição (WISC-IV), obteve-se quociente de inteligência na faixa média inferior.

QUADRO 1	Eficiência intelectual aferida.	
Teste	Classificação	Comentário
WISC-IV	Média inferior	Nível de inteligência levemente abaixo da média.

Obteve-se inteligência na faixa média inferior, indicando inteligência normal, embora escores de QI na faixa média inferior tendam a cursar com dificuldades escolares.

Processos atencionais

No subteste Dígitos da WISC-IV, paciente esteve na faixa de classificação média inferior, alcançando em dígitos diretos 5 dígitos e 4 dígitos na versão indireta.

No subteste Sequência Números e Letras (WISC-IV), sua classificação foi média inferior. Em Códigos (WISC-IV), obteve performance na faixa média. Em Procurar Símbolos (WISC-IV), obteve igual desempenho, permanecendo na faixa média, e efetuou um erro por marcação incorreta de sinal.

No Trail Making Test, na primeira fase (A) houve desempenho adequado e sem erros. Na etapa seguinte (B) houve desempenho levemente rebaixado e cometeu um erro logo na primeira associação de itens.

No Teste d2 de Atenção Concentrada (usado para rastreio), apresentou desempenho adequado em termos de resultado bruto (quantidade de estímulos rastreados), em termos de resultado líquido (estímulos rastreados descontados dos erros) e em percentual de erros cometidos. A amplitude de oscilação também esteve adequada. Efetuou mais erros por marcação incorreta em relação aos erros por omissão, embora no total seu percentual de erros tenha estado abaixo do esperado para a idade.

QUADRO 2	Desempenho dos processos atencionais.	
Teste	**Classificação**	**Comentário**
Dígitos (WISC-IV)	Média inferior	Leve dificuldade.
Sequência Números e Letras (WISC-IV)	Média inferior	Leve dificuldade.
Código (WISC-IV)	Média inferior	Leve dificuldade.
Procurar Símbolos (WISC-IV)	Média inferior	Leve dificuldade.
Trail Making Test – etapa A	Média	Desempenho adequado.
Trail Making Test – etapa B	Média inferior	Leve dificuldade.

continua

QUADRO 2	Desempenho dos processos atencionais. (*Continuação*)	
Teste	**Classificação**	**Comentário**
Teste d2		Mais erros por marcação incorreta em relação aos erros por omissão, embora no total seu percentual de erros tenha estado abaixo do esperado para idade.

Observando os diferentes desempenhos, verificou-se oscilação de desempenho correlacionada à natureza da tarefa. Em tarefas com componente verbal de manipulação mental de informações, houve queda no rendimento.

Funções executivas

Verificou-se que a capacidade de categorização com raciocínio verbal (Semelhanças) esteve na faixa média inferior e que a capacidade de estabelecimento de relações (Raciocínio Matricial) entre elementos visuais (raciocínio visual) esteve na faixa média superior.

Mediante dados fornecidos pelo WCST, observou-se tendência à perseveração, ou seja, inclinação a insistir no erro a despeito de *feedback* ambiental. Apresentou boa capacidade em se adaptar à tarefa (completar a primeira categoria), de aprender com a experiência e de apreender mudanças de *setting*, demonstrando capacidade de flexibilidade cognitiva. Paciente também conseguiu manter o contexto frente ao esperado para idade.

Conforme índice da WISC-IV, a velocidade de processamento esteve na faixa média.

Por fim, conforme desempenho no teste Stroop, a capacidade de inibir comportamentos preponentes, ou seja, de controle inibitório, esteve levemente rebaixada em termos de tempo gasto. Qualitativamente, não cometeu nenhum erro na etapa de verificação de capacidade de controle inibitório. No entanto, em etapa intermediária, houve gasto maior de tempo e número elevado de erros frente ao esperado para a faixa etária (sugestivo de influência da ansiedade). Melhora no rendimento em etapa seguinte sugere, inclusive, minimização da ansiedade por efeito de treino em etapa prévia (o estímulo passa a ser conhecido, reduzindo seu potencial ansiogênico).

QUADRO 3	Desempenho em funções executivas.	
Teste	Classificação	Comentário
Semelhanças (WISC-IV)	Média inferior	Desempenho levemente rebaixado.
Raciocínio Matricial (WISC-IV)	Média superior	Desempenho satisfatório.
Índice de Velocidade de Processamento (WISC-IV)	Média	Desempenho adequado.
Stroop (Erros)	Média	Desempenho adequado.
Stroop (Tempo)	Média inferior	Desempenho levemente rebaixado.
Percentual de Erros (WCST)	Média superior	Desempenho satisfatório.
Percentual de Respostas Perseverativas (WCST)	Média inferior	Desempenho levemente rebaixado.
Percentual de Erros Perseverativos (WCST)	Limítrofe	Desempenho rebaixado.
Percentual de Erros Não Perseverativos (WCST)	Média	Desempenho adequado.
Percentual de Respostas de Nível Conceitual (WCST)	Média superior	Desempenho satisfatório.
Número de Categorias Completadas (WCST)	Bom	Desempenho satisfatório.
Ensaios para Completar a Primeira Categoria (WCST)	Bom	Desempenho satisfatório.
Fracasso em Manter o Contexto (WCST)	Bom	Desempenho satisfatório.
Aprendendo a Aprender (WCST)	Bom	Desempenho satisfatório.

A avaliação apontou rebaixamento da capacidade de flexibilidade cognitiva, prejuízo de controle inibitório, rebaixamento em tarefas de agilidade de execução e raciocínio verbal.

Habilidades visuoperceptivas, visuoespaciais e visuoconstrutivas

Encontrou-se levemente rebaixada a habilidade de criação de conceitos a partir de visuopercepção (Conceitos Figurativos). A capacidade de visuoconstrução espacial sob pressão de tempo (Cubos) esteve adequada em termos de escore.

Em atividade visuoconstrutiva gráfica (Figuras Complexas de Rey – etapa de cópia), apresentou escore na faixa média. Segundo o índice da WISC-IV, a organização perceptual esteve na faixa média.

QUADRO 4	Desempenho em habilidades visuoperceptivas, visuoespaciais e visuoconstrutivas.	
Teste	**Classificação**	**Comentário**
Conceitos Figurativos (WISC-IV)	Média inferior	Desempenho levemente rebaixado.
Cubos (WISC-IV)	Média	Desempenho adequado
Índice Organização Perceptual (WISC-IV)	Média	Desempenho adequado.
Figuras Complexas de Rey (cópia)	Média	Desempenho adequado.

No geral, paciente apresentou bom desempenho, com queda apenas no escore do subteste da WISC Conceitos Figurativos.

Linguagem

Apresentou amplitude do vocabulário (Vocabulário) na faixa média inferior. A compreensão de situações sociais (Compreensão) esteve na faixa limítrofe. A fluência verbal semântica (Animais) esteve adequada, e a ortográfica (FAS), rebaixada.

QUADRO 5	Desempenho em linguagem.	
Teste	**Classificação**	**Comentário**
Vocabulário (WISC-IV)	Média inferior	Desempenho levemente rebaixado.

continua

QUADRO 5	Desempenho em linguagem. (*Continuação*)	
Teste	**Classificação**	**Comentário**
Compreensão (WISC-IV)	Limítrofe	Desempenho rebaixado.
Índice de Compreensão Verbal (WISC-IV)	Deficitária	Desempenho significativamente rebaixado.
Animais	Média	Desempenho adequado.
FAS	Limítrofe	Desempenho rebaixado.

Observamos desempenho levemente rebaixado da capacidade de expressão de entendimento de significados (Vocabulário) e queda significativa na capacidade de expressão de entendimento de situações sociais e expectativas de conduta social (Compreensão). É provável que paciente tenha mais dificuldade em se esforçar para produzir respostas mais completas nessa tarefa – o mesmo pode ter ocorrido em fluência verbal ortográfica (FAS), cuja demanda de esforço cognitivo e atuação do sistema executivo é maior.

Memória

Paciente apresentou desempenho adequado em memorização verbal imediata (RAVLT), exibindo curva de aprendizagem crescente, embora com tendência à estagnação. Na etapa de evocação após interferência, apresentou bom desempenho. Na etapa de evocação tardia, esteve dentro do esperado para a idade (qualitativamente houve perda de informações com o passar do tempo). O reconhecimento por confrontação de material previamente exposto esteve adequado.

A memória operacional, segundo índice da WISC-IV, esteve na faixa média inferior. Em tarefa de resgate de informação visuoespacial gráfica (Figuras Complexas de Rey), emitiu desempenho adequado, na faixa média.

QUADRO 6	Desempenho dos processos mnésicos.	
Teste	**Classificação**	**Comentário**
Índice de Memória Operacional (WISC-IV)	Média inferior	Desempenho levemente rebaixado.

continua

Capítulo 15 ■ Transtornos de ansiedade 201

QUADRO 6	Desempenho dos processos mnésicos. *(Continuação)*	
Teste	Classificação	Comentário
Figuras Complexas de Rey (memória)	Média	Desempenho adequado.
Memória Imediata (RAVLT)	Média	Desempenho adequado.
Memória após Interferência (RAVLT)	Média	Desempenho adequado.
Memória Tardia (RAVLT)	Média	Desempenho adequado.
Reconhecimento (RAVLT)	Média	Desempenho adequado, embora com elevada emissão de falsos-positivos.

Identificou-se rebaixamento da memória de trabalho (memória operativa).

Habilidades acadêmicas

Mediante administração do Teste de Desempenho Escolar (TDE), encontrou-se que as habilidades de escrita, leitura e cálculo estão adequadas segundo critérios de idade.

QUADRO 7	Desempenho em habilidades acadêmicas.	
Teste	Classificação	Comentário
Escrita (TDE)	Média	Desempenho adequado.
Aritmética (TDE)	Média	Desempenho adequado.
Leitura (TDE)	Média	Desempenho adequado.

Paciente não apresentou dificuldades no exame das habilidades de leitura, escrita e cálculo.

Escalas específicas

Na Escala de Conners, obteve 37 pontos na versão para pais (ponto de corte 58) e média de 54,4 pontos na versão preenchida por diferentes professores (ponto de corte 62).

QUADRO 8	Desempenho em escalas específicas.	
Teste	**Classificação**	**Comentário**
Conners (Pais)	Abaixo do ponto de corte	Nada digno de nota.
Conners (professores)	Abaixo do ponto de corte	Nada digno de nota.

Não pontou em escala para rastreio de comportamento hiperativo.

Domínio afetivo-emocional

No TAT, demonstrou capacidade adequada de percepção e inferência de estados emocionais do outro (sugestivo de preservação de habilidade de metacognição – teoria da mente). O encadeamento de ideias foi adequado e coerente. Evidenciou preocupação sentimento de abandono, com necessidade de ser acolhido, de se sentir parte de um grupo. Demonstrou anseio por mudanças e busca por sucesso que implique reconhecimento. O que o entristece é ser ridicularizado por seus pares, mas tem esperança em um futuro que possa ser diferente e aceito. Tem desejo de ajudar os outros e ser visto como herói, indicando tendência a resolver conflitos no âmbito da fantasia, ou seja, com pouca estratégia prática.

No teste As Pirâmides Coloridas de Pfister (versão para crianças e adolescentes), verificou-se relativa boa adaptação no meio, embora com dificuldade em manter o equilíbrio frente à imaturidade emocional. Há indicativos de falta de energia, passividade e atitude ansiosa, muitas vezes displicente.

Em tarefa projetiva gráfica (HTP), observaram-se refúgio na fantasia, timidez e receio nas relações com os outros. Há desejo de proteção, insegurança e isolamento, com barreiras nos contatos sociais. Verificaram-se indicativos de ansiedade, sensação de pressão ambiental e falta de defesas. Evidenciou sentimento de inferioridade, carência e desejo de realizar, de ter sucesso. Enfrenta dificuldade de compreensão da vida. Apesar dos conflitos, há indicativos de bom relacionamento com a figura materna.

QUADRO 9	Domínio afetivo-emocional.
Teste	**Informações fornecidas**
TAT	Capacidade adequada de percepção e inferência de estados emocionais do outro (sugestivo de preservação de habilidade de metacognição – teoria da mente).
	O encadeamento de ideias foi adequado e coerente. Evidenciou preocupação com sentimento de abandono, necessidade de ser acolhido, de se sentir parte de um grupo. Demonstrou anseio por mudanças e busca por sucesso que implique reconhecimento.
	O que o entristece é ser ridicularizado por seus pares, mas tem esperança em um futuro em que possa ser diferente e aceito.
	Tem desejo de ajudar os outros e ser visto como herói, indicando tendência a resolver conflitos no âmbito da fantasia, ou seja, com pouca estratégia prática.
Pfister	Verificou-se relativa boa adaptação no meio, embora com dificuldade em manter o equilíbrio frente à imaturidade emocional.
	Há indicativos de falta de energia, passividade e atitude ansiosa, muitas vezes displicente.
HTP	Refúgio na fantasia, timidez e receio nas relações com os outros. Há desejo de proteção, insegurança e isolamento, com barreiras nos contatos sociais.
	Verificaram-se indicativos de ansiedade, sensação de pressão ambiental e falta de defesas. Evidenciou sentimento de inferioridade, carência e desejo de realizar, de ter sucesso. Enfrenta dificuldade de compreensão da vida.
	Apesar dos conflitos, há indicativos de bom relacionamento com a figura materna.

Diferentes instrumentos identificaram tristeza, sentimento de culpa, ansiedade e preocupações.

CONSIDERAÇÕES

Resumidamente, a avaliação neuropsicológica, do ponto de vista da esfera cognitiva, encontrou padrão relativamente homogêneo de desempenho, operando em faixa abaixo da média (inferior), com maiores dificuldades em manipulação mental de informações, manejo da ansiedade, agilidade de procedimento e entendimento pragmático do âmbito social. Já sob o âmbito do domínio afetivo-emocional, verificaram-se sentimento de abandono, com necessidade de ser acolhido; anseio por mudanças e busca por sucesso que implique reconhecimento; relativa boa adaptação no meio, embora com dificuldade em manter o equilíbrio frente à imaturidade emocional; indicativos de falta de energia, passividade e atitude ansiosa, muitas vezes displicente; refúgio na fantasia, timidez e receio nas relações com os outros; desejo de proteção, insegurança e isolamento, com barreiras nos contatos sociais; sensação de pressão ambiental e falta de defesas; sentimento de inferioridade e carência.

A análise dos resultados obtidos, associados aos dados de histórico e a demais informações, aponta para um perfil neuropsicológico compatível com transtorno de ansiedade.

É notável que a própria situação de avaliação já funciona como fator estressor (adolescente deixa a entrevista e vomita). Ademais, há necessidade de ser aceito e reassegurado disso.

Não foram encontrados sinais que justiçassem diagnóstico prévio de transtorno de déficit de atenção/hiperatividade.

> **NOTA** **Definição na CID-11**
>
> A ansiedade e os distúrbios relacionados ao medo são caracterizados por medo e ansiedade excessivos e distúrbios comportamentais relacionados, com sintomas graves o suficiente para resultar em sofrimento significativo ou prejuízo significativo nas áreas pessoais, familiares, sociais, educacionais, ocupacionais ou outras importantes do funcionamento.
>
> Medo e ansiedade são fenômenos intimamente relacionados; o medo representa uma reação à ameaça iminente percebida no presente, enquanto a ansiedade é mais orientada para o futuro, referindo-se à ameaça antecipada percebida.

Uma característica diferenciadora-chave entre a ansiedade e os distúrbios relacionados ao medo são os focos de apreensão específicos do distúrbio, isto é, o estímulo ou a situação que desencadeia o medo ou a ansiedade.

A apresentação clínica de ansiedade e distúrbios relacionados ao medo normalmente inclui cognições associadas específicas que possam auxiliar na diferenciação entre os distúrbios, esclarecendo o foco da apreensão.

16

Transtorno obsessivo-compulsivo e transtornos relacionados

Conjunto de quadros separados pelo primeiro dos transtornos ansiosos no DSM-5, que incluem: transtorno obsessivo-compulsivo, transtorno dismórfico corporal, transtorno de acumulação; transtorno de escoriação (*skin-picking*), transtorno obsessivo-compulsivo e transtorno relacionado induzido por substância ou medicamento, transtorno obsessivo-compulsivo e transtorno relacionado devido a outra condição médica, outro transtorno obsessivo-compulsivo e transtorno relacionado especificado e transtorno obsessivo-compulsivo e transtorno relacionado não especificado.

O transtorno obsessivo-compulsivo (TOC) caracteriza-se pela presença de obsessões e/ou compulsões. As obsessões são pensamentos intrusivos e indesejados, que o indivíduo inclusive tenta ignorar ou suprimir. As compulsões são comportamentos repetitivos ou atos mentais que ocorrem em resposta ou de acordo com as regras ditadas pelas obsessões.

O conteúdo das obsessões varia bastante, mas suas dimensões mais comuns são limpeza (contaminação e compulsão por limpeza), simetria (repetição, organização e contagem), pensamentos proibidos ou tabus (sexuais, religiosos, de agressão) e ferimentos (ferir a si mesmo ou aos outros; compulsões de verificação).

Tem como especificadores a qualidade do *insight* (que pode ser bom ou razoável, pobre ou ausente/crenças delirantes) e a presença de tique (que deve ser registado se atual ou se esteve presente na história passada).

O TOC possui quatro critérios diagnósticos, segundo o DSM-5 (APA, 2014): deve-se encontrar a presença de obsessões, compulsões ou ambas; essas obsessões e/ou compulsões tomam tempo (por exemplo, mais de uma hora por dia) ou causam sofrimento ou impacto nas esferas social e ocupacional; não podem ser explicadas por efeitos fisiológicos de uma substância ou condição médica; e o quadro de sintomas não é mais bem explicado por outro transtorno mental.

As compulsões visam à prevenção ou à redução da ansiedade ou do sofrimento, ou à evitação de determinado evento ou situação, e não possuem conexão realista.

É importante destacar que crianças pequenas podem não ser capazes de explicar os objetivos desses comportamentos ou atos mentais. Algumas chegam a ter receio de falar sobre o assunto com medo de serem julgadas pelos seus pares.

Na população geral, é estimada uma prevalência entre 1,1% a 1,8%, sendo o sexo feminino mais afetado na vida adulta e o sexo masculino, mais comumente afetado na infância (APA, 2014).

Quando iniciado na infância ou na adolescência, o TOC pode permanecer durante a vida inteira. Tem idade de início média aos 19,5 anos. Dos casos diagnosticados, 25% ocorrem antes dos 14 anos, e após os 35 anos passa a ser considerado incomum. Observa-se que 25% dos homens têm o quadro antes dos 10 anos (APA, 2014).

O TOC pediátrico tem idade média de início entre 7,5 e 12,5 anos de idade (Geller, 2006) e é três vezes mais comum em meninos.

Apesar de ser o quarto transtorno mental mais comum (Nymberg; van Noppen, 1994), costuma ser subdiagnosticado ou tratado de forma inadequada. Pode-se considerar que as próprias características do quadro contribuem para isso, como a qualidade do *insight* (falta dele ou vergonha em relatar os sintomas), além do despreparo profissional no diagnóstico (Asbahr *et al.*, 2018).

Na infância, o diagnóstico fica ainda mais comprometido. Determinados períodos no desenvolvimento normal da criança são marcados pela presença de comportamentos ritualísticos e alguns pensamentos obsessivos. Isso, inclusive, se configura como parte importante para o desenvolvimento, promovendo aprendizado, aquisição e integração de funções cognitivas (como perceptivas e motoras).

É muito frequente que crianças com TOC escondam seus sintomas por se sentirem envergonhadas (Asbahr *et al.*, 2018).

Para fins de diagnóstico diferencial, devem-se considerar transtorno de ansiedade, transtorno depressivo maior, outros transtornos obsessivo-compulsivos e transtornos relacionados, transtornos alimentares, tiques e movimentos estereotipados, transtornos psicóticos, outros comportamentos do tipo compulsivo e transtorno de personalidade obsessivo-compulsiva.

Dependendo da maneira como uma avaliação neuropsicológica é conduzida, pode contribuir, infelizmente, para o subdiagnóstico do TOC. Isso porque, primeiro, muitas delas priorizam os aspectos meramente "cognitivos". Em consequência, muitos indivíduos são diagnosticados como transtorno de déficit de atenção/hiperatividade, uma vez que as obsessões tomam tempo e funcionam como estímulos concorrentes, afetando a capacidade do paciente de se concentrar em outras tarefas.

Em segundo lugar, dado que na entrevista o paciente pode omitir seus sintomas, o clínico pode não investigar os aspectos do domínio afetivo-emocional, por considerar apenas a investigação de dificuldades escolares. Por essas razões, a avaliação neuropsicológica deve conter o exame dos aspectos cognitivos tanto quanto os aspectos da esfera emocional.

Segundo Ajuriaguerra e Marcelli (1986), "a angústia surge quando o equipamento maturativo do indivíduo não consegue responder de maneira adequada a uma tensão vivida como ameaçadora".

As manifestações clínicas da angústia são variáveis e dependem da fase de desenvolvimento do indivíduo. Por exemplo, quanto menor a criança, maior a presença de episódios somáticos como vômitos, dor de cabeça e dor abdominal.

As condutas infantis obsessivas são difíceis de serem distinguidas claramente, pois muitos rituais são *sintônicos* ao ego, ou seja, sem conflito, pelo menos no início (Ajuriaguerra e Marcelli, 1986).

CASO CLÍNICO

Identificação: sexo feminino, 6 anos, cursando o 1º ano do ensino fundamental, destra.

Queixa: desde tenra idade, muito agitada, facilmente irritável e com dificuldades para dormir.

Gestação e parto: nasceu a termo, parto cesáreo, sem intercorrências.

Desenvolvimento neuropsicomotor: principais marcos atingidos dentro da normalidade.

Escolarização: não enfrentou dificuldades durante a alfabetização. A escola não tem queixas quanto ao comportamento e ao rendimento acadêmico.

Socialização: adequada.

Conduta: apaga muitas vezes uma tarefa escolar, busca a letra perfeita, chora e pede ajuda (o comportamento não aparece na escola). Tem problemas para se vestir (tudo a incomoda ou é desconfortável), para pentear o cabelo (passa mais de uma hora tentando obter uma risca reta no cabelo; após conseguir, recusa-se a lavá-lo), para comer (não aceita quase nenhum alimento). Há preocupação com contágio e dificuldade de manejo dos estados emocionais (nos momentos de crise, quebra coisas, corta o próprio cabelo, machuca a mãe). Sente-se envergonhada com seus comportamentos e diz que é um assunto que não lhe agrada.

Acompanhamentos e diagnósticos anteriores: não constam.

Sono: voltou a dormir com a mãe.

Alimentação: poucos alimentos, com fases de consumo excessivo de um alimento específico.

Antecedentes pessoais: pai tem TOC.

Antecedentes familiares: nada digno de nota.

Exames anteriores: não constam.

Medicamentos em uso: nenhum.

Exame clínico/psíquico

Na ocasião do exame psíquico, paciente apresentava-se em bom estado geral, vígil, com vestes compostas e fácies atípica. Esteve colaborativa ao exame e realizou bom contato. Inteligência, memória e atenção estiveram adequadas. Tanto a sua linguagem expressiva quanto a compreensiva estiveram preservadas. Aparentou conduta pouco organizada (dá início e não finaliza), apagou várias vezes (depois amassou o papel e quis trocar a folha para recomeçar o desenho). Verificou-se grande preocupação com o desempenho e com a perfeição. Demonstrou bom desenvolvimento gráfico e pragmatismo preservado. Humor estável, mas facilmente irritável, especialmente quando assuntos que lhe desagradam eram abordados. Aparentou ansiedade. Observou-se a presença de tiques motores (piscar de olhos). Houve agitação, dificuldade de controle dos impulsos e tentativa de esconder sintomas. Não se observam distúrbios sensoperceptivos.

Apresentamos o caso de uma menina de seis anos, que inicia o ensino fundamental. Desde antes da escolarização, seus pais notavam comportamento agitado, facilmente irritável, e alterações de sono. Com o passar do tempo, outros comportamentos foram sendo observados, associados ao incremento da angústia e do sofrimento. Na escola não há queixas, e a criança segue com bom rendimento acadêmico. Os comportamentos que chamam a atenção dos pais ocorrem em casa.

A menina tem dificuldades para se vestir (qualquer tecido incomoda), gasta horas para ajeitar o cabelo, tem fases de restrição alimentar, medo de contágios e dificuldade de manejo dos estados emocionais agudos ligados a frustrações (estas nem sempre fáceis de serem identificadas).

No exame psíquico, podemos perceber alguns desses comportamentos, como a exigência pela perfeição da expressão gráfica (apaga várias vezes), irrita-se quando os pais falam sobre suas dificuldades, tem tiques motores com o aumento da ansiedade.

Avaliação neuropsicológica

Número de sessões: cinco sessões de aproximadamente uma hora cada, uma de entrevista para coleta de dados de histórico e quatro de avaliação com a paciente.

Instrumentos: Escala Wechsler de Inteligência para Crianças, 4ª edição (WISC-IV), Teste Wisconsin de Classificação de Cartas (WCST), Teste das Figuras Complexas de Rey, Teste de Desempenho Escolar (TDE), Teste de Apercepção Temática (TAT), As Pirâmides Coloridas de Pfister (versão para crianças e adolescentes), testes específicos para avaliação das funções cognitivas a seguir descritas e observação do desempenho nas tarefas administradas.

Escolhemos uma bateria ampla, que contemplasse aspectos cognitivos e do domínio afetivo-emocional.

Resultados

Eficiência intelectual

Por meio da Escala Wechsler de Inteligência para Crianças, 4ª edição (WISC-IV), obteve-se quociente de inteligência na faixa média.

Capítulo 16 ■ Transtorno obsessivo-compulsivo e transtornos relacionados

QUADRO 1	Eficiência intelectual aferida.	
Teste	**Classificação**	**Comentário**
WISC-IV	Média	Nível de inteligência normal.

Obteve-se QI na faixa média, indicando inteligência normal. Esse resultado é compatível (em parte) com informações do histórico acerca da ausência de queixa da escola com relação ao rendimento acadêmico. Inclusive é compatível (em parte) com a autocrítica da paciente a respeito de seus sintomas, uma vez que busca escondê-los ou não aceita mencioná-los. Dizemos "em parte" porque há diversos casos em que, apesar de a pessoa ter inteligência normal, ela pode não ter crítica de sua condição ou não experiencia emoções associadas à sua situação.

Processos atencionais

No subteste Dígitos da WISC-IV, paciente esteve na faixa de classificação média, alcançando em dígitos diretos 4 dígitos e 3 dígitos na versão indireta. No subteste Sequência Número e Letras (WISC-IV), sua classificação foi média inferior.

Em Códigos (WISC-IV), obteve performance na faixa média. Em Procurar Símbolos (WISC-IV), obteve desempenho semelhante. No Trail Making Test, identifica-se diferença de rendimento entre as etapas. Na primeira fase (A), houve desempenho adequado e sem erros. Na etapa seguinte (B), paciente demorou mais que o esperado para a faixa etária e cometeu um erro.

QUADRO 2	Desempenho dos processos atencionais.	
Teste	**Classificação**	**Comentário**
Dígitos (WISC-IV)	Média	Dígitos diretos com *span* de 4 e dígitos indiretos com *span* de 3.
Sequência Número e Letras (WISC-IV)	Média inferior	Desempenho levemente rebaixado.
Código (WISC-IV)	Média	Desempenho adequado.
Procurar Símbolos (WISC-IV)	Média	Desempenho adequado.

continua

QUADRO 2 | **Desempenho dos processos atencionais. (*Continuação*)**

Teste	Classificação	Comentário
Trail Making Test – etapa A	Média	Desempenho adequado. Não cometeu erros.
Trail Making Test – etapa B	Média inferior	Desempenho levemente rebaixado. Cometeu um erro.

Apesar de o rendimento em diferentes processos estar adequado, houve tendência a leve queda no rendimento em tarefas de agilidade de procedimento associadas à memória de trabalho (manipulação mental de informações). Ou seja, houve maior dificuldade em atividades com maior peso dos estímulos concorrentes (atenção alternada/dividida).

Funções executivas

Verificou-se que a capacidade de categorização com raciocínio verbal (Semelhanças) esteve adequada e que a capacidade de estabelecimento de relações (Raciocínio Matricial) entre elementos visuais (Raciocínio Visual) esteve satisfatória.

Mediante dados fornecidos pelo WCST, observou-se que paciente apresentou boa capacidade de se adaptar à tarefa (completar a primeira categoria). Verificou-se tendência a respostas na categoria "outro" (forma de pareamento não identificado em nenhuma das categorias possíveis) e em perseverar no erro. Conforme o índice da WISC-IV, a velocidade de processamento esteve adequada.

QUADRO 3 | **Desempenho em funções executivas.**

Teste	Classificação	Comentário
Semelhanças (WISC-IV)	Média	Desempenho adequado.
Raciocínio Matricial (WISC-IV)	Média superior	Desempenho satisfatório.
Índice de Velocidade de Processamento (WISC-IV)	Média	Desempenho adequado.

continua

Capítulo 16 ■ Transtorno obsessivo-compulsivo e transtornos relacionados

QUADRO 3	Desempenho em funções executivas. (*Continuação*)	
Teste	Classificação	Comentário
Percentual de Erros (WCST)	Média	Desempenho adequado.
Percentual de Respostas Perseverativas (WCST)	Média	Desempenho adequado.
Percentual de Erros Perseverativos (WCST)	Média inferior	Desempenho levemente rebaixado.
Percentual de Erros Não Perseverativos (WCST)	Limítrofe	Desempenho rebaixado. Houve tendência a respostas na categoria "outro" (forma de pareamento não identificado em nenhuma das categorias possíveis).
Percentual de Respostas de Nível Conceitual (WCST)	Média	Desempenho adequado.
Número de Categorias Completadas (WCST)	Bom	Desempenho satisfatório.
Ensaios para Completar a Primeira Categoria (WCST)	Bom	Desempenho satisfatório.
Fracasso em Manter o Contexto (WCST)	Bom	Desempenho satisfatório.
Aprendendo a Aprender (WCST)	Não calculado	Não foi possível calcular em virtude do número de categorias completadas.

No exame dos processos executivos não foi encontrada nenhuma alteração digna de destaque.

Habilidades visuoperceptivas, visuoespaciais e visuoconstrutivas

Encontrou-se satisfatória habilidade de criação de conceitos a partir de visuopercepção (Conceitos Figurativos) e a capacidade de visuoconstrução espacial sob pressão de tempo (Cubos).

Em habilidade de rastreio de material pictórico, por meio do estabelecimento de relações parte-todo, em tarefa que recrutou a identificação de partes ausentes nas figuras disponibilizadas, apresentou desempenho adequado.

Em atividade visuoconstrutiva gráfica (Figuras Complexas de Rey – etapa de cópia), paciente apresentou desempenho satisfatório.

Segundo o índice da WISC-IV, a organização perceptual foi satisfatória.

QUADRO 4	Desempenho em habilidades visuoperceptivas, visuoespaciais e visuoconstrutivas.	
Teste	**Classificação**	**Comentário**
Conceitos Figurativos (WISC-IV)	Média superior	Desempenho satisfatório.
Cubos (WISC-IV)	Média superior	Desempenho satisfatório.
Completar Figuras (WISC-IV)	Média	Desempenho adequado.
Índice de Organização Perceptual (WISC-IV)	Média superior	Desempenho satisfatório.
Figuras Complexas de Rey (cópia)	Média superior	Desempenho satisfatório.

O exame das habilidades visuoperceptivas, visuoespaciais e visuoconstrutivas não apontou alterações.

Linguagem

Apresentou amplitude do vocabulário (Vocabulário) satisfatória. A compreensão de situações sociais (Compreensão) esteve levemente rebaixada. A fluência verbal semântica (Animais) e a fluência verbal ortográfica (FAS) estiveram com desempenho satisfatório.

QUADRO 5	Desempenho em linguagem.	
Teste	**Classificação**	**Comentário**
Vocabulário (WISC-IV)	Média superior	Desempenho satisfatório.
Compreensão (WISC-IV)	Média inferior	Desempenho levemente rebaixado.

continua

Capítulo 16 ■ Transtorno obsessivo-compulsivo e transtornos relacionados

QUADRO 5	Desempenho em linguagem. *(Continuação)*	
Teste	**Classificação**	**Comentário**
Índice de Compreensão Verbal (WISC-IV)	Média	Desempenho adequado.
Animais	Média superior	Desempenho satisfatório.
FAS	Média superior	Desempenho satisfatório.

Identificou-se leve dificuldade no subteste Compreensão da WISC.

Memória

Paciente apresentou desempenho adequado em memorização verbal imediata (ENI), exibindo curva de aprendizagem crescente. Na etapa de evocação tardia, obteve performance adequada para a idade. A memória operacional, segundo índice da WISC-IV, esteve adequada. Em tarefa de resgate de informação visuoespacial gráfica (Figuras Complexas de Rey), emitiu desempenho adequado. Em tarefa que avaliou a extensão do conhecimento adquirido e resgate dessas informações (Informação), seu desempenho foi adequado.

QUADRO 6	Desempenho dos processos mnésicos.	
Teste	**Classificação**	**Comentário**
Informação (WISC-IV)	Média	Desempenho adequado.
Índice de Memória Operacional (WISC-IV)	Média	Desempenho adequado.
Figuras Complexas de Rey (memória)	Média	Desempenho adequado.
Memória imediata (ENI)	Média	Desempenho adequado.
Memória tardia (ENI)	Média	Desempenho adequado.

Processos mnésicos estiveram adequados.

Habilidades acadêmicas

Mediante administração do Teste de Desempenho Escolar (TDE), encontrou-se adequação em escrita, leitura e cálculo, segundo critérios de idade.

QUADRO 7 | Desempenho em habilidades acadêmicas.

Teste	Classificação	Comentário
Escrita (TDE)	Não disponível para idade	Desempenho adequado.
Aritmética (TDE)	Não disponível para idade	Desempenho adequado.
Leitura (TDE)	Não disponível para idade	Desempenho adequado.
Aritmética (WISC-IV)	Média superior	Desempenho satisfatório.

Igualmente, não foram encontradas alterações nas habilidades acadêmicas avaliadas.

Domínio afetivo-emocional

No teste As Pirâmides Coloridas de Pfister, apresentou estrutura de montagem que denotou forte restrição, inibição e evitação de situações muito estimulantes, com presença de conflitos acentuados devido a impulsos contrários que originam tensões. As informações apontam para tendência a adotar postura mais contida, com distanciamento e evitação como forma de controle diante da falta de elementos estabilizadores. Houve indicativos de ansiedade. Ademais, verificaram-se capacidade criativa e boa interação social e afetiva.

Em tarefa projetiva gráfica, observaram-se ansiedade, insegurança e tentativa de defesa da ameaça de perda de controle pela fantasia, temor de que os impulsos atualmente expressos pela fantasia se expandam para o comportamento manifesto. Demonstrou busca de satisfação no momento imediato, imaturidade e preocupação com aparência social, com o desejo de chamar a atenção. Enfrentou dificuldade de coordenação dos impulsos.

QUADRO 8 | Domínio afetivo-emocional.

Teste	Informações fornecidas
Pfister	Forte restrição, inibição e evitação de situações muito estimulantes, com presença de conflitos acentuados devido a impulsos contrários que originam tensões. Tendência a adotar uma postura mais contida, com distanciamento e evitação como forma de controle diante da falta de elementos estabilizadores. Indicativos de ansiedade. Boa capacidade criativa e boa interação social e afetiva.

continua

QUADRO 8	Domínio afetivo-emocional.
Teste	Informações fornecidas
HTP	Ansiedade, insegurança e tentativa de defesa da ameaça de perda de controle pela fantasia, temor de que os impulsos atualmente expressos pela fantasia se expandam para o comportamento manifesto.
	Busca de satisfação no momento imediato, imaturidade e preocupação com a aparência social, com desejo de chamar a atenção. Dificuldade de coordenação dos impulsos.

No exame do domínio afetivo-emocional, verificamos conflitos internos, marcados por dificuldade em lidar com impulsos e se estabilizar. Houve indicativos de ansiedade e preocupação com a aprovação social.

CONSIDERAÇÕES

A análise desta avaliação neuropsicológica, associada aos dados de histórico, apontou perfil neuropsicológico compatível com TOC, tendo como especificadores bom *insight* e presença de tiques.

Esse caso traz importantes questões. Em primeiro lugar, refere-se a um quadro de início precoce e em uma menina, a despeito de a idade média de início do TOC pediátrico estar entre 7,5 e 12,5 anos de idade (Geller, 2006) e ser três vezes mais comum em meninos.

Em segundo lugar, verificamos o componente genético (o pai tem o diagnóstico de TOC). Estudos descrevem maior contribuição genética para o TOC quando em comorbidade com tiques (Hanna *et al.*, 2005).

Outro dado relevante é a tentativa da paciente em camuflar os sintomas durante a entrevista, evidenciando boa capacidade de *insight*. É relatado que muito frequentemente crianças com TOC escondem seus sintomas por se sentirem envergonhadas (Asbahr *et al.*, 2018).

NOTA Definição na CID-11

Transtornos obsessivo-compulsivos e relacionados formam um grupo de distúrbios caracterizados por pensamentos e comportamentos repetitivos que, acredita-se, compartilhem semelhanças em etiologia e validadores-chave de diagnóstico.

Fenômenos cognitivos, como obsessões, pensamentos intrusivos e preocupações, são centrais para um subconjunto dessas condições (ou seja, transtorno obsessivo-compulsivo, distúrbio dismórfico corporal, hipocondria e transtorno de referência olfativo) e são acompanhados por comportamentos repetitivos relacionados.

O transtorno de acumulação não está associado a pensamentos indesejados intrusivos, mas é caracterizado por uma necessidade compulsiva de acumular bens e angústias relacionados ao descarte deles. Também estão incluídos no agrupamento os distúrbios do comportamento repetitivo com foco no corpo, caracterizados principalmente por ações recorrentes e habituais direcionadas ao tegumento (por exemplo, puxar o cabelo, escolher a pele) e sem um aspecto cognitivo proeminente.

Os sintomas resultam em sofrimento significativo ou prejuízo significativo nas áreas pessoal, familiar, social, educacional, ocupacional ou em outras áreas importantes do funcionamento.

Transtornos depressivos

Os transtornos depressivos, conforme o DSM-5 (APA, 2014), incluem transtorno disruptivo da regulação do humor, transtorno depressivo maior, transtorno depressivo persistente (distimia), transtorno disfórico pré-menstrual, transtorno depressivo induzido por substância/medicamento, transtorno depressivo devido a outra condição médica, outro transtorno depressivo especificado e transtorno depressivo não especificado. Tais quadros compartilham a presença de humor triste, vazio ou irritável, acompanhado por alterações somáticas e cognitivas que afetam significativamente a capacidade de funcionamento do indivíduo (APA, 2014).

Para essa ocasião, trataremos especificamente do transtorno depressivo maior, que possui como critérios diagnósticos a presença de cinco ou mais dos seguintes sintomas que representam uma mudança em relação ao funcionamento anterior (sendo um deles humor deprimido e acentuada queda do interesse ou prazer) – perda ou ganho de peso, insônia ou hipersonia, agitação ou retardo psicomotor, fadiga ou perda de energia, sentimentos de inutilidade ou culpa excessiva ou inapropriada, capacidade reduzida para pensar ou se concentrar ou indecisão, pensamentos recorrentes de morte, ideação suicida; causam sofrimento e prejuízo adaptativo clinicamente significativo; as alterações não podem ser atribuídas a substância ou condição médica.

Costuma ser mais frequente em mulheres (2:1) após a puberdade (anteriormente, tende a apresentação semelhante), com prevalência de 7% em crianças escolares (Rutter, 1989).

São listados como fatores de risco os fatores temperamentais (afetividade negativa), ambientais (experiências adversas na infância), genéticos e fisiológicos (risco aumentado quando familiares de primeiro grau possuem o quadro) (APA, 2014).

Em crianças e adolescentes, portanto em pleno processo de desenvolvimento, encontram-se várias atitudes e comportamentos, inclusive característicos do próprio desenvolvimento típico, que podem dificultar o diagnóstico (Birmaher *et al.*, 2009).

Outro ponto a ser considerado é que a criança enfrenta dificuldade em descrever o seu estado interno, uma vez que a sua capacidade de expressão varia conforme o seu desenvolvimento cognitivo permite a identificação de seus próprios sentimentos (Assumpção Jr. e Kuczynski, 2018) a partir dos recursos que lhe estão disponíveis.

Em alguns casos, principalmente em crianças, prevalecem maior sensibilidade, choro fácil, irritabilidade, agitação e queixas somáticas, enquanto os adolescentes costumam apresentar mais sensação de infelicidade, mudanças de peso e hipersonia e frequência maior de ideação suicida (Assumpção Jr. e Kuczynski, 2018).

Nesse sentido, é importante observar mudanças na conduta da criança, no geral conduzida ao atendimento mais por conta das alterações de comportamento do que pelo próprio sofrimento (Assumpção Jr. e Kuczynski, 2018). Dentre as queixas mais comuns, verificam-se falta de interesse, queda no rendimento escolar e preocupações. Torna-se, portanto, fundamental identificar se ocorreram "mudanças súbitas de comportamento em casa, na escola e com seus pares, maior sensibilidade aos acontecimentos cotidianos, queda no rendimento escolar, presença de conteúdos mórbidos na produção gráfica (desenhos) e na forma de brincar, abuso de substâncias lícitas e ilícitas, episódios de agressividade e irritabilidade e queixas somáticas sem respaldo físico" (Maia, 2012).

A dificuldade do diagnóstico também decorre do fato de o diagnóstico diferencial incluir diversos problemas orgânicos (como hipotireoidismo), bem como outros quadros psiquiátricos (Rush, 1990).

Do ponto de vista da esfera cognitiva, os achados neuropsicológicos mais frequentemente descritos referem-se a alterações na atenção, memória, velocidade de execução, função executiva, controle da emoção e tomada de decisão (Rozenthal, Laks e Engelhardt, 2004).

Prioritária, além do exame das funções corticais superiores, é a avaliação do domínio afetivo-emocional, em que se analisem tanto aspectos estruturais quanto situacionais. Reiteramos que, embora na criança e no adolescente não falemos em "personalidade", mas em "traços de personalidade", em razão de estarem em desenvolvimento, podem ser observados aspectos que balizam a forma como cada um entende as próprias experiências e a elas atribui significado.

Abordagens da linha freudiana trabalham com o conceito de "mecanismos de defesa". Cada pessoa tem uma variedade de mecanismos, que ela evoca em situações que, em teoria, se assemelham à situação original que iniciou seu uso (Kernberg, Weiner e Bardenstein, 2003). Para Vaillant (1977), o padrão de afetividade irá refletir a eficiência dos mecanismos de defesa (*apud* Kernberg, Weiner e Bardenstein, 2003).

Ajuriaguerra e Marcelli (1986) sugerem um estudo discriminativo da semiologia depressiva na criança, separando os sintomas diretamente ligados à depressão (manifestações mais próximas do quadro clínico da patologia adulta, como estado de prostração intensa), sintomas ligados ao sofrimento depressivo (como fracasso escolar, obediência excessiva), sintomas que aparecem como defesa contra a posição depressiva (condutas de oposição, manifestações agressivas) e equivalentes depressivos (de natureza psicossomática).

Do ponto de vista das neurociências, é indiscutível a influência do ambiente na formação do cérebro humano, que continua a sua maturação fora do útero materno. Esse ambiente precisa ser mais do que seguro, deve fornecer "cuidados emocionais e estímulos cognitivos", pois sem estes "o cérebro humano não pode se desenvolver normalmente" (Eagleman, 2017). Alguns estudos mostram que algumas condições, como a depressão, têm relação com um declínio cognitivo mais acelerado (Eagleman, 2017). A vida como vivemos, desde o princípio, é influenciada pelo ambiente e pela forma como significamos essas experiências a partir do nosso aparato biológico. Com o passar do tempo, aumentamos o repertório, mas igualmente somos marcados por memórias de conteúdo emocional que alteram nossas percepções e reações.

CASO CLÍNICO

Identificação: sexo masculino, 11 anos, cursando o 6º ano do ensino fundamental, canhoto.

Queixa: desinteresse por atividades escolares e de interação social com seus pares; desatenção.

Gestação e parto: segundo filho de uma prole de dois, pais não consanguíneos, sem histórico de abortos prévios. Nasceu a termo, parto cesáreo, sem intercorrências.

Desenvolvimento neuropsicomotor: principais marcos atingidos dentro da normalidade.

Escolarização: inicialmente apresentou dificuldade de adaptação ao ambiente escolar, ficando mais com a professora. Não enfrentou problemas durante o período de alfabetização. Escola relata dificuldades na leitura, interpretação de textos e matemática; comunica-se com pouca clareza (expressa de modo desorganizado seus pensamentos).

Socialização: tem poucos amigos na escola; participa apenas quando solicitado.

Conduta: dificuldade em lidar com mudanças; segue regras, não aceita injustiças e não mente; tem autoestima baixa, é pessimista; perde coisas.

Acompanhamentos e diagnósticos anteriores: esteve em psicoterapia do 3º ano (separação dos pais). Este ano reiniciou a psicoterapia, mas não quer ir.

Sono: não há queixas, mas tende a acordar mal-humorado e sem vontade de ir à escola.

Alimentação: nada digno de nota.

Antecedentes pessoais: nada digno de nota.

Antecedentes familiares: nada digno de nota.

Exames anteriores: avaliação psicopedagógica indicou baixa pontuação em escrita para os critérios de idade e oscilação em noção espacial.

Medicamentos em uso: nenhum.

Exame clínico/psíquico

Na ocasião do exame psíquico, paciente apresentava-se em bom estado geral, com vestes compostas, fácies atípica, vígil e atento. Foi colaborativo ao exame e realizou contato visual adequado. Foi capaz de estabelecer bom contato, conversando adequadamente, mas sem puxar assunto de forma espontânea. Sua inteligência, memória, compreensão e crítica estiveram aparentemente adequadas. Seu humor esteve levemente rebaixado. As linguagens expressiva e compreensiva estiveram adequadas. Verificaram-se pobre desenvolvimento gráfico e verbalizações de menos-valia. Não se observam distúrbios sensoperceptivos.

Temos aqui um caso de um menino de 11 anos cujos pais fazem queixa de perda de interesse em ir à escola e dificuldade de relacionamento com colegas. Conforme relato, identificamos queda no rendimento escolar (dificuldade na leitura, na interpretação de textos e em matemática) após ausência de problemas durante alfabetização. Há questões comportamentais descritas como dificuldade com mudanças, autoestima baixa, pessimismo. Durante exame psíquico, observam-se humor levemente rebaixado e verbalizações de menos-valia, além de pobre desenvolvimento gráfico.

Avaliação neuropsicológica

Número de sessões: cinco sessões de aproximadamente uma hora cada, uma de entrevista para coleta de dados de histórico e quatro de avaliação com o paciente.

Instrumentos: Escala Wechsler de Inteligência para Crianças, 4ª edição (WISC-IV), Teste Wisconsin de Classificação de Cartas (WCST), Teste d2 de Atenção Concentrada, Teste Figuras Complexas de Rey, Teste de Desempenho Escolar (TDE), Teste de Apercepção Temática (TAT), Teste As Pirâmides Coloridas de Pfister (versão para crianças e adolescentes), testes específicos para avaliação das funções cognitivas a seguir descritas e observação do desempenho nas tarefas administradas.

Diferentes instrumentos foram selecionados, a fim de checar as principais funções cognitivas e aspectos do domínio afetivo-emocional. É importante fazer o diagnóstico diferencial com diferentes entidades nosográficas, que apresentam sobreposição de sintomas, especialmente em quadros psicopatológicos da infância, nos quais os sintomas são ainda mais inespecíficos. Assim, considera-se avaliar diferentes aspectos para melhor entendimento do caso.

Resultados

Eficiência intelectual

Por meio da Escala Wechsler de Inteligência para Crianças, 4ª edição (WISC-IV), obteve-se quociente de inteligência na faixa média.

Neuropsicologia na infância e na adolescência: casos clínicos em psicopatologias

QUADRO 1	Eficiência intelectual aferida.	
Teste	**Classificação**	**Comentário**
WISC-IV	Média	Nível de inteligência normal.

Observa-se que o paciente tem inteligência normal. Lembramos, aqui, que os testes de inteligência fornecem um dado relevante acerca da eficiência intelectual, porém o alcance desse dado é restrito.

Diversos quadros psicopatológicos cursam com inteligência normal, não sendo, portanto, uma caraterística muito específica, embora não deva ser descartada.

Processos atencionais

No subteste Dígitos da WISC-IV, paciente esteve na faixa de classificação média inferior, alcançando em dígitos diretos 4 dígitos e 4 dígitos na versão indireta.

No subteste Sequência Números e Letras (WISC-IV), sua classificação foi média superior. Comparando com o desempenho no subteste Dígitos, verifica-se melhor desempenho, apesar da maior dificuldade da tarefa.

Em Códigos (WISC-IV), obteve performance na faixa média inferior, indicando leve redução da capacidade de ação com agilidade (velocidade de execução). Em Procurar Símbolos (WISC-IV), obteve desempenho na faixa média e cometeu dois erros por julgamento incorreto.

No Trail Making Test, na primeira fase (A), houve desempenho adequado e sem erros. Na etapa seguinte (B), paciente demorou mais que o esperado para a faixa etária e não cometeu erros.

No Teste d2 de Atenção Concentrada, apresentou desempenho adequado em termos de quantidade de sinais rastreados, com baixa quantidade de erros e pouca amplitude de oscilação.

QUADRO 2	Desempenho dos processos atencionais.	
Teste	**Classificação**	**Comentário**
Dígitos (WISC-IV)	Média superior	Dígitos diretos com *span* de 4 e dígitos indiretos com *span* de 4. Evidenciou desempenho levemente rebaixado.

continua

QUADRO 2	Desempenho dos processos atencionais. *(Continuação)*	
Teste	**Classificação**	**Comentário**
Sequência Números e Letras (WISC-IV)	Média superior	Desempenho satisfatório.
Código (WISC-IV)	Média inferior	Desempenho levemente rebaixado.
Procurar Símbolos (WISC-IV)	Média superior	Cometeu dois erros por julgamento incorreto.
Trail Making Test – etapa A	Média	Desempenho adequado. Não cometeu erros.
Trail Making Test – etapa B	Média inferior	Desempenho levemente rebaixado.
Teste d2	Média	Desempenho adequado em termos de quantidade de sinais rastreados, com baixa quantidade de erros e pouca amplitude de oscilação.

Analisando os diferentes desempenhos, tem-se, em termos gerais, oscilação de performance correlacionada à natureza da tarefa. Verificou-se queda no rendimento em tarefas com componente verbal de manipulação mental de informações (em contrapartida, em uma atividade com maior demanda, houve desempenho melhor) e rebaixamento da velocidade de execução (especialmente quando o componente motor esteve envolvido). No mais, apresentou desempenho adequado.

Essas oscilações precisam ser vistas com cuidado, levando em consideração o dia da aplicação da tarefa, as características do paciente no dia, sua qualidade de sono e alimentação, seu engajamento e os atributos evocados para a execução da atividade.

Funções executivas

Verificou-se que a capacidade de categorização com raciocínio verbal (Semelhanças) esteve satisfatória e que a capacidade de estabelecimento de relações (Raciocínio Matricial) entre elementos visuais (Raciocínio Visual) esteve satisfatória.

Mediante dados fornecidos pelo WCST, observou-se boa capacidade em se adaptar à tarefa (completar a primeira categoria), capacidade de aprender com a experiência e apreender mudanças de *setting*, demonstrando flexibilidade cognitiva. Paciente também conseguiu manter o contexto frente ao esperado para idade.

Conforme índice da WISC-IV, a velocidade de processamento esteve na faixa média inferior.

Por fim, conforme desempenho no teste Stroop, a capacidade de inibir comportamento preponentes, ou seja, de controle inibitório, foi caracterizada por gasto maior para inibição comportamental.

QUADRO 3 | **Desempenho em funções executivas.**

Teste	Classificação	Comentário
Semelhanças (WISC-IV)	Superior	Desempenho satisfatório.
Raciocínio Matricial (WISC-IV)	Média superior	Desempenho satisfatório.
Índice de Velocidade de Processamento (WISC-IV)	Média inferior	Desempenho levemente rebaixado.
Stroop (Erros)	Média	Desempenho adequado.
Stroop (Tempo)	Média inferior	Desempenho levemente rebaixado.
Percentual de Erros (WCST)	Média superior	Desempenho satisfatório.
Percentual de Respostas Perseverativas (WCST)	Média	Desempenho adequado.
Percentual de Erros Perseverativos (WCST)	Média	Desempenho adequado.
Percentual de Erros Não Perseverativos (WCST)	Média superior	Desempenho satisfatório.
Percentual de Respostas de Nível Conceitual (WCST)	Média superior	Desempenho satisfatório.
Número de Categorias Completadas (WCST)	Bom	Desempenho satisfatório.
Ensaios para Completar a Primeira Categoria (WCST)	Bom	Desempenho satisfatório.
Fracasso em Manter o Contexto (WCST)	Bom	Desempenho satisfatório.
Aprendendo a Aprender (WCST)	Bom	Desempenho satisfatório.

A análise permite notar que houve rebaixamento em velocidade de processamento (inclusive com queda no rendimento no teste Stroop em termos de tempo). É descrito que pacientes com depressão apresentam alterações de psicomotricidade, especialmente associadas à lentificação. No entanto, destacamos que isso também pode estar presente em outros quadros.

Habilidades visuoperceptivas, visuoespaciais e visuoconstrutivas

Encontrou-se satisfatória habilidade de criação de conceitos a partir de visuopercepção (Conceitos Figurativos). A capacidade de visuoconstrução espacial sob pressão de tempo (Cubos) esteve na faixa muito superior.

Em atividade visuoconstrutiva gráfica (Figuras Complexas de Rey – etapa de cópia), apresentou, qualitativamente, dificuldade significativa de planejamento visuoespacial gráfico, efetuando distorções e omissões, o que comprometeu a cópia dos elementos e rebaixou significativamente o escore. Segundo o índice da WISC-IV, a organização perceptual esteve na faixa superior.

QUADRO 4	Desempenho em habilidades visuoperceptivas, visuoespaciais e visuoconstrutivas.	
Teste	**Classificação**	**Comentário**
Conceitos Figurativos (WISC-IV)	Média superior	Desempenho satisfatório.
Cubos (WISC-IV)	Muito superior	Desempenho satisfatório.
Índice de Organização Perceptual (WISC-IV)	Superior	Desempenho satisfatório.
Figuras Complexas de Rey (cópia)	Deficitária	Dificuldade significativa de planejamento visuoespacial gráfico, efetuando distorções e omissões, o que comprometeu o andamento da cópia dos elementos.

Houve dificuldade de organização e planejamento visuoconstrutivo gráfico. Aqui podemos novamente apontar a alteração da psicomotrocidade e inferir uma das razões para baixo rendimento escolar. Ao copiar a Figura de Rey, que fica disposta diante do paciente durante toda a execução,

228 Neuropsicologia na infância e na adolescência: casos clínicos em psicopatologias

apresentou desempenho deficitário. Se extrapolarmos para o ambiente escolar, onde é necessário muitas vezes copiar uma lousa, o paciente enfrentará dificuldade ainda maior.

Linguagem

Apresentou amplitude do vocabulário (Vocabulário) na faixa média superior. A compreensão de situações sociais (Compreensão) esteve na faixa média inferior. A fluência verbal semântica (Animais) foi satisfatória, e a fluência verbal ortográfica (FAS) esteve levemente rebaixada. O Índice de Compreensão Verbal (WISC-IV) esteve na faixa média.

QUADRO 5 | **Desempenho em linguagem.**

Teste	Classificação	Comentário
Vocabulário (WISC-IV)	Média superior	Desempenho satisfatório.
Compreensão (WISC-IV)	Média inferior	Desempenho levemente rebaixado.
Índice de Compreensão Verbal (WISC-IV)	Média	Desempenho adequado.
Animais	Média superior	Desempenho satisfatório.
FAS	Média inferior	Desempenho levemente rebaixado.

Na avaliação para rastreio da linguagem, temos boa capacidade de expressão de entendimento de significados (Vocabulário), porém queda na capacidade de expressão de entendimento de situações sociais e expectativas de conduta social (Compreensão). É possível que paciente tenha mais dificuldade em se esforçar para produzir respostas mais completas nessa tarefa, como em fluência verbal ortográfica (FAS), cuja demanda de esforço cognitivo e atuação do sistema executivo é maior.

Memória

Paciente apresentou desempenho adequado em memorização verbal imediata (RAVLT), exibindo curva de aprendizagem crescente. Na etapa de

Capítulo 17 ▪ Transtornos depressivos 229

evocação após interferência, apresentou bom desempenho. Na etapa de evocação tardia, esteve levemente abaixo do esperado para idade. Qualitativamente houve perda de informações com o tempo. O reconhecimento por confrontação de material previamente exposto esteve adequado.

A memória operacional, segundo índice da WISC-IV, esteve na faixa média. Em tarefa de resgate de informação visuoespacial gráfica (Figura Complexa de Rey), emitiu desempenho levemente rebaixado, porém superior ao obtido em etapa de cópia.

QUADRO 6	Desempenho dos processos mnésicos.	
Teste	Classificação	Comentário
Índice de Memória Operacional (WISC-IV)	Média	Desempenho adequado.
Figuras Complexas de Rey (memória)	Média inferior	Verificou-se melhora do desempenho sugestiva de efeito do treino (assim, paciente tem dificuldade em se adaptar a uma nova tarefa gráfica e demanda tempo de treino, em razão de dificuldades motoras e de organização/planejamento).
Memória Imediata (RAVLT)	Média	Desempenho adequado.
Memória após Interferência (RAVLT)	Média	Desempenho adequado.
Memória Tardia (RAVLT)	Média inferior	Desempenho levemente rebaixado.
Reconhecimento (RAVLT)	Média	Desempenho adequado.

Encontramos melhora do desempenho em etapa de resgate mnésico de figura complexa, indicando efeito do treino. Assim, paciente demanda tempo de treino em razão de dificuldade motora e de organização/planejamento. No RAVLT houve queda em memória tardia e observou-se perda de informações com o passar do tempo.

Habilidades acadêmicas

Mediante administração do Teste de Desempenho Escolar (TDE), encontrou-se rebaixamento em escrita segundo critérios de idade e escolaridade. Efetuou erros por omissão do pingo do "i", corte do "t" e omissão de letra no interior da palavra.

QUADRO 7	Desempenho em habilidades acadêmicas.	
Teste	**Classificação**	**Comentário**
Escrita (TDE)	Inferior	Desempenho levemente rebaixado. Efetuou erros por omissão do pingo do "i", corte do "t" e omissão de letra no interior da palavra.
Aritmética (TDE)	Média	Desempenho adequado.
Leitura (TDE)	Superior	Desempenho satisfatório.

No exame das habilidades acadêmicas, verificou-se baixo rendimento em escrita. Esse desempenho é compatível com performance em instrumentos anteriormente apresentados (como Figura de Rey), em que paciente apresentou escores rebaixados.

Domínio afetivo-emocional

No TAT, demonstrou capacidade adequada de percepção e inferência de estados emocionais do outro (sugestivo de preservação de habilidade de metacognição – teoria da mente). O encadeamento de ideias foi adequado e coerente. Evidenciou sensação de inadequação, tendo esperança de conseguir auxílio. Entende que situações adversas podem levar as pessoas a ter atos vingativos (percepção da agressividade). Demonstra tentativa de resolver problemas do ambiente familiar, embora encare a própria impotência. Tem dificuldade em comunicar e aceitar as próprias necessidades afetivas, desconhecendo o que o entristece. Há indicativos de que percebe semelhança com figura paterna (o que dificulta receber ajuda) e sensação de que há pouco espaço ao diálogo.

As Pirâmides Coloridas de Pfister evidenciaram estrutura de montagem e denotaram a presença de melhores possibilidades de adaptação e busca de equilíbrio emocional, embora não totalmente amadurecido. Tende a ter atitude mais contida, inibida e cautelosa com o meio. Apesar disso, tem indicativos de impulsividade, voracidade e agressividade, associados à depressão. Apresenta criatividade e tendência à extroversão, embora facilmente tenda ao egocentrismo e à desadaptação por falta de elementos estabilizadores. Apresenta abertura para estímulos afetivos.

No HTP, verificou-se tendência a usar máscara social, a fim de esconder sentimentos de inadequação e insegurança. Reluta em estabelecer contato com o ambiente, estando inclinado a se afastar das trocas interpessoais ou a colocar barreiras. Busca na fantasia alguma satisfação. Tem sentimentos de inferioridade, ansiedade, dúvida. Falta de energia para realizações, embora com desejo de realizar, de prosperar. Demonstra dificuldade de coordenação dos impulsos e imaturidade.

QUADRO 8	Domínio afetivo-emocional.
Teste	**Informações fornecidas**
TAT	Preservação de habilidade de metacognição (teoria da mente). Evidenciou sensação de inadequação, tendo esperança de conseguir auxílio. Tem percepção da agressividade.
	Demonstra tentativa de resolver problemas do ambiente familiar, embora encare a própria impotência. Tem dificuldade em comunicar e aceitar as próprias necessidades afetivas, desconhecendo o que o entristece.
	Há indicativos de que percebe semelhança com figura paterna e sensação de que há pouco espaço ao diálogo.
Pfister	Estrutura de montagem denotou presença de melhores possibilidades de adaptação e busca de equilíbrio emocional, embora não totalmente amadurecido.
	Tende a ter atitude mais contida, inibida e cautelosa com o meio. Apesar disso, tem indicativos de impulsividade, voracidade e agressividade, associados à depressão.
	Apresenta criatividade e tendência à extroversão, embora facilmente tenda ao egocentrismo e à desadaptação, por falta de elementos estabilizadores.
	Apresenta abertura para estímulos afetivos.

continua

QUADRO 8	Domínio afetivo-emocional. *(Continuação)*
Teste	Informações fornecidas
HTP	Verificou-se tendência a usar máscara social, a fim de esconder sentimentos de inadequação e insegurança.
	Reluta em estabelecer contato com o ambiente, estando inclinado a se afastar das trocas interpessoais ou a colocar barreiras.
	Busca na fantasia alguma satisfação.
	Há sentimentos de inferioridade, ansiedade, dúvida.
	Falta de energia para realizações, embora com desejo de realizar, de prosperar.
	Demonstra dificuldade de coordenação dos impulsos e imaturidade.

No plano afetivo, encontramos os principais mecanismos de defesa (evitação, negação), insegurança, sentimentos de inferioridade, tristeza e falta de energia. O teste Pfister, inclusive, aponta indicativos (impulsividade, voracidade e agressividade) associados à depressão.

CONSIDERAÇÕES

A avaliação neuropsicológica encontrou dificuldades compatíveis com queixa escolar de redução de capacidade de manutenção de atenção (automonitoramento), velocidade de execução, associadas a pouco engajamento acadêmico e social. Tais resultados são compatíveis com a literatura acerca dos costumeiros achados neuropsicológicos em quadros depressivos.

No entanto, importantes informações são encontradas na avaliação do plano afetivo e que serão relevantes para a estruturação de um planejamento terapêutico. Inclusive, observamos que o paciente tende a esconder suas emoções, com medo de dificultar ainda mais sua adequação social. Vivencia pouca energia para realizações, sentimentos de inferioridade e insegurança.

> **NOTA** **Definição na CID-11**

Transtornos do humor referem-se a um agrupamento superordenado de transtornos bipolares e depressivos. Os transtornos de humor são definidos de acordo com tipos específicos de episódios de humor e seu padrão ao longo do tempo.

Os principais tipos de episódios de humor são episódio depressivo, episódio maníaco, episódio misto e episódio hipomaníaco. Os episódios de humor não são entidades diagnosticáveis de forma independente e, portanto, não têm seus próprios códigos de diagnóstico. Em vez disso, os episódios de humor compõem os componentes principais da maioria dos transtornos depressivos e bipolares.

Esquizofrenia

O Manual Diagnóstico e Estatístico de Transtornos Mentais (DSM-5 – APA, 2014) aborda a esquizofrenia sob a perspectiva de espectro, incluindo outros transtornos psicóticos e o transtorno da personalidade esquizotípica. Tais transtornos compartilham anormalidades em um ou mais domínios descritos como delírios, alucinações, pensamento (discurso) desorganizado, comportamento motor grosseiramente desorganizado ou anormal (incluindo catatonia) e sintomas negativos (APA, 2014).

A esquizofrenia possui os seguintes critérios diagnósticos: devem estar presentes dois ou três itens (presentes no quadro a seguir), por quantidade significativa de tempo, sendo que pelo menos um deles deve ser delírio, alucinação ou discurso desorganizado; queda no nível de funcionamento de uma ou mais áreas importantes do funcionamento interpessoal, acadêmico ou profissional; sinais contínuos durante pelo menos seis meses; devem ser descartados transtorno esquizoafetivo e transtorno depressivo ou transtorno bipolar com características psicóticas; a perturbação não pode ser atribuída aos efeitos fisiológicos de uma substância ou outra condição médica.

QUADRO 1	Domínios com anormalidades no espectro da esquizofrenia e outros transtornos psicóticos, segundo DSM-5.
Domínios	**Descrição conforme DSM-5**
Delírios	São crenças fixas, não passíveis de mudanças à luz de evidências conflitantes, podendo incluir uma variedade de sintomas.
Alucinações	São experiências semelhantes às da percepção, que ocorrem sem um estímulo externo, não estando sob controle voluntário e podendo ocorrer em qualquer modalidade sensorial.

continua

QUADRO 1	Domínios com anormalidades no espectro da esquizofrenia e outros transtornos psicóticos, segundo DSM-5. *(Continuação)*
Domínios	**Descrição conforme DSM-5**
Desorganização do pensamento	É geralmente inferida a partir do discurso do indivíduo, podendo ser marcada por descarrilamento ou afrouxamento das associações e incoerência.
Comportamento motor grosseiramente desorganizado ou anormal	Pode variar de um comportamento "tolo e pueril" até agitação imprevisível.
Sintomas negativos	Especialmente proeminentes na esquizofrenia são a expressão emocional diminuída e a avolia.

Estima-se uma prevalência de 0,3% a 0,7% (com variações por raça/etnia e origem geográfica).

Em artigo de revisão (Ferreira Junior *et al.*, 2010), os autores apontam estudos acerca das *bases neurobiológicas* da esquizofrenia, que indicam disfunções neuronais, volume cerebral reduzido (embora sem evidência de perda neuronal), redução bilateral do volume do lobo frontal, sem indicação de lesões neuronais, enquanto outros encontraram disfunções do sistema límbico e de circuitos neuronais específicos, além de anormalidade nos terminais sinápticos dos neurônios desses circuitos.

Diferentes estudos estão caminhando para considerar a esquizofrenia como um transtorno de neurodesenvolvimento, no qual o insulto primário do cérebro, ou processo patológico, ocorre durante a fase do desenvolvimento cerebral, antes de a doença se manifestar clinicamente (Rosenberg, 2018). É importante destacar que, todavia, no DSM-5 a esquizofrenia não se encontra listada propriamente como um transtorno de neurodesenvolvimento. Inclusive, nem o DSM-5 nem a CID-10 apresentam critérios para esquizofrenia de início na infância e na adolescência.

A ideia subjacente – que entende a esquizofrenia como alteração no neurodesenvolvimento – considera a existência de um período crítico de vulnerabilidade para a psicose que ocorre geralmente no final da adolescência e no início da idade adulta, podendo ser originado a partir de influências hormonais ou fisiológicas do sistema nervoso central (Rosenberg, 2018).

Outro ponto de importante destaque é que quadros que se instalam na criança e no adolescente, ou seja, em um cérebro em formação, tendem a evoluir pior, uma vez em que todo o desenvolvimento é passível de ser alterado, com todos os domínios sendo postos em risco: o social, a linguagem, o afetivo, o executivo, entre outros. Consequentemente, o início precoce aumenta a gravidade do caso, pois "incide em uma personalidade que ainda não está completamente desenvolvida e bloqueia o processo do desenvolvimento dessa personalidade" (Rosenberg, 2018). Alguns autores, inclusive, consideram a evolução da esquizofrenia muito próxima da evolução de uma doença degenerativa.

O prejuízo adaptativo subjacente à esquizofrenia varia conforme a gravidade dos sintomas, das alterações de funcionamento cognitivo e da idade de início. Igualmente o início dos sintomas e o manejo do tratamento medicamentoso, influenciado pelo empenho do meio no fornecimento de estruturas de suporte, impactarão sobre a amplitude dos déficits de adaptação.

A fase prodrômica (fase precursora) nem sempre é facilmente acessível ao clínico que depende das informações de familiares e/ou cuidadores, a ponto de tornar-se difícil estimar quais funções de fato foram alcançadas previamente, deixando complexo o intuito de rastrear o perfil de perdas. Assim, correntemente tem-se mais acesso à fase residual, da qual partem as metas terapêuticas.

Na história pré-mórbida as principais áreas afetadas costumam ser a linguagem e o desenvolvimento social e, quanto mais precoces, mais acentuadas, com mais atraso nas áreas sociais, da linguagem e motoras, uma vez que no contínuo de desenvolvimento tais áreas encontram-se inter-relacionadas e interdependentes.

A fim de efetuar o diagnóstico diferencial, o DSM-5 elenca quadros que podem apresentar sintomas psicóticos: transtorno depressivo; transtorno bipolar; transtorno obsessivo-compulsivo; síndromes de autismo; psicoses de causa orgânica (aparece frequentemente uma alteração no nível de consciência e uma rápida progressão da sintomatologia); transtornos dissociativos (fenomenologia e evolução mostram a diferença nosológica).

O diagnóstico na criança guarda suas particularidades. Crenças fantasiosas fazem parte do universo da criança normal e não necessariamente constituem um delírio (Assumpção Jr., 2009). Aliás, várias crianças acreditam em suas fantasias (Piaget, 1980) e nem por isso podemos considerá-las psicóticas (Rosenberg, 2018).

A construção do conceito de realidade na criança tem um curso dinâmico próprio do desenvolvimento normal e apenas na adolescência irá corresponder ao conceito do adulto, quando desenvolvido o pensamento formal (ou hipotético-dedutivo), que possibilita o manejo de hipóteses e o raciocínio das proposições (Piaget, 1980).

A dificuldade no rastreio de sintomas psicóticos na criança deve-se à própria dificuldade que a criança tem de traduzir sentimentos em palavras. Outro ponto fundamental é que o conteúdo e a complexidade dos delírios irão variar conforme a idade da criança. Quando se observam delírios na infância, eles tendem a ser simples e ingênuos; dessa forma, os sintomas principais são encontrados na conduta e na permanente falta de conexões afetivas (Rosenberg, 2018). Em contrapartida, quanto maior o acervo cognitivo do sujeito (como no caso de jovens adultos), maior a chance de encontramos delírios de tipo paranoide.

Acerca da avaliação neuropsicológica, há relativa concordância acerca da existência de déficits cognitivos na esquizofrenia, no entanto sua avaliação tem ampla variedade de abordagens metodológicas e conceituais, dificultando o alcance de um consenso (Zimmer *et al.*, 2008).

O programa Measurement and Treatment Research to Improve Cognition in Schizophrenia (MATRICS), conduzido pelo National Institute of Mental Health (NIMH) em 2004 nos Estados Unidos, padronizou uma bateria específica para avaliação da esquizofrenia. A bateria não está padronizada para a população brasileira e, apesar de sua boa sensibilidade e especificidade, é extensa, pouco prática e dispendiosa em termos de tempo e custo (Ferreira Junior *et al.*, 2010).

A bateria Brief Assessment of Cognition in Schizophrenia (BACS) encontra-se validada no Brasil (Salgado *et al.*, 2007). Ambas as baterias são destinadas a adultos.

A maior parte das baterias descritas tende a avaliar os domínios cognitivos convencionais: memória verbal, memória de trabalho, velocidade motora, atenção, solução de problemas e fluência verbal. Assim, no geral, todas pretendem pesquisar e quantificar as alterações cognitivas que, sem grandes discordâncias, permeiam o curso evolutivo da doença.

Uma questão é que os estudos específicos ou artigos de revisão acerca dos déficits cognitivos encontrados na esquizofrenia trabalham com populações adultas, sendo raros, inclusive, os que avaliam pacientes brasileiros. Não são apenas estas as maiores limitações.

Como apontado em uma revisão sistemática (Zimmer *et al.*, 2008), dos 255 artigos do período de 1995 a 2006, 157 não focalizavam a avaliação neuropsicológica mediante aplicação de testes; dos 98 que foram analisados, encontrou-se uma variedade de critérios na seleção das amostras dos estudos (de pacientes internados, de ambulatório ou ambos – sendo que muitos nem especificaram a situação dos participantes) que certamente acarretam diferenças de desempenho de tarefas e de resultados em avaliações neuropsicológicas.

A bateria idealizada pelo programa MATRICS lista os seguintes domínios: velocidade de processamento, atenção/vigilância, aprendizado verbal; aprendizado visual; capacidade de resolução de problemas e cognição social (Ferreira Junior *et al.*, 2010). Basicamente são os principais domínios que se encontram alterados na esquizofrenia, e, assim, é aconselhado que sejam avaliados.

A avaliação da eficiência intelectual, embora não seja considerada pela bateria, deve ser realizada, dado o próprio processo patológico da esquizofrenia que é capaz de alterar a quantidade de reserva cognitiva acumulada pela experiência do indivíduo (a reserva cognitiva é geralmente quantificada em termos de QI). As medições de inteligência na esquizofrenia podem predizer as possibilidades de adaptação social e funcional no decorrer do tratamento; no entanto, não são taxativas, e vale destacar que o QI não prediz a gravidade dos sintomas, uma vez que o processo inibitório e o controle executivo são fundamentais para entender o impacto que sintomas psicóticos podem ter (Marques-Teixeira, 2011).

A avaliação neuropsicológica na esquizofrenia terá ainda o desafio manejar constantemente o *setting* de avaliação por meio de ajustes comportamentais que irão variar conforme a gravidade do quadro. A avaliação pode estender-se pelo fato de o paciente apresentar tempo de vigilância reduzido diante da sua dificuldade de controlar o próprio comportamento. Sem contar que seu pouco apreço à situação social pode desencadear embaraços e necessidades de contenção mais diretivas.

As instruções dos testes, por vezes extensas, podem dificultar a manutenção da atenção do paciente. Nesse sentido, cada paciente demandará uma determinada bateria, bem como ele mesmo a limitará.

Os paradigmas experimentais, muito utilizados em neuropsicologia, podem ser úteis desde que respeitadas as suas limitações: por não serem padronizados, produzem dados que podem ser questionáveis e de difícil comparação. A primazia de testes padronizados para a nossa população facilita a equidade de correlações entre o desempenho no instrumento, sua variável real na vida cotidiana e a comparação evolutiva.

Igualmente, considera-se fundamental o uso de escalas de desenvolvimento, por se tratar de um quadro que incide em um indivíduo que ainda não está completamente desenvolvido e afeta seu processo do desenvolvimento, como já dito anteriormente.

Alguns pacientes mostram alterações na cognição social, como dificuldade em inferir as intenções dos outros. Podem levar em consideração eventos ou estímulos irrelevantes e interpretá-los erroneamente. Indivíduos com esquizofrenia costumam não perceber a própria doença, e a grande maioria não é agressiva.

CASO CLÍNICO

Identificação: sexo masculino, 14 anos, cursando o 9º ano do ensino fundamental (na ocasião da avaliação não estava frequentando a escola), destro.

Queixa: afastado da escola há oito meses, em virtude de dificuldade de permanência descrita como descontrole emocional (*sic*). Família busca avaliação para que o paciente retorne à escola.

Gestação e parto: quarto filho de uma prole de quatro, sem histórico de abortos prévios, de pais não consanguíneos, por fertilização *in vitro*. Nasceu a termo, de parto cesáreo (por escolha), pesando 3.400 g, medindo 51 cm, com icterícia neonatal.

Desenvolvimento neuropsicomotor: principais marcos foram respeitados, embora genitora mencione que o filho sempre foi quieto (*sic*).

Escolarização: ingressou na escola com cinco anos, adaptou-se, embora sendo mais quieto. Enfrentou dificuldade em se alfabetizar e refez o 2º ano. Descreveu-se que havia tendência à distração (ficava pensativo, olhando para o nada) e dificuldade de sustentar esforço cognitivo. Sem queixas quanto à interação social, seguindo com desempenho escolar mediano. Em julho, no 8º ano, apresentou quadro marcado por medos excessivos, com período de recusa alimentar, mutismo, queixa de vista embaçada, pensamento de que tiravam sua força.

Socialização: atualmente fora da escola e do convívio externo à família. Anteriormente sem queixas.

Conduta: costuma ser repetitivo e incapaz de conduzir uma conversa adequadamente.

Acompanhamentos e diagnósticos anteriores: Família procurou diferentes especialidades médicas, sendo então administrado tratamento homeopático. Diante da piora do quadro, foi encaminhado para psiquiatra. Foi medicado com risperidona, com hipótese diagnóstica de esquizofrenia, e orientado a afastamento da escola. Família observou melhora e optou por redução da medicação ante a sonolência, com expectativa de que o filho volte a estudar logo.

Sono: melhorou com medicação.

Alimentação: melhorou com medicação.

Antecedentes pessoais: nada digno de nota.

Antecedentes familiares: nada digno de nota.

Exames anteriores: não constam.

Medicamentos em uso: risperidona.

Exame clínico/psíquico

Na ocasião do exame psíquico, apresentava-se em bom estado geral, com vestes compostas, fácies atípica e pouco móvel, vígil e atenção flutuante. Foi colaborativo ao exame e realizou contato visual frustro. Pobre interação. Sua inteligência, memória, compreensão e crítica estiveram rebaixadas. Tanto a linguagem expressiva quanto a compreensiva estiveram prejudicadas. Pragmatismo prejudicado. Avolia e obediência automática (ao deitar-se no chão, peço que se levante e atende prontamente ao comando). Pouca ressonância afetiva. Não se observam distúrbios sensoperceptivos.

Trazemos o caso de um adolescente de 14 anos, afastado da escola pelo psiquiatra. Como podemos observar no ano anterior ao da avaliação, apresentou quadro marcado por medos excessivos, com período de recusa alimentar, mutismo, queixa de vista embaçada, pensamento de que tiravam sua força. Conforme esses sintomas apareciam, a família buscou diferentes profissionais, como oftalmologistas e cardiologistas, sem identificação da natureza das alterações.

Avaliação neuropsicológica

Número de sessões: cinco sessões de aproximadamente uma hora cada, uma de entrevista para coleta de dados de histórico e quatro de avaliação com o paciente.

Instrumentos: Escala Wechsler de Inteligência para Crianças, 4ª edição (WISC-IV), Teste das Figuras Complexas de Rey, Teste de Desempenho Escolar (TDE), Teste de Apercepção Temática (TAT), escala de desenvolvimento, testes específicos para avaliação das funções cognitivas a seguir descritas e observação do desempenho nas tarefas administradas.

No caso, optamos por uma bateria que abarcasse testes cognitivos e do domínio afetivo-emocional. Foi necessária uma limitação das atividades e do tempo de cada sessão, por conta da dificuldade do adolescente.

Resultados

Eficiência intelectual

Por meio da Escala Wechsler de Inteligência para Crianças, 4ª edição (WISC-IV), obteve-se quociente de inteligência na faixa deficitária, indicando inteligência significativamente abaixo da média.

QUADRO 2	Eficiência intelectual aferida.	
Teste	**Classificação**	**Comentário**
WISC-IV	Deficitária	Nível de inteligência significativamente baixo da média.

Verificamos rebaixamento da eficiência intelectual.

Processos atencionais

No subteste Dígitos da WISC-IV, paciente esteve na faixa de classificação deficitária, alcançando em dígitos diretos 5 dígitos e 0 dígitos na versão indireta (não conseguiu executar esta etapa). No subteste Sequência

Números e Letras (WISC-IV), sua classificação foi deficitária. Paciente enfrentou significativa dificuldade na compreensão e execução da tarefa. Em Códigos (WISC-IV), obteve performance na faixa deficitária. Em Procurar Símbolos (WISC-IV), obteve desempenho na faixa limítrofe e efetuou três omissões de resposta.

QUADRO 3	Desempenho dos processos atencionais.	
Teste	**Classificação**	**Comentário**
Dígitos (WISC-IV)	Deficitária	Dígitos diretos com *span* de 5 e dígitos indiretos com *span* de 0. Evidenciou dificuldade com manipulação mental de informações (memória de trabalho).
Sequência Números e Letras (WISC-IV)	Deficitária	Desempenho significativamente rebaixado.
Código (WISC-IV)	Deficitária	Desempenho significativamente rebaixado.
Procurar Símbolos (WISC-IV)	Limítrofe	Desempenho rebaixado.

Observando as diferentes tarefas, verificou-se desempenho compatível com nível intelectual aferido, marcado por dificuldade importante em termos de sustentação atencional, alternância focal, manipulação mental de informações e agilidade de execução.

Funções executivas

Verificou-se que a capacidade de categorização com raciocínio verbal (Semelhanças) esteve rebaixada. Paciente apresentou déficits semânticos, perseveração de respostas e contaminação, além de intrusões (fornece subitamente respostas consideradas absurdas, que anulam a possibilidade de pontuação do item). Alguns itens foram respondidos com "não sei", e posteriormente paciente solicitou que fossem retomados.

A capacidade de estabelecimento de relações (Raciocínio Matricial) entre elementos visuais (Raciocínio Visual) esteve na faixa limítrofe. Conforme índice da WISC-IV, a velocidade de processamento esteve significativamente rebaixada.

Por fim, conforme desempenho no teste Stroop, a capacidade de inibir comportamento preponentes, ou seja, de controle inibitório, esteve rebaixada.

Capítulo 18 ■ Esquizofrenia   243

QUADRO 4	Desempenho em funções executivas.	
Teste	**Classificação**	**Comentário**
Semelhanças (WISC-IV)	Limítrofe	Desempenho rebaixado.
Raciocínio Matricial (WISC-IV)	Limítrofe	Desempenho rebaixado.
Índice de Velocidade de Processamento (WISC-IV)	Deficitária	Desempenho significativamente rebaixado.
Stroop (Erros)	Limítrofe	Desempenho rebaixado.
Stroop (Tempo)	Limítrofe	Desempenho rebaixado.

As funções executivas avaliadas estiveram rebaixadas.

Habilidades visuoperceptivas, visuoespaciais e visuoconstrutivas

Encontrou-se deficitária a habilidade de criação de conceitos a partir de visuopercepção (Conceitos Figurativos). Durante execução, paciente apresentou risos imotivados, movimentos repetitivos de virar o pescoço para um dos lados, gritos e barulhos inadequados ao contexto.

A capacidade de visuoconstrução espacial sob pressão de tempo (Cubos) esteve adequada em termos de escore. Durante a tarefa, paciente emitiu risos imotivados.

Em atividade visuoconstrutiva gráfica (Figuras Complexas de Rey – etapa de cópia), paciente apresentou, qualitativamente, dificuldade de planejamento visuoespacial gráfico, efetuando omissões, o que comprometeu a cópia dos elementos e rebaixou levemente o escore.

Segundo o índice da WISC-IV, a organização perceptual esteve levemente rebaixada.

QUADRO 5	Desempenho em habilidades visuoperceptivas, visuoespaciais e visuoconstrutivas.	
Teste	**Classificação**	**Comentário**
Conceitos Figurativos (WISC-IV)	Deficitária	Desempenho significativamente rebaixado.
Cubos (WISC-IV)	Média	Houve risos imotivados.

continua

244 Neuropsicologia na infância e na adolescência: casos clínicos em psicopatologias

QUADRO 5	Desempenho em habilidades visuoperceptivas, visuoespaciais e visuoconstrutivas. *(Continuação)*	
Teste	**Classificação**	**Comentário**
Índice de Organização Perceptual (WISC-IV)	Média inferior	Desempenho levemente rebaixado.
Figuras Complexas de Rey (cópia)	Média inferior	Dificuldade de planejamento viso espacial gráfico, efetuando omissões.

Encontramos dificuldade de planejamento visuoespacial gráfico. Adolescente emitiu risos imotivados durante a tarefa.

Linguagem

Apresentou amplitude do vocabulário (Vocabulário) significativamente rebaixada. Durante atividade, levantou-se duas vezes da cadeira, sendo necessário manejo comportamental diretivo.

A compreensão de situações sociais (Compreensão) esteve na faixa deficitária.

A fluência verbal semântica (Animais) esteve significativamente rebaixada. A fluência verbal ortográfica (FAS) não foi aplicada, diante das dificuldades de compreensão de instruções em tarefas mais simples.

QUADRO 6	Desempenho em linguagem.	
Teste	**Classificação**	**Comentário**
Vocabulário (WISC-IV)	Deficitária	Desempenho significativamente rebaixado.
Compreensão (WISC-IV)	Deficitária	Desempenho significativamente rebaixado.
Índice de Compreensão Verbal (WISC-IV)	Deficitária	Desempenho significativamente rebaixado.
Animais	Deficitária	Desempenho significativamente rebaixado.

Os aspectos com relação à linguagem estiveram rebaixados.

Memória

Paciente apresentou desempenho significativamente rebaixado em memorização verbal imediata (RAVLT). Demonstrou curva de aprendizagem oscilante e pobremente sensível a efeito da repetição (1, 3, 3, 1, 2). Houve emissão de intrusões na primeira e na quarta repetições. Na etapa de evocação após interferência e na etapa de evocação tardia (após 30 minutos), obteve desempenho significativamente rebaixado. O reconhecimento por confrontação de material previamente exposto esteve significativamente rebaixado diante do esperado para a idade. Durante a tarefa, apresentou movimentos repetitivos de virar o pescoço para um dos lados (comportamento frequentemente observado).

A memória operacional, segundo índice da WISC-IV, esteve significativamente rebaixada.

Em tarefa de resgate de informação visuoespacial gráfica (Figuras Complexas de Rey), emitiu desempenho significativamente rebaixado.

QUADRO 7	Desempenho dos processos mnésicos.	
Teste	Classificação	Comentário
Índice de Memória Operacional (WISC-IV)	Deficitária	Desempenho significativamente rebaixado.
Figuras Complexas de Rey (memória)	Deficitária	Desempenho significativamente rebaixado.
Memória Imediata (RAVLT)	Deficitária	Desempenho significativamente rebaixado.
Memória após Interferência (RAVLT)	Deficitária	Desempenho significativamente rebaixado.
Memória Tardia (RAVLT)	Deficitária	Desempenho significativamente rebaixado.
Reconhecimento (RAVLT)	Deficitária	Desempenho significativamente rebaixado.

Memória esteve prejudicada.

Habilidades acadêmicas

Mediante administração do Teste de Desempenho Escolar (TDE), encontraram-se rebaixadas as habilidades de escrita, leitura e cálculo, segundo

246 Neuropsicologia na infância e na adolescência: casos clínicos em psicopatologias

critérios de idade. Durante a leitura, houve palavras que o paciente ficou repetindo três vezes. No cálculo, enfrentou dificuldade de organização e manutenção do esforço cognitivo.

QUADRO 8 | **Desempenho em habilidades acadêmicas.**

Teste	Classificação	Comentário
Escrita (TDE)	Abaixo	Desempenho rebaixado.
Aritmética (TDE)	Abaixo	Desempenho rebaixado.
Leitura (TDE)	Abaixo	Desempenho rebaixado.

As habilidades acadêmicas estiveram rebaixadas.

Escalas específicas

Outra escala visou ao exame do comportamento adaptativo. Nela, paciente apresentou quociente de desenvolvimento total na faixa de classificação déficit grave a profundo, e encontraram-se maiores dificuldades em autonomia e independência (atividades de vida diária) e em habilidades de socialização.

QUADRO 9 | **Desempenho em escalas específicas.**

Teste	Classificação	Comentário
Comunicação (Vineland)	Déficit grave a moderado	Desempenho prejudicado a significativamente prejudicado.
Atividades de Vida Diária (Vineland)	Déficit profundo	Desempenho significativamente prejudicado.
Socialização (Vineland)	Déficit profundo	Desempenho significativamente prejudicado.
Quociente de Desenvolvimento Total (Vineland)	Déficit grave a profundo	Desempenho prejudicado a significativamente prejudicado.

Observam-se maiores dificuldades em autonomia.

Domínio afetivo-emocional

Em tentativa de aplicação de prova projetiva verbal (Teste de Apercepção Temática – TAT), mediante apresentação de estímulos gráficos, paciente foi incapaz de realizar solicitação de produção de pequenas narrativas. Ao primeiro estímulo, apenas disse ver um teclado (verbalização incompatível com o estímulo) e seguiu com riso imotivado, movimentos repetitivos de virar o pescoço para um dos lados, olhar para fora e piscar repetidamente.

Durante a avaliação, demonstrou dificuldade com autocuidado, manejo inapropriado do intercâmbio social, dificuldade de manutenção de esforço cognitivo, tempo de resposta alterado (responde muito tempo depois), dificuldade de contenção comportamental (falha em automonitoramento e em controle inibitório – levanta-se e deita-se no chão).

A avaliação da parte emocional esteve prejudicada por conta da conduta do adolescente.

CONSIDERAÇÕES

A avaliação neuropsicológica identificou importantes déficits cognitivos em praticamente todos os domínios avaliados: inteligência significativamente rebaixada, prejuízo em sustentação e alternância atencional, reduzida capacidade de manipulação mental de informações e escores baixos em velocidade de execução.

Em algumas tarefas com desempenho adequado (por exemplo, Cubos), paciente apresentou comportamento inadequado (como risos imotivados). Em outras situações, emitiu respostas desconexas.

No caso em questão, um dos trabalhos que deverão ser empreendidos é o da orientação familiar. Conforme descrito no histórico, a família do paciente aguarda seu retorno às atividades escolares.

No momento em que foi realizada a avaliação, paciente estava afastado da escola e ainda apresentava comportamentos impróprios, como movimentos repetitivos de virar o pescoço para um dos lados e emitir falas inadequadas ao contexto.

> **NOTA** **Definição na CID-11**

A esquizofrenia e outros transtornos psicóticos primários são caracterizados por deficiências significativas nos testes da realidade e alterações no comportamento manifestas em sintomas positivos, como delírios e alucinações persistentes, pensamento desorganizado (geralmente manifesto como fala desorganizada), comportamento desorganizado e experiências de passividade e controle, sintomas negativos como efeito e avolição embotados ou lisos e distúrbios psicomotores.

Os sintomas ocorrem com frequência e intensidade suficientes para se desviar das normas culturais ou subculturais esperadas. Esses sintomas não surgem como característica de outro distúrbio mental e comportamental (por exemplo, um transtorno de humor, delírio ou um distúrbio devido ao uso de substâncias).

As categorias desse agrupamento não devem ser usadas para classificar a expressão de ideias, crenças ou comportamentos sancionados culturalmente.

Considerações finais

Um dos objetivos indiretos desta obra foi ilustrar como o conhecimento dos quadros psicopatológicos é essencial para a interpretação dos achados de uma avaliação neuropsicológica. Utilizamos o DSM-5 para a exposição dos critérios diagnósticos atualmente adotados. No entanto, é válido notar que o manual americano, tanto quanto a CID-10, não são livros de psicopatologia, apenas descrições de critérios diagnósticos que conduzem a uma linguagem compartilhável por diferentes profissionais.

O uso de critérios provenientes do DSM (que também poderia ser da CID-10) busca proporcionar maior confiabilidade, o que não necessariamente implica altas sensibilidade e/ou especificidade.

Um diagnóstico o mais assertivo possível conduz a melhores condutas terapêuticas, e, sob esse aspecto, a avaliação neuropsicológica auxilia na hierarquização dos tratamentos por meio da individualização de um determinado quadro.

O uso da avaliação neuropsicológica para a descrição de quadros psicopatológicos da infância e da adolescência é recente e com especial lacuna na literatura brasileira (Borges *et al.*, 2008). Usualmente os achados neuropsicológicos apontam para alterações em funções executivas, o que por si só é muito pouco específico.

Considerando a maturação do sistema nervoso central da espécie, em que pese o desenvolvimento dos lobos frontais, uma das caraterísticas fundamentais da humanidade é a sua capacidade de resolver problemas, agir com propósito, estabelecendo estratégias, o que aumenta seu potencial adaptativo. Uma constelação de funções cognitivas é responsável.

Além do mais, o comportamento é fruto da interação de uma série de processos em cascata; uma alteração em qualquer etapa afeta as etapas subsequentes e muda o resultado final. Por exemplo, uma dificuldade no controle de impulsos pode acarretar dificuldades de aprendizado acadêmico, bem como na gerência da vida cotidiana, social.

Finalmente, observam-se, a partir dos casos aqui apresentados, resultados semelhantes em um ou mais testes em quadros psicopatológicos diferentes, mostrando que os resultados não definem os quadros nem os diferenciam de maneira direta e linear.

A esse respeito pesa a importância da coleta de dados de histórico associada ao exame psíquico como primeiro passo no levantamento de hipóteses diagnósticas que irão direcionar a estruturação da bateria de testagem e balizar a interpretação de seus achados.

A interpretação tem caráter fundamental no delineamento diagnóstico e terapêutico. É preciso considerar que os testes podem tanto confirmar quanto refutar uma hipótese diagnóstica.

A psicopatologia da criança e do adolescente difere da psicopatologia do adulto e segue sendo menos estudada. A idade de apresentação altera a patoplastia do quadro.

Algumas limitações são dignas de destaque. Este livro contou com a amostra limitada de quadros psicopatológicos da infância e da adolescência. Por outro lado, apresentaram-se quadros raros (como esquizofrenia infantil).

Houve restrição do número dos instrumentos que atendem ao propósito de uniformizar os achados, todavia ficamos em débito com outras oportunidades, como verificar o desempenho de uma mesma função sob diferentes aspectos.

A variabilidade da qualidade dos próprios instrumentos também precisa ser posta sob olhar.

Priorizaram-se instrumentos com padronização brasileira (em que se relativize que também possuem grande variabilidade em termos de qualidade), mas foram utilizados instrumentos com padronizações estrangeiras.

Há poucos trabalhos publicados com essa finalidade, e mais raros ainda com a intenção de ensinar o pensamento e o raciocínio clínico.

Outro ponto é que, no geral, a maioria das avaliações neuropsicológicas não examina aspectos do domínio afetivo-emocional, diferentemente do que apresentamos.

Aqui, optou-se por dar a esses aspectos peso semelhante ao que se costumar dar ao exame das funções cognitivas ditas superiores.

O clínico estabelece uma tese (hipótese diagnóstica), constrói uma antítese (diagnóstico diferencial) e devolve uma síntese (conclusão). Não se pode esquecer que somos um todo único e irreprodutível.

Referências bibliográficas

Abbagnano N. Dicionário de filosofia. São Paulo: Martins Fontes; 1970.

Ajuriaguerra J, Marcelli D. Manual de psicopatologia infantil. Porto Alegre: Artes Médicas; 1986.

Ajuriaguerra J. Manual de psiquiatria infantil. Barcelona: Toray-Masson, 1977.

Albuquerque MA. Etiologias em Psiquiatria: reformulação de conceitos. Temas (SP). 1991;21(40-41):11-8.

Almeida Filho N. Anotações sobre epidemiologia e diagnóstico psiquiátrico. Rev Psiq Rio Grande do Sul. 1989;11(2):112-5.

American Association on Mental Retardation. Retardo mental: definição, classificação e sistemas de apoio. 10. ed. Porto Alegre: Artmed; 2006.

Anastasi A. Testes psicológicos. São Paulo: EPU; 1973.

Anastasi A. Testes psicológicos. São Paulo: EPU; 1977.

APA. Manual de Diagnóstico e Estatístico de Transtornos Mentais: DSM-IV-TR. 4ª ed. Porto Alegre: Artmed; 2002.

APA. Manual de Diagnóstico e Estatístico de Transtornos Mentais: DSM-5. 5ª ed. Porto Alegre: Artmed; 2014.

Armonia A. Autismo e linguagem. In: Assumpção Jr FB e Kuczynski E. Autismo infantil: novas tendências e perspectivas. 2ª ed. São Paulo: Atheneu, 2015.

Asbahr FR, Sawada J, Silva RT, Morikawa M. Transtorno obsessivo-compulsivo pediátrico. In: Tratado de psiquiatria da infância e da adolescência. Assumpção Jr FB, Kuczynski E (org). 3ª ed. Rio de Janeiro: Atheneu, 2018.

Assumpção Jr. BF. Psicopatologia: aspectos clínicos. Rio de Janeiro: Guanabara Koogan, 2009.

Assumpção Jr. FB, Kuczynski E. Autismo infantil: novas tendências e perspectivas. 2ª ed. São Paulo: Atheneu, 2015.

Assumpção Jr. FB, Kuczynski E, organizadores. Autismo infantil: novas tendências e perspectivas. São Paulo: Atheneu; 2007.

Assumpção Jr. FB, Kuczynski E, organizadores. Tratado de psiquiatria da infância e da adolescência. Rio de Janeiro: Atheneu; 2018.

Assumpção Jr. FB, organizador. Psiquiatria da infância e da adolescência: casos clínicos. Porto Alegre: Artmed; 2014.

Assumpção Jr. FB. História da psiquiatria infantil brasileira: um esboço histórico. São Paulo: Sparta; 2019.

Assumpção Jr. FB. Psicopatologia evolutiva. Porto Alegre: Artmed; 2008.

Assumpção Jr. FB. Semiologia na infância e na adolescência. Rio de Janeiro: Atheneu; 2017.

Barkley RA. Attention-deficit hyperactivity disorder: a handbook for dianosis and treatment. Nova Iorque: Guilford, 1990.

Barkley RA. Transtorno de Déficit de Atenção/Hiperatividade: manual para diagnóstico e tratamento. 3ª ed. Porto Alegre: Artmed, 2008.

Bassols AMS, Isolan L, Mardini V. Transtornos ansiosos. In: Tratado de psiquiatria da infância e da adolescência. Assumpção Jr FB, Kuczynski E (org). 3ª ed. Rio de Janeiro: Atheneu, 2018.

Bastos CL. Manual do exame psíquico: uma introdução prática à psicopatologia. Rio de Janeiro: Revinter; 2000.

Bauer RM, Iverson GL, Cernich AN, Binder LM, Ruff RM, Naugle RI. Computerized neuropsychological assessment devices: joint position paper of the American Academy of Clinical Neuropsychology and the National Academy of Neuropsychology. Arch Clin Neuropsychol. 2012;27(3):362-73.

Becker N, Salles JF. Clustering e switching em tarefas de fluência verbal na infância e na adolescência. In: Neuropsicologia do desenvolvimento: infância e adolescência. Salles JF, Haase VG, Malloy-Diniz LF (org). Porto Alegre: Artmed, 2016.

Berry CA, Shaywitz SE, Shaywitz BA. Girls with attention déficit disorder: a silent minority? A report on behavioral and cognitive characteristics. Pediatrics. 1985;76(5): 801-9.

Birmaher B, Axelson D, Strober M, Gill MK, Yang M, Ryan N, et al. Comparison of manic and depressive symptoms between children and adolescents with bipolar spectrum disorders. Bipolar Disord. 2009;11(1):52-62.

Bleuler E. Psiquiatria. Rio de Janeiro: Guanabara Koogan; 1985.

Bohline DS. Intellectual and effective characteristics of attention deficit disordered children. J Learn Disabil. 1985;18(10):604-8.

Borges JL, Trentini CM, Bandeira DR, Dell'Aglio DD. Avaliação neuropsicológica dos transtornos psicológicos na infância: um estudo de revisão. Psico-USF. 2008;13(1): 125-33.

Brasil. Ministério da Educação. 2017. Avaliação Nacional da Alfabetização. Disponível em http://portal.mec.gov.br.

Brickenkamp R. Teste d2: atenção concentrada. São Paulo: Centro Editor de Testes e Pesquisas em Psicologia; 2000.

Browndyke JN, Albert AL, Malone W, Schatz P, Paul RH, Cohen RA, et al. Computer-related anxiety: examining the impact of technology-specific affect on the performance of a computerized neuropsychological assessment measure. Appl Neuropsychol. 2002;9(4): 210-8.

Canguilhem G. O normal e o patológico. Rio de Janeiro: Forense Universitária; 1966.

Capellini SA, Mousinho R. Dislexia do desenvolvimento. In: Neuropsicologia hoje. Santos FH, Andrade VM, Bueno OFA (org). 2ª ed. Porto Alegre: Artmed, 2015.

Chabert C. Psicanálise e métodos projetivos. São Paulo: Vetor; 2004.

Cheniaux E. Manual de psicopatologia. Rio de Janeiro: Método; 2015.

Chiland, C. Regard psychanalytique sur les thérapies autres. Psychologie française: 1984.

Dalrymple T. Qualquer coisa serve. São Paulo: É Realizações; 2016.

Damásio A. A estranha ordem das coisas: as origens biológicas dos sentimentos e da cultura. Tradução: Laura Teixeira Motta. 1ª ed. São Paulo: Companhia das Letras, 2018.

Damásio AR. E o cérebro criou o homem. São Paulo: Companhia das Letras; 2011.

Dancey CP, Reidy J. Estatística sem matemática para psicologia: usando SPSS para Windows. 3. ed. Porto Alegre: Artmed; 2006.

Dartigues A. O que é fenomenologia. São Paulo: Moraes; 1992.

De Paula JJ, Malloy-Diniz LF. RAVLT: Teste de aprendizagem auditivo-verbal de Rey. Livro de instruções. Vol.1. São Paulo: Vetor; 2018.

Duncan J. Disorganisation of behaviour after frontal lobe damage. Cognitive Neuropsychology.1986;3(3)3:271-90.

Eagleman D. Cérebro: uma biografia. Rio de Janeiro: Rocco; 2017.

Einfeld SL, Ellis LA, Emerson E. Comorbidity of intellectual disability and mental disorder in children and adolescentes: a systematic review. J Intellect Dev Disabil. 2011;36(2): 137-43.

Ey H. Tratado de psiquiatria. Barcelona: Toray-Masson; 1969.

Ferreira Junior BDC, Barbosa MDA, Barbosa IG, Hara C, Rocha FL. Alterações cognitivas na esquizofrenia: atualização. Revista de Psiquiatria do Rio Grande do Sul. 2010;32(2):57-63.

Fombonne E. Epidemiology of pervasive developmental disorders. Pediatr Rev. 2009;65(6): 591-8.

Gameiro J. Voando sobre a psiquiatria. Lisboa: Afrontamento; 1992.

Gardner H. Frames of mind: the theory of multiple inteligences. Nova Iorque: Basic Books, 1983.

Geller DA. Obsessive-compulsive and spectrum disorders in children and adolescents. Psychiat Clin North Am. 2006;29(2):353-70.

Gillberg C. Autism and pervasive developmental disorders. J Child Psychol Psychiat. 1990;31(1):99-119.

Gläscher, J, Tranel D, Paul LK, Rudrauf D, Rorden C, Hornaday A, et al. Lesion mapping of cognitive abilities linked to intelligence. Neuron, 2009;61(5):681-91.

Gonçalves HA, Viapiana VF, Moojen SMP, Sartori MS, Fonseca RP. Fundamentos teóricos da avaliação do desempenho escolar: da escola à clínica e da clínica à escola. In: TDE II: teste de desempenho escolar. 1ª ed. São Paulo: Vetor, 2019.

Greenspan SI, Weider S. Engaging autism: using the floortime approach to help children relate, communicate, and think. Cambrigde: Da Capo Press; 2006.

Haase VG, Júlio-Costa A, Santos FH. In: Neuropsicologia hoje. Santos FH, Andrade VM, Bueno OFA (org). 2ª ed. Porto Alegre: Artmed, 2015.

Hall CS, Lindzey G, Campbell JB. Teorias da personalidade. 4. ed. Porto Alegre: Artmed; 2000.

Hanna GL, Himle JA, Curtis GC, Gillespie BW. A family study of obsessive-compulsive disorder with pediatric probands. Am J Med Genet B Neuropsychiatr Genet. 2005;134B(1):13-9.

Happé FG. Wechsler IQ profile and theory of mind in autism: a research note. J Child Psychol Psychiatry. 1994;35(8):1461-71.

Harari YN. Sapiens: uma breve história da humanidade. Porto Alegre: L&PM; 2017.

Harlow JM. Passage of an iron rod through the head. Boston Med Surg J. 1848;39(20); 389-93.

Harmon P, King D. Sistemas especialistas. Rio de Janeiro: Campus; 1988.

Harris JC. Developmental Psychiatry. Nova Iorque: Oxford University; 1995.

Harris JC. Intellectual disability: understanding its development, causes, classification, evaluation, and treatment. Nova Iorque: Oxford University Press; 2006. p. 42-98.

Heaton RK, Chelune GJ, Talley JL, Kay GG, Curtiss G. Teste Wisconsin de Classificação de Cartas: manual. São Paulo: Casa do Psicólogo; 2005.

Hebb DO. The effect of early and late brain injury upon test scores and the nature of normal adult intelligence. Proceedings of the American Philosophical Society. 1942;85(3):275-92.

Heikura U, Taanila A, Olsen P, Hartikainen AL, von Wendt L, Jarvelin MR. Temporal changes in incidence and prevalence of intellectual disability between two birth cohorts in Northern Finland. Am J Ment Retard. 2003;108(1):19-31.

Iverson GL, Brooks BL, Ashton VL, Johnson LG, Gualtieri T. Does familiarity with computers affect computerized neuropsychological test performance? Journal of Clinical and Experimental Neuropsychology. 2009;31(5):594-604.

Jaspers K. Escritos psicopatológicos. Madri: Gredos; 1973.

Kalina E, Kovadloff S. As cerimônias da destruição. Tradução: Sonia Alberti. Rio de Janeiro: Francisco Alves, 1983.

Katusic SK, Colligan RC, Beard CM, Fallon EJ, Bergstralh EJ, Jacobsen SJ, et al. Mental retardation in a birth cohort, 1976-1980, Rochester, Minnesota. Am J Ment Retard. 1996;100(4):335-44.

Kernberg PF, Weiner AS, Bardenstein KK. Transtornos da personalidade em crianças e adolescentes. Porto Alegre: Artmed; 2003.

King BH, Toth KE, Hodapp RM, Dykens EM. Intellectual disability. In: Sadock BJ, Sadock VA, Ruiz P, editores. Comprehensive textbook of psychiatry. 9. ed. Filadélfia: Lippincott Williams & Wilkins; 2009.

King BH. Intellectual Disability: Understanding Its Development, Causes, Classification, Evaluation, and Treatment. JAMA. 2008;299(10):1194.

Klin A. Autismo e síndrome de Asperger: uma visão geral. Rev Bras Psiquiatr. 2006; 28(supl I): S3-11.

Leão BF. Construção sobre a base de conhecimento de um sistema especialista de apoio ao diagnóstico de cardiopatias congênitas. São Paulo. Tese [Doutorado em Cardiologia] – Escola Paulista de Medicina; 1988.

Lefèvre BH. Neurospcologia infantil. São Paulo: Sarvier, 1989.

Leme Lopes J. As dimensões do diagnóstico psiquiátrico. Rio de Janeiro: Agir; 1954.

Lezak MD, Howieson DB, Bigle ED, Tranel D. Neuropsychological assessment. 5. ed. Oxford University Press; 2012.

Lezak MD. The problem of assessing executive functions. International Journal of Psychology. North-Holland Publishing Company. 1982;17:281-97.

Luria AR. Desenvolvimento cognitivo: seus fundamentos culturais e sociais. Tradução: Fernando Limongeli Gurgueira. 8ª ed. São Paulo: Ícone, 2017.

Luria AR. Pensamento e linguagem: últimas conferências de Luria. Porto Alegre: Artes Médicas, 1986.

Lyon GR, Shaywitz SE, Shaywitz BA. A definition of dyslexia. Annals of Dyslexia. 2003;53(1):1-14.

MacFarlane A. História do casamento e do amor. São Paulo: Companhia das Letras; 1985.

Maher BA. Intelligence and brain damage. In: Ellis NR (ed). Handbook of mental deficiency. Nova Iorque: McGrawHill, 1963.

Mahone EM, Koth CW, Cutting L, Singer HS, Denckla MB. Executive function in fluency and recall measures among children with Tourette syndrome or ADHD. J Inter Neuropsychol Soc. 2001;7(1):102-11.

Maia APF. Depressão na infância e na adolescência. In: Transtornos Afetivos na infância e adolescência: diagnóstico e tratamento. Fu-I L, Boarati MA, Maia APF (org). Porto Alegre: Artmed, 2012.

Malloy-Diniz FL, Sedo M, Fuentes D, Leite WB. Neuropsicologia das funções executivas. In: Fuentes D, Malloy-Diniz FL, Camargo CHP, Cosenza RM (eds). Neuropsicologia: teoria e prática. Porto Alegre: Artmed, 2013.

Matute E, Rosselli M, Ardila A, Ostrosky F. Evaluación neuropsicológica infantil. México: Manual Moderno; 2007.

Maulik PK, Mascarenhas MN, Mathers CD, Duad T, Saxena S. Prevalence of intellectual disability: a meta-analysis of population-based studies. Res Dev Disabil. 2011;32(2):419-36.

Minogue K. O conceito de universidade. Brasília: Universidade de Brasília, 1981.

Miotto EC. Neuropsicologia: conceitos fundamentais. In: Neuropsicologia e as interfaces com as neurociências. Miotto EC, Lucia MCS, Scaff M (org). São Paulo: Casa do Psicólogo, 2007.

Miranda-Sá Jr. LS. O diagnóstico psiquiátrico e a CID-10. Rio de Janeiro. Tese [Livre-Docência] – Universidade Gama Filho; 1992.

Mlodinow L. Subliminar: como o inconsciente influencia nossas vidas. Tradução: Claudio Carina. Rio de Janeiro: Zahar, 2013.

Moojen S. Caracterizando os transtornos de aprendizagem. In: Bassols AMS (org). Saúde mental na escola. Porto Alegre: Mediação, 2004.

Murray HA. Teste de apercepção temática. São Paulo: Casa do Psicólogo; 2005.

Myers BA, Pueschel SM. Psychiatric disorders in persons with Down syndrome. J Nerv Ment Dis. 1991;179(10):609-13.

Nobre de Melo AL. Psiquiatria. v. 1. Rio de Janeiro: Civilização Brasileira; 1971.

Noyes JM, Garland KJ. Computer – vs. paper-based tasks: are they equivalent? Ergonomics. 2008;51(9):1352-75.

Nymberg JH, Van Noppen B. Obsessive-compulsive disorder: a concealed diagnosis. Am Fam Physician. 1994;49(5):1129-37, 1142-4.

Oliveira MS. Figuras complexas de Rey: teste de cópia e de reprodução de memória de figuras geométricas complexas. São Paulo: Casa do Psicólogo; 2010.

Pasquali L, organizador. Técnicas de exame psicológico. v. 1. São Paulo: Casa do Psicólogo; 2001.

Piaget J. O juízo moral na criança. 4. ed. São Paulo: Summus; 1994.

Piaget JEAN. Teoría del desarrollo cognitivo de Piaget. Creative Commons Attribution-Share Alike. 1980;3:1-13.

Pratt HD, Greydanus DE. Intellectual disability (mental retardation) in children and adolescents. Prim Care. 2007;34(2):375-86.

Ramos AA, Hamdan AC. O crescimento da avaliação neuropsicológica no Brasil: uma revisão sistemática. Psicologia: Ciência e Profissão. 2016;36(2):471-85.

Ratiu P, Talos IF, Haker S, Lieberman D, Everett P. The Tale of Phineas Gage, Digitally Remastered. J Neurotrauma. 2004;21(5):637-43.

Rayot F. Leçons de Psychologie. Paris: Lib. Classique Paul Delaplane; s/d.

Reschly DJ. Psychologial testing in educational classification and placement. American Psychologist. 1981;36(10):1094-102.

Retondo MFNG. Manual prático de avaliação do HTP (casa-árvore-pessoa) e família. São Paulo: Casa do Psicólogo; 2000.

Rosenberg R. Esquizofrenia infantil. In: Tratado de psiquiatria da infância e da adolescência. Assumpção Jr FB, Kuczynski E (org). Rio de Janeiro: Atheneu, 2018.

Rotta NT, Ohlweiler L, Riesgo RS. Transtornos da Aprendizagem: abordagem neurobiológica e multidisciplinar. Porto Alegre: Artmed, 2006.

Rozenthal M, Laks J, Engelhardt E. Aspectos neuropsicológicos da depressão. Rev Psiquiatr Rio Gd Sul. 2004;26(2):204-12.

Rush AJ. Problems associated with the diagnosis of depression. J Clin Psychiatry. 1990;51 Suppl:15-22; discussion 23-5.

Rutter M. Isle of Wight revisited: twenty-five years of child psychiatric epidemiology. J Am Acad Child Adolesc Psychiatry, 1989;28(5):633-53.

Salgado JV, Carvalhaes CFR, Pires AM, Neves MCL, Cruz BF, Cardoso CS, et al. Sensitivity and applicability of the Brazilian version of the Brief Assessment of Cognition in Schizophrenia (BACS). Dement Neuropsychol. 2007;1(3):260-5.

Salovey, P, Mayer JD. Emotional intelligence. Imagination, cognition and personality. 1990;9(3):185-211.

Santos RM, Prando ML. Avaliação neuropsicológica infantil na dislexia. In: Avaliação neuropsicológica infantil. Tisser L (org). Novo Hamburgo: Sinopsys, 2017.

Scadding P. Essentialism and nominalism in medicine: logic of diagnosis in disease terminology. Lancet. 1996;348(9027):594-6.

Searle JR. O mistério da consciência. São Paulo: Paz e Terra; 1998.

Sims A apud Harris JC. Developmental Psychiatry. Nova Iorque: Oxford University; 1995.

Slick DJ. Psychometrics in neuropsychological assessment. In: Strauss E, Sherman EMS, Spreen O. A compendium of neuropsychological tests. 3. ed. Oxford University Press; 2006.

Smith PJ, Need AC, Cirulli ET, Chiba-Falek O, Attix DK. A comparison of the Cambridge Automated Neuropsychological Test Battery (CANTAB) with "traditional" neuropsychological testing instruments. J Clin Exp Neuropsychol. 2013;35(3):319-28.

Souza RO, Ignácio FA, Cunha FC, Oliveira DLG, Moll J. Contribuição à neuropsicologia do comportamento executivo: torre de Londres e teste de Wisconsin em indivíduos normais. Arq. Neuro-Psiquiatr. 2001;59(3A):526-31.

Sparrow SS, Balla DA, Cicchetti DV. Vineland Adaptive Behavior Scales. Minnesota: AGS; 1984.

Spearman C. The abilities of man. Nova Iorque: Macmillan, 1927.

Springer SP, Deutsch G. Cérebro esquerdo, cérebro direito: perspectivas da neurociência cognitiva. 5. ed. São Paulo: Santos Editora; 2008.

Stein LM. Teste de desempenho escolar. São Paulo: Casa do Psicólogo; 1994.

Stoddar, 1943, apud Assumpção Jr. FB. Semiologia na infância e na adolescência. Rio de Janeiro: Atheneu; 2018.

Strauss E, Sherman EMS, Spreen O. A compendium of neuropsychological tests. 3. Oxford University Press; 2006.

Teixeira JM. Reserva cognitiva e esquizofrenia. Repositorio-aberto.up.pt, 2011.

Uehara E, et al. Funções executivas na infância. In: Neuropsicologia do desenvolvimento. Salles JF, Haase VG, Malloy-Diniz LF (org). Porto Alegre: Artmed, 2016.

Urbina S. Fundamentos da testagem psicológica. Porto Alegre: Artmed; 2007.

Vasconcelos MM. Retardo mental. J Pediatr (RJ). 2004;80(2):71-82.

Villemor-Amaral AE. As pirâmides coloridas de Pfister: versão para crianças e adolescentes. São Paulo: Casa do Psicólogo; 2015.

Wang Y, Louzã Neto MR, Elkis H. História da psiquiatria. In: Louzã Neto MR e Elkis H (org). 2ª ed. Porto Alegre: Artmed, 2007.

Wechsler D. Escala Wechsler de Inteligência para crianças (WISC-IV): manual de instruções para aplicação e avaliação. São Paulo: Casa do Psicólogo; 2014.

Werner JU. Transtornos hipercinéticos: contribuições do trabalho de Vygotsky para reavaliar o significado do diagnóstico. Campinas. Tese [Doutorado em Saúde Mental] – Universidade de Campinas; 1997.

Wing L. The Continuum of Autistic Characteristics. In: Schopler E, Mesibov GB (eds). Diagnosis and Assessment in Autism. Current Issues in Autism. Boston: Springer, 1988.

World Health Organization (WHO). Mental health and behavioral disorders. In: International Classification of Diseases. 10th revision. Geneva: World Health Organization; 1992. p. 311-87.

World Health Organization Geneva (WHO). Classificação de transtornos mentais e de comportamento da CID 10. Porto Alegre: Artmed; 1993.

Zamo RS, Salles JF. Perfil neuropsicológico no Neuropsilin-Inf de crianças com dificuldades de leitura. Psico. 2013;44(2):204-14.

Zarifian E. Les Jardiniers de la Folie. Paris: Odille Jacob; 1994.

Zarifian E. Um diagnostic em Psychiatrie. In: Gorim R, Milles JÁ, Wartel R. La querele des diagnostics. Paris: Navarin; 1986.

Zimmer M, Jou GID, Sebastiany CM, Guimarães ER, Boechat LDC, Soares T, et al. Avaliação neuropsicológica na esquizofrenia: revisão sistemática. Revista de Psiquiatria do Rio Grande do Sul. 2008;30(1):0-0.

Zuccolo P, Rzezak P, Góis JO. Avaliação neuropsicológica. Porto Alegre: Artmed, 2010.

Índice remissivo

A

Adaptabilidade, 16
Adaptativo, 14
Afetividade, 32
Afetividade e humor, 31
  humor, 31
Agitação psicomotora, 151
Alucinações, 234
Ambiente social, 14
Angústias, 218
Ansiedade, 72, 192
Antecedentes mórbidos, 23
Antipsiquiatria, 9
Apraxia, 152
Aprendizado, 49
Aprendizagem, 109
Aptidões específicas, 50
Aspectos do domínio
  afetivo-emocional, 47
Atenção, 27
  espontânea, 27
  voluntária, 27
Atitude do paciente, 24
  cuidados e vestimenta, 24
  fisionomia, 24
  reação ao exame, 24
Autismo de Kanner, 84
Autocontrole, 170
Autocuidado, 151
Avaliação, 7
Avaliação neuropsicológica, 37, 38
  testes, 38
Avaliação neuropsicológica na
  psicopatologia, 13

B

Brief Assessment of Cognition in
  Schizophrenia, 237

C

Carl Wernicke, 12
Caso clínico, 21, 67, 73, 86, 96, 110,
  128, 141, 153, 172, 181, 193, 208, 221, 239
  deficiência intelectual, 70
  esquizofrenia, 234
  transtorno da conduta, 181
  transtorno de ansiedade, 192
  transtorno de déficit de atenção/
    hiperatividade, 127
  transtorno de oposição desafiante, 172
  transtorno depressivo, 219
  transtorno disruptivo, do controle de
    impulsos e da conduta, 170
  transtorno do espectro autista, 84
  transtorno específicos da
    aprendizagem, 109
  transtorno motor, 151
  transtorno obsessivo-compulsivo e
    transtornos relacionados, 206
Casuística, 19
Categorias, 16
CID-10, 17, 18, 70, 71, 72, 249
Ciência, 7

Classificação, 15
Cognição social, 190
Comorbidade, 171
Comórbidos, 137
Comportamentos ritualísticos, 207
Comunicação social, 84
Conceito de consciência por
  Jaspers, 26
  atividade, 26
  consciência de eu em oposição
    ao não eu, 26
  identidade, 26
  unidade, 26
Conduta expressa, 23
Consciência, 7, 25
  da experiência sensível, 25
  da experiência sensível atual, 25
  de realidade, 26
  do eu, 25, 26
  do tempo, 27
  moral, 25
  luminosidade, 25
  mundo biológico (*umwelt*), 26
  mundo dos seres (*mitwelt*), 26
  mundo próprio (*eigenwelt*), 27
  organização, 25
    da experiência sensível, 25
    da experiência sensível atual, 25
  profundidade de campo, 25
  sequência das imagens, 25
Consciência fonológica, 124
Controle emocional, 48
Controle inibitório, 134
Criança, 23
Culpa, 219
Curva normal, 46

D

Dados semiológicos, 19
Deficiência intelectual, 70
Déficits cognitivos, 237

Delírios, 234
Depressão, 72
Desatenção, 129
Desenvolvimento
  afetivo, 112
  cognitivo, 18
Diagnóstico, 15
  clínico, 21
  diferencial, 236
  psiquiátrico na infância, 20
  unidimensional, 17
  unidirecional, 17
Dimensões do comportamento, 50
  emoção, 50
  percepção, 50
  sentimentos, 51
    sentimentos emocionais, 51
Discalculia, 121
Dislexia, 121
Disortografia, 121
Dispraxia, 152
Doença, 14
  mental, 11, 15
  genética, 71
Domínio afetivo-emocional, 59, 204
Domínios cognitivos, 47
DSM-5, 18, 60, 70, 71, 110, 112,
  134, 151, 170, 206, 219, 234, 235,
  236, 249
DSM IV-TR, 17

E

Emil Kraepelin, 13
Emoção, 50
Entrevista clínica, 23
Entrevistas, 14
Escala de Traços Autísticos, 105, 130
Espectro, 234
Esquizofrenia, 234
Estatística aplicada à
  neuropsicologia, 44

Estatística aplicada à psicometria, 44
Estudo do comportamento humano, 12
Evolução, 17
Exame psíquico, 14, 23, 24
Examinador, 35
Expressão clínica, 14
Expressão gráfica, 210

F

Feedback, 123
Fenômeno, 8
Fenômenos psicofisiológicos
elementares, 33
Fenômenos psicológicos, 33
Fidedignidade e validade, 46
Figuras Complexas de Rey, 118, 120, 138,
152, 162
Franz Gall, 10
Frustração, 128
Função motora, 152
Funcionamento adaptativo, 82
Funções cognitivas, 47
armazenamento (*storage*), 47
entrada (*input*), 47
expressivas, 48
memória e aprendizado, 48
pensamento/raciocínio, 48
processamento (*processing*), 47
receptivas, 48
saída (*output*), 47
Funções de visuopercepção, 55
atividade motora, 56
processamento visual, 55
processos aperceptivos, 55
processos associativos, 55
processos visuais primários, 55
Funções executivas, 54
flexibilidade cognitiva, 54, 134
interação social, 54
Funções mentais, 48
Funções psíquicas, 24

G

Genéticos, 219
Gravidade, 238

H

Habilidades acadêmicas, 59
Habilidades mentais, 44
Hereditariedade, 13
Hipócrates, 12
Hipótese diagnóstica, 251
História da doença atual, 23
Humor, 128
deprimido, 219

I

Imaturidade, 166
Imaturidade emocional, 204
Impulsividade, 129
Impulso, 171
Instrumentos da avaliação
neuropsicológica, 38, 39
paradigmas experimentais, 38
técnicas projetivas, 41
modelo psicanalítico, 41
questionários, 41
testes computacionais, 38
testes computadorizados, 42
testes de personalidade, 38, 40
comportamento, 40
personalidade, 41
testes psicológicos ou testes de
habilidades, 38, 39
bateria, 40
fidedignidade, 40
funcionamento cognitivo, 39
padronizados, 39
testes psicométricos, 39
validade, 40
Integralização de conhecimentos, 19

Inteligência, 30, 32
Inteligência ou eficiência intelectual, 51
  culturas, 52
  fator geral da inteligência, 52
  inteligência, 51
  lobos frontais, 52
  organização cerebral, 52
  QI, 51, 53
  QI de desvio, 53
  QI-razão, 53
  socialização, 52
Interação social, 84
Interpretação, 249
Intervenções terapêuticas, 14
Irritabilidade, 128

J

Jonathan Haidt, 63
Juízo moral, 171

L

Laudo neuropsicológico, 14
Lesões cerebrais, 11
Linguagem, 31, 56
  aprendizagem, 31
  comunicação, 31
  juízo, 31
  pensamento, 31
Loucura, 11

M

Measurement and Treatment Research to
  Improve Cognition in Schizophrenia, 237
Mecanismos de defesa, 221
Média, 44
Mediana, 44
Medo, 192
Memória, 28, 56
  de conservação, 28
  de fixação, 28
  imaginação, 58
  operacional, 139
  permanente, 28
  processamento de informações, 58
Mente, 47
Métodos de correlação, 45
Mundo biológico, 34

N

Neurociências, 10
Neurodesenvolvimento, 235
Neuropsicologia, 2, 20
Neuropsicologia e doença mental, 1
Normal, 6
Normalidade, 6
Nosocronia, 5
Nosografia, 5

O

Obsessões, 218
Orientação no tempo e no espaço, 31
  percepção de tempo, 31

P

Paciente, 24
Patoplastia, 250
Paul Broca, 10
Pensamento, 29
  apercepção, 30
  esfera afetiva, 30
  intencionalidade, 29
  memória de evocação, 30
  obsessivo, 207
Pensar fenomenológico, 34
  observação, 35
  observação com alguma
    participação, 35
  observação reflexiva de impacto, 35

participação com alguma
observação, 35
Percepção, 14
Perfil neuropsicológico, 204
Pirâmides Coloridas de Pfister,
106, 122
Pfister, 123
Phineas Gage, 54
Piaget, 171
Pós-modernidade, 20
Possibilidades de variáveis, 45
Problemas de conduta, 127
Processamento auditivo central, 155
Processamento fonológico, 113
Processo mental dedutivo, 19
Processo perceptivo, 29
impressão, 29
percepção, 29
sensação, 29
Processos atencionais, 53
seleção atencional, 53
Processos terapêuticos, 5
Projeto terapêutico, 15
Prova Projetiva Verbal, 106
Psicoafetivo, 153
Psicobiologia, 7
Psicologia experimental, 49
Psicometria, 44
Psicomotricidade, 112
Psicopatologia, 3, 60
Psicopatologia e neuropsicologia
clínica, 10
Psicopatológico, 34
Psicopedagogia, 125
Psicossomática, 4
Psicoterápicas, 4
Psiquiatra, 22

Q

QI, 70, 72, 131, 171, 211, 238
Quadro sintomatológico, 19

Queixa e duração, 23
Queixa escolar, 124

R

Raciocínio clínico em
neuropsicologia, 62
escola, 64
escolha de instrumentos, 64
família, 64
hipótese, 62
metodologia, 63
principais conceitos, 65
conceitos estatísticos de média, 65
desvio-padrão, 65
escore z, 65
limitações dos testes, 66
modularidade, 65
paradigmas experimentais, 66
ponto de corte, 66
pontos brutos e ponderados, 65
testes padronizados e com parecer
favorável, 66
trabalho clínico, 62
RAVLT, 120
Rendimento acadêmico, 156
Resultados da mensuração, 45
percentil, 45

S

Saúde, 14
Semiologia, 5
Sensopercepção, 28
Sensorial, 20
Sentimento, 49
de inferioridade, 232
Ser-no-mundo, 36
Significado simbólico, 35
Síndrome de Tourette, 119
Sistema de Freud, 7
Sistema de Kraepelin, 6

Sistema de Wernicke, 7
Sistema fenomenológico-existencial, 7
Sono, 193
Subdiagnóstico, 208
Subjetivo, 33

T

Técnicas projetivas, 41
Temperamento, 193
Terapêutica farmacológica, 4
Testagem psicológica, 13
Teste de Desempenho Escolar, 120
Teste Gestáltico Visuomotor de
  Bender, 152
Transtorno da conduta, 170, 171
Transtorno de Asperger, 84
Transtorno de déficit de atenção/
  hiperatividade, 74, 111, 119, 124,
  127, 131, 132, 134, 149
Transtorno de oposição desafiante, 170
Transtorno do espectro autista, 84, 155,
  165, 166, 174

Transtorno obsessivo-compulsivo, 206
Transtornos de ansiedade, 192
Transtornos depressivos, 219
Transtornos disruptivos, 170
Transtornos mentais, 6, 8
Transtornos motores, 151
Transtornos psicóticos, 248

V

Vontade e pragmatismo, 32
  impulsos, 32
  instintos, 32
  motivos, 32
  sugestibilidade, 32
  tendências, 32
  vontade, 32

W

WCST, 134
Wilhelm Wundt, 13
WISC-IV, 120